Diabetisches Fuß-Syndrom

Mit freundlicher Unterstützung von

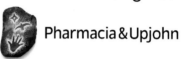

# Diabetisches Fuß-Syndrom

Diagnostik und Therapie der
Grunderkrankungen und Komplikationen

Herausgegeben von
H. Reike

Mit Beiträgen von
T. Fährenkemper, B. Greitemann, A. Greitemeyer,
H. Lawall, H. Reike, E. Rischbieter,
A. Risse und M. Spraul

Walter de Gruyter
Berlin · New York 1999

**Herausgeber**

Dr. H. Reike
Städtische Kliniken Dortmund
Münsterstraße 240
44145 Dortmund

*Die Deutsche Bibliothek* − *CIP-Einheitsaufnahme*

> **Diabetisches Fuß-Syndrom** : Diagnostik und Therapie der Grunderkrankungen und Komplikationen / hrsg. von H. Reike. Mit Beitr. von T. Fährenkemper ... − Berlin ; New York : de Gruyter, 1998
> ISBN 3-11-016215-6

© Copyright 1999 by Walter de Gruyter GmbH & Co., D-10785 Berlin.
Dieses Werk einschließlich aller seiner Teile ist urheberrechtlich geschützt. Jede Verwertung außerhalb der engen Grenzen des Urheberrechtsgesetzes ist ohne Zustimmung des Verlages unzulässig und strafbar. Das gilt insbesondere für Vervielfältigungen, Übersetzungen, Mikroverfilmungen und die Einspeicherung und Verarbeitung in elektronischen Systemen.
Der Verlag hat für die Wiedergabe aller in diesem Buch enthaltenen Informationen (Programme, Verfahren, Mengen, Dosierungen, Applikationen etc.) mit Autoren und Herausgebern große Mühe darauf verwandt, diese Angaben genau entsprechend dem Wissensstand bei Fertigstellung des Werkes abzudrucken. Trotz sorgfältiger Manuskriptherstellung und Korrektur des Satzes können Fehler nicht ganz ausgeschlossen werden. Autoren bzw. Herausgeber und Verlag übernehmen infolgedessen keine Verantwortung und keine daraus folgende oder sonstige Haftung, die auf irgendeine Art aus der Benutzung der in dem Werk enthaltenen Informationen oder Teilen davon entsteht.
Die Wiedergabe von Gebrauchsnamen, Handelsnamen, Warenbezeichnungen und dergleichen in diesem Buch berechtigt nicht zu der Annahme, daß solche Namen ohne weiteres von jedermann benutzt werden dürfen. Vielmehr handelt es sich häufig um gesetzlich geschützte, eingetragene Warenzeichen, auch wenn sie nicht eigens als solche gekennzeichnet sind.
Konvertierung: Arthur Collignon GmbH, Berlin − Druck: Gericke GmbH, Berlin − Buchbinderische Verarbeitung: Lüderitz & Bauer GmbH, Berlin − Umschlagentwurf: Rudolf Hübler, Berlin
Printed in Germany

# Autorenverzeichnis

*Dr. T. Fährenkemper*
Gefäßchirurgische Klinik
Marienhospital Lünen
Altstadtstr. 23
44507 Lünen

*PD Dr. B. Greitemann*
Klinik Münsterland
49214 Bad Rothenfelde

*Dr. A. Greitemeyer*
Evangelisches Krankenhaus Gelsenkirchen
Munckelstr. 27
45879 Gelsenkirchen

*Dr. H. Lawall*
Städtische Kliniken Dortmund
Münsterstr. 240
44145 Dortmund

*Dr. H. Reike*
Städtische Kliniken Dortmund
Münsterstr. 240
44145 Dortmund

*Dr. E. Rischbieter*
Krankenhaus der Barmherzigen Brüder
Nordallee 1
54292 Trier

*Dr. A. Risse*
Städtische Kliniken Dortmund
Münsterstr. 240
44145 Dortmund

*PD Dr. M. Spraul*
Klinik für Stoffwechsel und Ernährung
Heinrich-Heine-Universität Düsseldorf
Postfach 101007
40001 Düsseldorf

# Inhalt

1. Einleitung mit Epidemiologie
   H. Reike .................................................... 1
2. Funktionelle Anatomie und Biomechanik des Fußes
   E. Rischbieter .............................................. 13
3. Grundkrankheiten, Diagnose und Therapie
3.1 Diabetisches Polyneuropathie-Syndrom: Diagnostik und neophänomenologische Aspekte der Therapie
   A. Risse .................................................... 35
3.2 Die diabetische Makro- und Mikroangiopathie am Fuß: Diagnostik und konservative Therapie
   H. Lawall ................................................... 55
3.3 Diabetische Osteoarthropathie und Charcot-Fuß
   H. Reike .................................................... 69
4. Prophylaxe des diabetischen Fuß-Syndroms
   M. Spraul ................................................... 81
5. Komplikationen
5.1 Infektionen beim Syndrom des diabetischen Fußes
   H. Reike .................................................... 95
5.2 Stoffwechselmonitoring und -therapie
   A. Risse .................................................... 121
5.3 Operative Revaskularisation
   T. Fährenkemper ............................................ 135
5.4 Wundheilung und lokale Wundbehandlung
   H. Reike .................................................... 145
5.5 Der diabetische Fuß: Ursachen – Prophylaxe – konservative und operative Therapie
   B. Greitemann .............................................. 165
6. Strukturen der Versorgung
6.1 Die Strukturen des Gesundheitssystemes in Deutschland: Möglichkeiten zur abgestuften Versorgung von Patienten mit diabetischem Fuß-Syndrom
   A. Greitemeyer ............................................. 185

6.2 Inhaltliche und formale Strukturen für eine erfolgreiche Betreuung
von Patienten mit diabetischem Fuß-Syndrom
*H. Reike* .................................................. 191

Anhang

# 1. Einleitung mit Epidemiologie

H. Reike

„Medicine is an art based on science and is slowly moving away from art and towards science" – so lautet ein Satz der Einführung in ein umfangreiches Medizinstandardwerk. Gleichzeitig leben wir im beginnenden Zeitalter von „Evidence based medicine", der Nutzung elektronischer Medien mit ihren verschiedenen Datenbanken: ist da ein neues Buch überhaupt noch notwendig?

Tatsächlich fällt es auf den ersten Blick nicht leicht, bei allen Erfolgsmeldungen der modernen Medizin Lücken in der Patientenversorgung zu erkennen. Wenn Nachrichten über Behandlungsdefizite erscheinen, dann beziehen sie sich überwiegend auf einzelne Behandlungsfehler und höchst selten auf den Nachweis eines grundlegenden Versorgungsproblems. Statt dessen stehen ökonomische Aspekte in der derzeitigen Diskussion über unser Gesundheitswesen ganz vorne an. Und doch gibt es Patientengruppen, die dramatisch unterversorgt sind, vor allem chronisch Kranke. Dabei spielen Patienten mit Stoffwechselkrankheiten schon zahlenmäßig eine ganz bedeutende Rolle: nach den alten Diagnosekriterien betrug ihre Zahl in Deutschland über 4 Millionen. Die neuen Kriterien der Amerikanischen Diabetesgesellschaft (ADA) könnten eine Verdopplung dieser Zahl mit sich bringen. Unter den zahlreichen diabetesassoziierten Komplikationen ist die Amputation eines oder beider Beine neben der Erblindung, dem Nierenversagen, dem Schlaganfall und dem Herzinfarkt eines der ganz einschneidenden Ereignisse, was die Lebensqualität der Betroffenen betrifft. Vergleicht man nun die Verbesserungen, die z. B. in der Behandlung der koronaren Herzkrankheit in ihren verschiedenen Stadien erreicht wurden, mit den Behandlungsergebnissen bei Diabetikern mit Fußproblemen, so wird schlagartig deutlich, wie groß bei diesen der Rückstand in den Behandlungsergebnissen ist. Während die Kardiologen sowohl in der Prävention als auch (und hier besonders) in der Akuttherapie des Herzinfarktes erhebliche Fortschritte zu melden haben, ist es trotz einer deutlichen Zielvorgabe durch Patientenorganisationen, Gesundheitspolitiker und Ärzte in der Deklaration von St. Vincente 1989 bisher nicht gelungen, die Zahl der Amputationen um die Hälfte zu reduzieren – im Gegenteil, die Zahl dieser verstümmelnden Eingriffe ist sogar noch gestiegen. Dabei sind Verletzungen an den Füßen bei Diabetikern nicht selten: Etwa 7 von 100 Diabetikern sind aktuell von einer Fußverletzung betroffen, und in jedem Jahr erleiden 3 von 100 eine neue Läsion. Geht man von 4 Millionen Diabe-

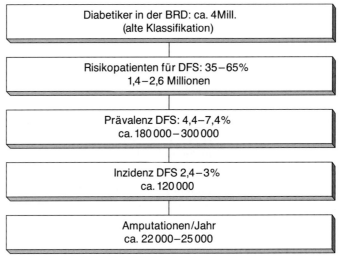

**Abb. 1.1** Zahl der Patienten mit Diabetes mellitus, diabetischem Fuß-Syndrom und Zahl der Amputationen in Deutschland

tikern in Deutschland aus (alte Diagnosekriterien), dann wären aktuell etwa 280.000 Patienten betroffen und in jedem Jahr träten 120.000 neue Verletzungen auf. Gleichzeitig werden zwischen 22.500 und 28.000 Amputationen pro Jahr bei dieser Patientengruppe durchgeführt, so daß also jeder zehnte Patient mit einer Fußverletzung mit einer Amputation als endgültige Therapie rechnen muß (Abb. 1.1). Das weitere Schicksal dieser Patienten ist erschreckend: Zahlen aus den Niederlanden und England zeigen, daß über 20 % der Patienten diese Operationen nicht überleben und noch während des Krankenhausaufenthaltes versterben. Dabei ist die Mortalität nach hohen Amputationen (Ober- bzw. Unterschenkel-) um das 7fache höher als nach Vorfuß- oder Zehenamputationen (Abb. 1.2). Die Wahrscheinlichkeit, ein eigenständiges Leben nach einer Amputation zu führen, nimmt mit der Amputationshöhe ab. Nach Unter- oder Oberschenkelamputationen sind über 35 % der Operierten nicht mehr in der Lage, ihren Alltag ohne fremde Hilfe zu meistern und müssen entweder zu Hause auf Dauer von Pflegediensten betreut oder sogar in Pflegeheime aufgenommen werden. Dagegen versterben nach Zehenamputationen weniger als 3 % und weniger als 7 % werden nach Zehen- oder Vorfußamputationen dauerhaft pflegeabhängig (Abb. 1.3). Dabei ist das Leiden der amputierten Patienten nach der Entlassung aus dem Krankenhaus keineswegs beendet: Auch das andere Bein ist nach einer hohen Amputation (Unter- bzw. Oberschenkelamputation) hochgradig gefährdet: Innerhalb von einem Jahr wird bei mehr als 10 von 100 der einseitig Amputierten, innerhalb von vier Jahren bei mehr als der Hälfte auch

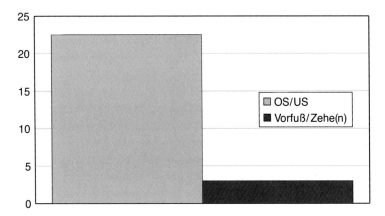

**Abb. 1.2** Mortaliät während des stationären Aufenthaltes bei Diabetikern nach Amputationen in Abhängigkeit von der Amputationshöhe (Angaben in %)

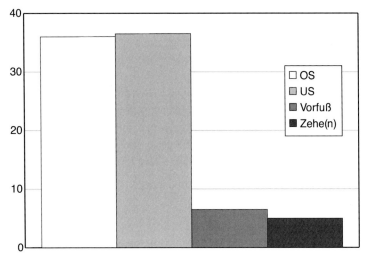

**Abb. 1.3** Anhaltende Pflegebedürftigkeit nach stationärem Aufenthalt bei Patienten mit Diabetes mellitus und Amputationen bei diabetischem Fuß-Syndrom in Abhängigkeit von der Amputationshöhe, Angaben in %

das andere Bein abgesetzt. Diese Unterschiede in den Behandlungsfolgen lassen es notwendig erscheinen, eine grundlegende Definition der Behandlungsformen einzuführen: Unterschenkel- und Oberschenkelamputationen werden als *Major-Amputationen* bezeichnet, Operationen unterhalb des Sprunggelenks mit erhaltenem Fersenbein (Vorfußamputation, Zehenamputationen, Resektionen von Mittelfußköpfchen ...) als *Minor-Amputation*.

*Zusammengefaßt:*
1. Verletzungen am Fuß sind bei Diabetikern eine häufige Komplikation (derzeit ca. 280.000 Betroffene), die in jedem Jahr bei etwa 10 % der Patienten zur Amputation führt.
2. Die Zahl der Amputationen als Maßstab für die Güte der Behandlung ist trotz aller Bemühungen gleichbleibend hoch und zeigt eine trotz aller Fortschritte in der Medizin und trotz aller materiellen Investitionen gleichbleibend schlechte Behandlungsqualität an.
3. Eine verbesserte Behandlungsqualität mit weniger Unterschenkel- und Oberschenkelamputationen ist gleichbedeutend mit einer deutlich verbesserten Lebensqualität der Betroffenen und mit einer Kostenersparnis aufgrund verminderter Folgekosten für die Solidargemeinschaft.
4. Als erste Änderung der Behandlungsergebnisse muß eine Reduktion der Major-Amputationen angestrebt werden. Die Zahl der Minor-Amputationen und die Zahl der neu aufgetretenen Fußverletzungen bzw. die Zahl der Rezidive muß dann im weiteren Verlauf gesenkt werden.

Ein Grund für die schlechten Behandlungsergebnisse nach Fußverletzungen liegt in dem höheren Lebensalter der Patienten (in den verschiedenen Untersuchungen liegt das mittlere Patientenalter um 65 Jahre) und der damit verbundenen erhöhten Rate an an weiteren diabetesassoziierten mikroangiopathischen (d. h. die kleinsten Gefäße betreffend) und makroangiopathischen (d. h. die größeren arteriellen Gefäße betreffend) Komplikationen (siehe Tabelle 1). Die Amputation darf also in keinem Fall als Standardtherapie angesehen werden – sie stellt eine Therapie der Verzweiflung, ein Mittel der letzten Wahl dar.

Aber lassen sich Amputationen denn überhaupt vermeiden, läßt sich ihre Zahl vermindern?

**Tabelle 1** Makro- und mikroangiopathische Komplikationen bei 243 Patienten mit Diabetes mellitus und Fußverletzungen (in %)

| Makroangiopathie | % |
|---|---|
| Cerebrale arterielle Verschlußkrankheit (CAVK) | 21,5 |
| Koronare Herzkrankheit (KHK) | 48,6 |
| periphere arterielle Verschlußkrankheit (paVK) | 69,2 |
| Mikroangiopathie | |
| Diabetische Nephropathie (NP) | 50 |
| Diabetische Retinopathie (RP) | 57 |
| Diabetische Polyneuropathie (PNP) | 80,4 |

**Tabelle 2** Maßnahmen zur Minderung hoher Amputationen (Unter- bzw. Oberschenkelamputationen)

1. Effektive Prävention
2. Aufbau differenzierter, vernetzter Strukturen im Gesundheitswesen
3. Bei eingetretener Verletzung:
   - strukturiertes Behandlungskonzept
   - interdisziplinäres Vorgehen (operative und konservative Fachrichtungen zusammen)

Tatsächlich konnten spezialisierte Zentren in verschiedenen Ländern (England, Schweden, Deutschland) eine Verminderung der Amputationsrate (Unter- bzw. Oberschenkel-) um bis zu 80 % erzielen, und die Maßnahmen dazu waren einfach und gut reproduzierbar (Tabelle 2). Ist bereits eine Verletzung eingetreten, dann lassen sich Risikopatienten für eine Amputation auch unter optimierten Therapiestrategien gut eingrenzen, so daß sich die therapeutischen Problemzonen der Gegenwart mit Verbesserungsbedarf für die Zukunft gut definieren lassen. Risikomarker für eine spätere hohe Amputation (Unter- oder Oberschenkel) sind in Tabelle 3 zusammengefaßt. Diabetesdauer, sensible diabetische Polyneuropathie und arterielle Hypertonie waren keine Risikomarker.

Damit aber spezielle therapeutische Maßnahmen überhaupt wirksam eingesetzt werden können, muß zunächst das Verständnis für die Entstehung von Fußver-

**Tabelle 3** Risikomarker für eine spätere Major-Amputation

Alter >65 J
Geschlecht (Männer>Frauen)
Klassifikation der Läsion nach Grundkrankheit (paVK zusammen mit PNP>paVK> andere)
mikroangiopathische diabetesassoziierte Komplikationen (Nephropathie, Retinopathie)
Lokalisation der Verletzung (Ferse>Vorfuß)
Ausdehnung des Lokalbefundes (Wagner-Stadien IV,V) (Definition der Wagner-Stadien s. u.)
systemische Infektion (Sepsis)
Voramputation (5fach höheres Risiko)
erfolgloser vorangehender chirurgischer Eingriff
gestörte Wundheilung
unkontrollierte Schmerzen
Nachsorge außerhalb spezialisierter Zentren
„self neglect", Unkenntnis (mangelnde/fehlende Schulung)

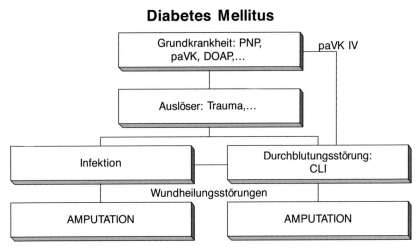

**Abb. 1.4** Ereigniskaskade bis zur Amputation (paVK=periphere arterielle Verschlußkrankheit, PNP=diabetische Polyneuropathie, DOAP=diabetische Osteoarthropathie)

letzungen verbessert werden. Die Entstehungsgeschichte oder der Ablauf der Ereignisse bis zu einer Amputation ist mittlerweile sehr gut dokumentiert, und es zeichnen sich verschiedene Ereignisebenen ab, auf denen unterschiedliche Interventionen von außen möglich sind (Abb. 1.4).

Die diabetische Stoffwechsellage führt nach mehr oder weniger langer Dauer zu diabetesassoziierten Komplikationen, die die eigentliche Grundlage sind für die Häufigkeit und Art der Fußverletzungen und als „Grundkrankheiten" bezeichnet werden können: periphere arterielle Verschlußkrankheit (paVK), diabetische Polyneuropathie (PNP) und davon wieder abhängend die diabetische Osteoarthropathie (DOAP). Weitere Grundkrankheiten mit weniger enger Assoziation zur diabetischen Stoffwechsellage sind die chronisch venöse Insuffizienz (CVI) und die Lymphabflußstörungen. Ihre Häufigkeit zeigt Abbildung 1.4. Auf dem Boden einer solchen Grundkrankheit oder einer Kombination von Grundkrankheiten führt dann ein auslösendes Ereignis zu einer Verletzung. Alternativ können auch zahlreiche repetitive Ereignisse mit minderer Belastung zu Verletzungen führen. Als Beispiel seien repetitive Belastungen mit niedrigem Druck während des Gehens bei Fußdeformitäten genannt. Die nunmehr entstandene Verletzung zeichnet sich vor allem dadurch aus, daß die Hautbarriere zwischen innerem Milieu und äußerer Umgebung zerstört ist, was eine Besiedlung mit Bakterien und eine nachfolgende Infektion, zuerst der Weichteile, später auch der Gelenke und Knochen, ermöglicht. Die Abwehr dieser Infektion ist bei diabetischer Stoffwechsellage und bei Minderdurchblutung gestört. Die Infektion

**Tabelle 4** Einteilung der Läsionen bei diabetischem Fuß-Syndrom (modifiziert n. Wagner) A=paVK, N=Neuropathie, A/N=Mischform, DOAP=diabetische Osteoarthropathie, V=venöse Insuffizienz (CVI), L=Lymphabflußstörung (auch Kombinationen sind möglich)

| Stadium | Läsion | Ätiologie |
|---|---|---|
| 0 | Risikofuß, keine offene Läsion | A,N,A/N,V, DOAP, L |
| I | oberflächliche Läsion | |
| II | Läsion bis zu Gelenkkapsel, Sehnen oder Knochen | |
| III | Läsion mit Abszedierung, Oseomyelitis, Infektion der Gelenkkapsel | |
| IV | begrenzte Vorfuß- oder Fersennekrose | |
| V | Nekrose des gesamten Fußes | |

mit der entsprechenden Entzündung führt zu einem erhöhten lokalen Durchblutungsbedarf und setzt u.U. gleichzeitig durch bakterielle und/oder entzündliche Thromben der kleinen lokalen Gefäße die Perfusion herab. Die zusätzliche direkt toxische Wirkung der Bakterien und ihrer Produkte führt letztendlich zum Gewebeuntergang – zur Nekrose. In der Summe führen also bakterielle Infektion und/oder eine Perfusionsstörung, z. B. bei paVK, ggf. auch mechanische Belastungen, zur Nekrose und damit letztendlich ggf. zur Amputation (Abb. 1.4).

Präventivmaßnahmen müssen auf der Ebene der Grundkrankheiten ansetzen: Es gilt, diese rechtzeitig zu erkennen und den Patienten als Hochrisikopatienten für eine Fußverletzung einzuordnen. Das bedeutet, daß klinische Untersuchungen zu diesem Zweck alle 6–12 Monate durchgeführt werden müssen und der Patient über das Ergebnis der Untersuchung und deren Konsequenzen aufgeklärt werden muß.

Die Diagnose bei Fußverletzungen sollte den unterschiedlichen Ursachen Rechnung tragen. Wir benutzen eine feste Diagnosestruktur (Tabelle 5), die außerdem die Lokalisation und das Ausmaß der Verletzung (siehe Tabelle 4) ebenso angibt wie das Stadium der Wundheilung (siehe Kapitel 5.4).

**Tabelle 5** Diagnosestruktur bei DFS

Grundkrankheit (PNP, paVK, DOAP, CVI, L)
Lokalisation der Läsion
Ausdehnung (Stadien nach Wagner, s. Tab. 4)
Stadium der Wundheilung (I–III, s. Kapitel 5.1)
Infektion (nekrotisierend/nicht nekrotisierend; Keimart, Resistenzbestimmung)

Als diabetesassoziierte Grundkrankheit bezeichnen wir also diabetesbedingte Komplikationen und andere pathologische Veränderungen, die die Entstehung von Fußverletzungen begünstigen und/oder die Abheilung von Fußverletzungen verzögern oder verhindern. Während einige Autoren nur die diabetische Polyneuropathie oder höchstens noch die arterielle Verschlußkrankheit als Grundkrankheit akzeptieren und darauf eine Klassifikation der Fußverletzungen aufbauen, gehen wir von einer erweiterten Definition von Grundkrankheit aus, da die Polyneuropathie oder erst recht die arterielle Verschlußkrankheit nicht diabetesspezifisch sind, sondern sich auch bei anderen Krankheitsbildern finden (die Polyneuropathie z. B. bei Lepra). Da sich Behandlung, Verlauf und Prognose der Verletzungen je nach Grundkrankheit völlig unterschiedlich darstellen, sprechen wir von einem Syndrom, nämlich dem Syndrom des diabetischen Fußes oder dem diabetischen Fuß-Syndrom (DFS), mit den durch die verschiedenen Grundkrankheiten geprägten unterschiedlichen Entitäten. Auch Risikopatienten für eine Verletzung mit einer definierten Grundkrankheit werden unter diesem Begriff zusammengefaßt.

Der Anteil der verschiedenen Grundkrankheiten ist in unterschiedlichen Untersuchungskollektiven erstaunlich gleich. Dabei muß vor allem betont werden, daß die reine Durchblutungsstörung als Grundkrankheit eine deutlich untergeordnete Rolle spielt. Eine typische Verteilung von Grundkrankheiten, die zu einer Fußverletzung geführt haben, zeigt Abbildung 1.5.

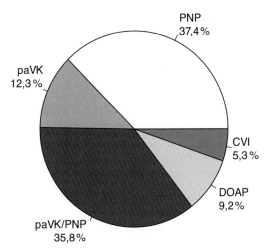

**Abb. 1.5** Ursächlicher Anteil verschiedener Krankheiten an Fußverletzungen bei Diabetikern, N=243. paVK=periphere arterielle Verschlußkrankheit, PNP=diabetische Polyneuropathie, CVI=chronisch venöse Insuffizienz, DOAP=diabetische Osteoarthropathie

Dabei sind aber insbesondere die ersten beiden Ebenen (Manifestation des Diabetes, Manifestation der diabetesassoziierten Komplikationen wie Neuropathie oder arterielle Verschlußkrankheit) nur bedingt heilbar. Im Regelfall bleibt die diabetische Stoffwechsellage nach einer mehr oder weniger langen Intermediärphase lebenslang bestehen und die Komplikationen − wenn erst einmal eingetreten − ebenfalls. Das heißt, daß Diabetiker mit Fußläsionen auch nach Abheilung einer Fußverletzung lebenslang Risikopatienten für Rezidive bleiben und daß dieser Zustand nicht reversibel, d. h. heilbar ist. Das verlangt sowohl vom Patienten als auch von dem oder den Therapeuten ein völliges Umdenken. In einem kurativ ausgerichteten Gesundheitssystem daran gewöhnt, daß sich Erfolg oder Mißerfolg einer Behandlung an einer mehr oder weniger vollständigen Gesundung (ohne feste Definition) ausrichtet, fällt es den Therapeuten in diesem Kontext schwer, sich an Patienten zu gewöhnen, die unheilbar krank sind. Hier geht es nicht um die Wiederherstellung eines optimalen Gesundheitszustandes − je schneller desto besser −, sondern darum, bei dauerhaft weiterbestehender Grundkrankheit Komplikationen zu verhindern oder − falls eine Verletzung bereits eingetreten ist − eine für den einzelnen Patienten individuelle Problemlösung zu finden. Patientenorientiertes Handeln bedeutet in diesem Zusammenhang das Festlegen individueller Therapieziele, die dann mit Geduld verfolgt werden müssen, wobei Geduld auch beinhaltet, daß die „schnelle Lösung" eigentlich immer die schlechtere Lösung ist.

Die Behandlungsergebnisse bei Diabetikern mit Fußverletzungen lassen genau auf den Zustand des jeweiligen Gesundheitssystems schließen; eine solche *outcome analysis* läßt die Güte des Gesundheitssystems in Deutschland als verbesserungswürdig erscheinen. Eines der Hauptprobleme ergibt sich durch die Aufteilung der Behandlung eines Kranken durch verschieden spezialisierte, nach Fachrichtungen (Chirurgie, Innere Medizin, Diabetologie ...) und Stellung innerhalb der Hierarchie (Ärztin, Schwester, Fußpflegerin) getrennte Therapeuten, die zudem noch in zwei organisatorisch völlig voneinander getrennten Bereichen − dem stationären und dem ambulanten − tätig sind. Das erschwert unabhängig von der sonstigen (u. a. auch wirtschaftlichen) Organisationsform die effektive vernetzte Betreuung dieser Patienten, was sich dann wiederum an den Behandlungsergebnissen ablesen läßt. Darum muß als erstes Ziel der Aufbau einer vertrauensvollen Zusammenarbeit der verschiedenen Fachrichtungen angestrebt werden: Solange der Chirurg im Internisten nur den stillen, schwächlichen Denker am Patientenbett sieht, der nach endlosen Überlegungen endlich mit großer Geste eine geniale Tablette ohne reale Bedeutung zur Behandlung beisteuert, und der Chirurg vom Internisten als kräftiger Handwerker ohne wirkliche wissenschaftlich-medizinische Kenntnisse wahrgenommen wird, der zwar starke Automobile, schöne Frauen und gefährliche Sportarten meistert, zur Behandlung aber nur die schnelle (d. h. aus Ungeduld resultierende) hohe Amputation beisteuern kann, sind flächendeckende Änderungen der Ergebnisse der Fußbehandlung nicht zu erwarten. Statt dessen ist eine Vertrauenskultur im Umgang der Therapeuten untereinander, eine Verzahnung der Arbeitsgebiete und ein geschmeidiges Miteinander notwendig, um die Behandlungsergebnisse zu verbessern. In Skandinavien konnten auf diese Weise die Amputationsraten (hohe Amputationen) um nahezu 80 % gesenkt werden.

In diesem Licht erscheint jetzt die Herausgabe eines Buches gerechtfertigt, mit dem Ziel, die Betreuung von Diabetikern mit Fußverletzungen zu verbessern bzw. Risikopatienten rechtzeitig zu erkennen und Verletzungen im Sinne einer Prävention zu vermeiden sowie eingetretene Verletzungen effektiv und möglichst ohne Major-Amputationen zu behandeln.

Dabei ist unser Anliegen nicht primär die neutrale Übermittlung wissenschaftlicher Fakten an emotionslose Datenrezipienten – nein, es geht uns vielmehr darum, den geneigten Leser für dieses Krankheitsbild und die Beschäftigung mit den Betroffenen zu begeistern. In diesem Sinne sind wir nicht unparteiisch-neutral, sondern parteilich auf der Seite der Patienten. Nicht die subtile Diskussion der einzelnen Diagnose- und Therapiemöglichkeiten ist unser Ziel, sondern letztendlich die Verbesserung der Behandlungsergebnisse, also ein ergebnisgesteuertes *disease management*. Dazu gilt es, alle Beteiligten am Betreuungs- und Versorgungsprozeß dieser Patienten für deren spezifische Probleme zu sensibilisieren.

Das vorliegende Buch orientiert sich in seinem Aufbau an der oben (Abb. 1.4) beschriebenen Ereigniskaskade: Neben der Diagnostik und Therapie der verschiedenen Grundkrankheiten werden die zu Verletzungen führenden auslösenden Faktoren sowie ihre Prophylaxe beschrieben. Neben akuten auslösenden Ereignissen können alternativ auch zahlreiche repetitive Ereignisse mit minderer Belastung zu Verletzungen führen. Als Beispiel seien repetitive Belastungen mit niedrigem Druck während des Gehens bei Fußdeformitäten genannt. Dazu gehören auch Hinweise zur Schuh- und Einlagenversorgung. Dem Management der Infektion, der Revaskularisation und der strukturierten Therapie der Wundheilungsstörungen sind weitere Kapitel gewidmet. Da die Therapie bei Diabetikern mit Fußverletzungen immer interdisziplinär, d. h. in Zusammenarbeit zwischen operativ und konservativ ausgerichteten Therapeuten erfolgen muß, sind weitere Kapitel auch der operativen Versorgung (Revaskularisation, Operationen am Fuß) gewidmet.

Besonderer Dank gebührt den verschiedenen Autoren, die sich auch von einem äußerst engen Zeitrahmen nicht von einer Mitarbeit an diesem Buch haben abhalten lassen. Herrn Dr. Kleine vom Verlag de Gruyter danke ich für die intensive und konstruktive Betreuung.

*Weiterführende Literatur*

Reike, H.: Amputationen der unteren Extremitäten bei Patienten mit Diabetes mellitus. In: Berger, M., Ch. Trautner (Hrsg.): Die Forderungen von St. Vincent – Stand 1996 in Deutschland. S. 80–93, Kirchheim Verlag, Mainz 1996.

Rischbieter, E.: Risikofaktorkonstellation bei unter- oder oberschenkelamputierten Patienten mit diabetischem Fuß-Syndrom. Dissertation, RWTH Aachen 1996.

Van Houtum W.-H., L. A. Lavery, L. B. Harkless: The costs of diabetes-related lower extremity amputations in the Netherlands. Diab Med 12 (1995) 777–781.

Wagner, F.: The dysvascular foot: a system for diagnosis and treatment. Foot & Ankle 2 (1981) 64–122.

*Grundlagenwerke und -arbeiten zum Thema*

Boulton, A., H. Connor, P. Cavanagh (Hrsg.): The foot in diabetes. Wiley, Chichester, UK 1994.

Caputo, G., P. Cavanagh, J. Ulbrecht, G. Gibbons, A. Karchmer: Assessment and management of foot disease in patients with diabetes. N Engl J Med 331 (1994) 854–860.

Chantelau, E. (Hrsg.): Amputation? Nein danke! Kirchheim Verlag, Mainz 1995.

Frykberg, R. (Hrsg.): The high risk foot in diabetes mellitus. Churchill Livingstone, New York 1991.

Kominsky (Hrsg.): Medical and surgical management of the diabetic foot. MO, Mosby, St. Louis 1994.

Kozak, G., D. Campbell, R. Frykberg, G. Habershaw (Hrsg.): Management of diabetic foot problems. Saunders, Philadelphia 1995.

Levin, M.: Preventing amputations in the Patient with diabetes. Diab Care 18 (1995) 1383–1394.

O'Neal, L., J. Bowker, M. Levin (Hrsg.): The diabetic foot. 5th ed., Mosby St. Louis 1995.

Reike, H. (Hrsg.): Das diabetische Fuß-Syndrom. Eine praxisorientierte Einführung. SM Verlag, Gräfelfing 1996.

Risse, A: Phänomenologische und psychopathologische Aspekte in der Diabetologie. Walter de Gruyter, Berlin, New York 1998.

Sammarco, G. (Hrsg.): The foot in diabetes. Lea & Febinger, Philadelphia 1991.

# 2. Funktionelle Anatomie und Biomechanik des Fußes

E. Rischbieter

> Die für uns wichtigsten Aspekte der Dinge sind durch ihre Einfachheit und Alltäglichkeit verborgen. (Man kann es nicht bemerken — weil man es immer vor Augen hat.)
>
> *Ludwig Wittgenstein*

Dieser Satz kann ohne weiteres auf den Umgang mit unseren Füßen und ihre Bedeutung für unser tägliches Leben angewendet werden. Die Selbstverständlichkeit mit der wir unsere Füße ständig benutzen, läßt uns meist die Komplexität und Funktionalität dieses vernachlässigten Körperteils vergessen.

Das folgende Kapitel will versuchen, die Vielfalt der für die Gesamtheit Fuß funktionell bedeutsamen anatomischen Einzelheiten und insbesondere ihre individuelle Bedeutung für das diabetische Fuß-Syndrom darzustellen, und möchte auf diese Weise helfen, die Gesamtkonstruktion „Fuß" kennen- und verstehen zu lernen.

Nur ein in sich integerer („gesunder"), d. h. unverletzter Fuß kann alle statischen und dynamischen Funktionen vollständig und damit zur Zufriedenheit ausüben, die ihm als Medium der Fortbewegung und Unabhängigkeit zukommt. Auch eine scheinbar geringfügige Beeinträchtigung nur einer der zahlreichen Bausteine kann sich in erheblichem Umfang auf den ganzen Menschen auswirken, so daß der Erhalt des Fußes stets ein erstrebenswertes Ziel eines jeden sein sollte.

Das vordergründig sehr theoretisch anmutende Thema dieses Kapitels will durchaus auch als *praktische* Einführung in das Verständnis des Fußes und damit natürlich auch des Diabetischen Fuß-Syndroms verstanden werden, und soll unter diesem Gesichtspunkt unbedingt auch dazu verleiten, ohne Schuhe und Strümpfe gelesen zu werden, um die anatomischen und funktionellen Aspekte der Füße gleichzeitig zu *betrachten* und zu *begreifen*.

## 2.1 Haut

Die Haut stellt die Grenze des Körpers zur Umwelt dar. Die Füße schützt dieses Organ vor schädigend einwirkenden mechanischen, thermischen und chemischen Einflüssen.

Die an der Fußsohle bis zu 4 mm dicke Haut besteht aus zwei verschiedenen Schichten (Epidermis und Corium), die in sich wiederum aus geschichteten Zellverbänden und Gewebearten mit unterschiedlichen Funktionen aufgebaut sind (Abb. 2.1).

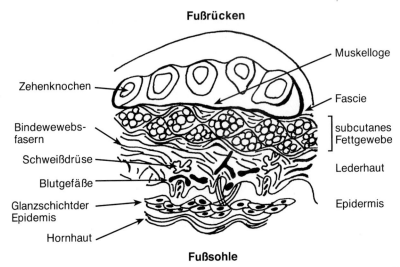

**Abb. 2.1** Fußquerschnitt. Die Dicke der einzelnen Schichten ist nicht maßstabsgerecht dargestellt, sondern zur Veranschauung unproportional vergrößert.
Bzgl. genauer Größenverhältnisse s. Text und anatomische Lehrbücher.

Die Epidermis, als äußere gefäßlose Hautschicht, ist in ihren oberflächlichen Schichten verhornt. Die Hornhaut stellt eine relativ unelastische, starre Schutzschicht dar, die durch besondere Zellverbindungen quasi auf den übrigen Zellschichten „schwimmt" und die an Stellen, die besonderen mechanischen Reizen ausgesetzt sind, am stärksten ausgebildet ist. In den darunter liegenden Schichten der Epidermis sind die Zellen nicht fest miteinander verbunden, sondern liegen relativ locker durch feine Fäden vernetzt in Lymphflüssigkeit und haben an ihren Spitzen miteinander Kontakt. Zudem durchtränkt eine von der Epidermis selber gebildete ölartige Substanz das Gewebe.

Insgesamt ist die Epidermis eine mechanische und chemische Barriere, die zusätzlich durch ihre „schwimmende" lockere Schichtung besonders gegenüber Scherkräften (Kräfte, die tangential auf die Haut einwirken) widerstandsfähig ist. An der Hautoberfläche liegen die Mündungen der an der Fußsohle zahlreichen Schweißdrüsen, die durch Sekretion eines sauren Schweißes die Haut geschmeidig halten und das Wachstum von Bakterien verhindern (physiologischer Säureschutzmantel). Somit stellt der Fußschweiß zusammen mit in der Haut ansässigen Zellen des Immunsystems eine Barriere gegen das Eindringen von Keimen und die Ausbreitung von Infektionen dar.

Mit der darunter liegenden Hautschicht, der Lederhaut (Corium), ist die Epidermis wie ein Reißverschluß verzahnt, wodurch Zug-, Druck-, Stoß- und insbesondere Verschiebekräfte gemindert werden. Im Corium selbst produzieren spezialisierte Zellen (Fibroblasten) ein dichtes Netz aus Kollagenfasern, Gitterfasern und elastischen Fasern. Deren Materialeigenschaften und deren Verlauf konstituieren im wesentlichen Stabilität, Dehnbarkeit und Reißfestigkeit und damit die Schutzfunktion der Haut.

Unter dem Corium liegt das 5–10 mm dicke, aus gekammerten Einheiten aufgebaute subcutane Fettgewebe (vergleichbar mit der luftgepolsterten Sohle eines Joggingschuhs), das als Isolierschicht und elastisches Druckpolster bezeichnet werden kann, und das ebenfalls an Orten höchster mechanischer Belastung (Ferse, Mittelfußköpfchen) bis zu 1 cm besonders dick ist (Abb. 2.1). An der Grenze zwischen Lederhaut und Fettgewebe sind die Blut- und Lymphgefäße der Haut als Geflecht angeordnet (Rete arteriosum subpapillare). Zahlreiche Nervenfasern mit unterschiedlichsten Funktionen verlaufen ebenfalls in sämtlichen Hautschichten und haben dort zum Teil ihren Ursprung oder ihre Endigung (s. u.).

Alle Hautschichten bilden zusammen mit den darunter liegenden Weichteilen eine viskoelastische Manschette um das Fußskelett, die die einwirkenden mechanischen Kräfte (Druck, Scherkräfte) durch Verformung (Plastizität, vergleichbar einer Knautschzone) und Rückverformung (Elastizität durch Rückstellkräfte) abfängt bzw. umverteilt und gleichzeitig durch ihre Zähigkeit (Viskosität) eine Abdämpfung bzw. Abbremsung der Geschwindigkeit und der Beschleunigung eines einwirkenden Drucks erreicht (Adaptation in Raum und Zeit).

Wichtigstes Hautanhangsgebilde des Fußes sind die Zehennägel. Sie dienen den Zehen als Widerlager beim Betasten und beim Auftreten der Bodenoberfläche und schützen die empfindlichen Zehenspitzen. Sie bestehen aus Nagelplatte und dem eigentlichen Nagel (Keratin) und wachsen auf dem sogenannten Nagelbett.

*Pathologie*

Im Alter oder bei mangelhafter Gewebeernährung, z. B. aufgrund von Durchblutungsstörungen, ist die Regenerationsfähigkeit der Hautzellen vermindert, so daß es allgemein zu einer Verschmälerung der Hautschichten kommt. Die Verzahnung zwischen Epidermis und Corium verflacht und büßt somit ihre Funktion zunehmend ein. Zudem kommt es infolge der diabetischen Stoffwechselsituation zu einem Schwund des subcutanen Fettpolsters und damit zur Verringerung der Masse des stoßdämpfenden Gewebes.

Auch Ödeme (Einlagerung von Gewebsflüssigkeit) aus unterschiedlichster Ursache verringern, bedingt durch die fehlende Komprimierbarkeit von Flüssigkeit, die viskoelastischen Eigenschaften der Haut und des subcutanen Gewebes. Bei einer venösen Abflußbehinderung kommt es neben einer Ödembildung ebenfalls zu einer Minderung der Dicke der Haut und insbesondere in der Knöchelregion zum Teil zu ihrer Zerstörung.

Ähnliches gilt für Abflußstörungen der Lymphe, die zunächst zu einer ödematösen warzigen Hautschwellung und Erweichung führt (Papillomatosis cutis).

Bedingt durch eine diabetische Neuropathie sowie durch Alterung und Fehlbelastung entstehen Verhornungsstörungen (Dys- und Hyperkeratosen = Schwiele, Kallus) der Epidermis, so daß die Hornhaut keine elastische Schutzfunktion mehr ausübt, sondern als feste unflexible Platte oder Wulst zusätzlich Druck und Zugkräfte an das umgebende Gewebe weitergibt. Die in den darunterliegenden Hautschichten verlaufenden Blutgefäße können infolge einwirkender Scherkräfte zerreißen, was als sichtbarer Bluterguß unter einer Hornhautplatte auffallen kann (subkeratotisches Hämatom).

Tritt bei autonomer Neuropathie eine Störung der Schweißbildung auf, fehlt neben der physiologischen Säurebarriere auch die für die Elastizität und Stabilität notwendige Hautfeuchtigkeit. Die Haut wird brüchig und reißt leicht ein, es entstehen Risse, Schrunden und Rhagaden. Neben den normalerweise auf der Haut lebenden Bakterien (physiologische Flora) können nun auch Infektionserreger einen Lebensraum finden und in die Tiefe von Verletzungen einwandern und dort Entzündungen hervorrufen.

Die neben der Produktion von Fasergewebe auch für Reparaturvorgänge und die Narbenbildung entscheidend wichtigen Fibroblasten verlieren, u. a. bedingt durch Alterung und Hyperglykämie, zum Teil die Fähigkeit, ihren Aufgaben nachzukommen.

Infolge einer „Verzuckerung" (Glycierung) und Veränderung der Zusammensetzung und der Vernetzungsstruktur von elastischen und kollagenen Fasern verliert die Haut irreversibel ihre Reißfestigkeit und Elastizität und damit die Fähigkeit zur Verformung und Anpassung.

Ein besonderes Problem stellen entstandene Verletzungen der Haut dar. Zum einen ist die eine Wunde bei der Defektdeckung (Heilung) überziehende oberste Zellschicht nur sehr dünn und damit wenig widerstandsfähig. Zum anderen werden, da Gewebelücken stets durch kollagenreiches, unflexibles Narbengewebe ersetzt werden, die darauf einwirkenden Kräfte nicht verteilt, sondern auf die Narbe konzentriert, so daß sogenannte „stress-transfer"-Läsionen entstehen können.

Besonders bedacht werden sollte dies hinsichtlich operativ verursachter Narben. Der operative Zugangsweg sollte aus diesem Grunde nach Möglichkeit nie in Bereichen hoher Krafteinwirkungen verlaufen (z. B. keine plantare Schnittführung).

Sowohl Durchblutungsstörungen als auch nervale Störungen können neben den physiologischen Alterungsprozessen zu Veränderungen der Nagelstruktur (Nageldystrophie) führen. Infolge mangelhafter Fußpflege und pathologischer Druckverhältnisse (z. B. in unzureichend großen Schuhen) bildet sich nicht selten eine starke Verdickung des Nagels mit Fehlwachstum (Onychogrypose) aus, die selbst wiederum eine erhebliche Verletzungsgefahr darstellt. Aus dem gleichen Grund kommt es häufig zu Verletzungen am Nagel bzw. Nagelbett und zum Einwachsen von Zehennägeln mit Infektionen (Paronychie). Grundsätzlich besteht die Gefahr der Entwicklung einer den Nagel zerstörende Pilzinfektion (Nagelmykose).

## 2.2 Gefäße

Die Arterien transportieren nähr- und sauerstoffreiches Blut und geben an ihrem Zielort nach Aufzweigung in kleinste Äste im sogenannten Kapillarbett einen Teil ihrer Ladung an das Gewebe ab. Von dort wird schließlich sauerstoff- und nährstoffärmeres Blut durch die Venen in Richtung Herz zurücktransportiert.

Die Lymphgefäße haben die Aufgabe, Gewebsflüssigkeit aufzunehmen und in das venöse Gefäßsystem abzugeben.

Die arterielle Versorgung des Beines erfolgt über die Beinschlagader, die in Höhe der Leiste und des Oberschenkels *Arteria illiaca externa (A. femoralis)* heißt und die im weiteren Verlauf als *A. poplitea* in die Kniekehle eintritt; im weiteren Verlauf wird sie nach Abzweigung der *A. tibialis anterior* unterhalb des Knies als *Truncus tibio-fibularis* bezeichnet. Die A. tibialis anterior durchblutet zunächst die Beinstreckermuskulatur, bis sie als *A. dorsalis pedis* am Fuß endet, die in erster Linie den Vorfuß und die Fußrückseite mit Blut versorgt. Sie ist im Bereich der Zehen über den plantaren (sohlenseitigen) Gefäßbogen mit der A. tibialis posterior mittels sogenannter Anastomosen verbunden und speist die oberen beiden der jeweils vier Zehenschlagadern an den Zehen drei, vier und fünf und lateral am zweiten Zeh. Der Puls der A. dorsalis pedis ist auf der Fußoberseite im Bereich des oberen Sprunggelenkes tastbar. Die *A. tibialis posterior*, geht mit der *A. fibularis* aus dem Truncus tibio-fibularis hervor; ihr Puls ist meist hinter dem Innenknöchel tastbar. Sie versorgt mit ihren Ästen die Fußsohle und bildet den plantaren Gefäßbogen, der unter anderem die nicht von der A. dorsalis pedis durchbluteten Zehenarterien speist. Die A. fibularis (peronea) zieht hinter dem Außenknöchel her und ernährt diese Region und, gemeinsam mit der A. tibialis posterior, die Ferse. Die kleinen Fersengefäße aus den Aa. fibularis und tibialis posterior anastomosieren nicht mit Ästen der A. dorsalis pedis, was die Fersenregion bei Gefäßverengungen im Bereich des Truncus tibiofibularis in erheblichem Maße gefährdet.

Die tiefen und oberflächlichen Venen des Fußrückens stehen mit den tiefen plantaren Venen in Verbindung und übernehmen deren venösen Abstrom, da die plantaren Venen durch die Druckbelastungen der Sohle dorthin entleert werden. Von ihnen wird das venöse Blut über die tiefen Unter- und Oberschenkelvenen sowie über die großen oberflächlich verlaufenden *Venae saphenae magna* und *parva* abgeleitet. Daneben gibt es im Bereich des medialen und lateralen Fußrandes sowie am Außen- und Innenknöchel direkte Verbindungen der tiefen Fußvenen zu den oberflächlichen Venen (*Kusterschen* Perforansvenen). Diese Perforanten können bei venösen Abflußbehinderungen im Verlauf der tiefen Beinvenen auch am Fuß zu entsprechenden klinischen Zeichen einer venösen Insuffizienz (Druckgefühl, Schwellung, Ablagerung von braunen Pigmenten) bis hin zum „offenen Bein" (Ulcus cruris) führen und sind somit beim Diabetiker auch möglicherweise Ursache eines Diabetischen Fuß-Syndroms.

Der Lymphabstrom erfolgt ebenfalls aus den Lymphbahnen der Fußsohle über tiefe und oberflächliche, an der dorsalen Fußseite gelegene, Lymphgefäße. Aus diesem Grunde kommt es bei entzündlichen Veränderungen an der Fußsohle, und daraus resultierender Überlastung des Lymphabflusses durch übermäßig anfallende Gewebsflüssigkeit, in erster Linie zu Schwellungen am Fußrücken. Gleiches gilt für Lymphabflußbehinderungen im Bereich der proximalen Lymphbahnen, z. B. nach wiederholten schweren Entzündungen (Lymphadenitis) infolge einer Wundrose (Erysipel) (s. auch unter „Haut" und siehe Kapitel 3.2).

## 2.3 Knochen, Gelenke und Muskulatur

Das Skelett des Fußes wird von 26 Fußknochen und ihren „mehr oder weniger gelenkigen" Verbindungen gebildet (Abb. 2.2). Es werden die drei Abschnitte Zehen (Phalangen), Mittelfuß (Metatarsus) und Fußwurzel (Tarsus) voneinander unterschieden. Ihre anatomische Position sowie ihre Beweglichkeit, aber auch Stabilität, erhalten die Knochen durch ihre Form, die Form der jeweiligen Gelenkflächen und durch einen sehr straffen und komplexen Bandapparat (s. u.).

Das obere Sprunggelenk stellt die Verbindung zwischen den Unterschenkelknochen und dem Sprungbein (Talus) dar und ermöglicht Beugung und Streckung des Fußes (Flexion und Extension) (s. auch Tab. 1). Das wesentlich weniger

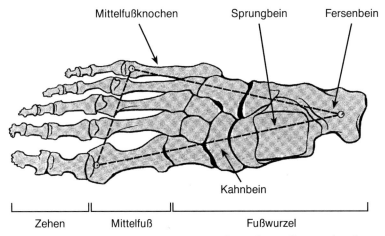

Abb. 2.2 Fußskelett von oben mit Darstellung der Auflagepunkte des „statischen Dreibeins".

mobile untere Sprunggelenk zwischen Sprungbein und Fersenbein (Calcaneus) ermöglicht vornehmlich Eversion und Inversion (Kippung nach außen bzw. innen) des Fußes und wird dabei von sehr starken Bändern stabilisiert und geführt. Die gelenkige Verbindung zwischen Talus und Calcaneus mit den restlichen Fußwurzelknochen sowie dieser untereinander erlaubt aufgrund der Gelenkflächen sowie des starken Bandapparates zwar nur eine minimale Beweglichkeit der einzelnen Gelenke, aber eine umfangreichere der gesamten Fußwurzel im Sinne einer Fortführung der Bewegungen der beiden Sprunggelenke. Insgesamt ermöglicht das untere Sprunggelenk zusammen mit den Fußwurzelgelenken einerseits eine Supination des Fußes (die Fußsohle dreht sich so, als wolle sie

Tabelle 1 Nomenklatur der Bewegungsmöglichkeiten innerhalb der einzelnen Bewegungsebenen: Sagittalebene: Senkrechte auf Rücken/Bauch stehend; Frontalebene: Parallel zum Rücken/Bauch verlaufend; Transversalebene: Quer durch den Körper verlaufende Ebene

| Bewegungsebene | Bewegung | |
|---|---|---|
| Sagittal | Dorsiflexion | Plantarflexion |
| | Extension | |
| Frontal | Eversion | Inversion |
| | (Pronation) | (Supination) |
| Horizontal | Abduktion | Adduktion |
| Transversal | | |

etwas aus dem Boden herauslöffeln), bei der es zu einer Anhebung des längsverlaufenden Fußgewölbes (s. u.) kommt, womit die Steifheit (Rigidität) des Fußes erhöht wird, andererseits eine Pronation (gegenteilige Bewegung des Fußes, eher eine Schaufelbewegung wie beim Maulwurf), bei der es zu einer Abflachung des Gewölbes kommt, die eine erhöhte Flexibilität (Biegsamkeit) des Fußes zur Folge hat.

Die Gelenke zwischen der Fußwurzel und den Mittelfußknochen führen eine Fußsohlenbeugung durch, wenn die Zehen, z. B. beim Abrollen, nach oben gebogen werden, und drücken somit die Mittelfußknochenköpfchen tiefer in ihre Unterlage. Die Gelenke zwischen Mittelfußknochen und den Zehen wiederum bilden zusammen mit den Zehengelenken eine Bewegungseinheit (kinetische Einheit), d. h. wenn diese auf dem Boden fixiert ist, kann sich nur das ganze Bein bewegen (geschlossene kinetische Kette), ist sie nicht fixiert, öffnet sich die kinetische Kette und kann in sich bewegt werden.

Die Anordnung der einzelnen Knochen im Fuß hat neben der Beteiligung an den Gelenkfunktionen im Sinne dynamischer auch rein anatomische Aufgaben. So helfen die Knochen beispielsweise bei der Formierung des Längs- und Quergewölbes (s. Abb. 2.3). Das Fersenbein hat eine wesentliche Funktion bei der Druckaufnahme sowohl im Stand als auch beim Gehen und Laufen. Gleiches gilt für das Sprungbein als Kraftüberträger zwischen Fersenbein und Unterschenkel und für die Mittelfußknochenköpfchen ebenfalls als Kraftaufnehmer von Druck und Scherkräften. Zudem haben alle Knochen des Fußskelettes die wichtige Aufgabe, für die zahlreichen Sehnen und Bänder des Fußes Ursprung,

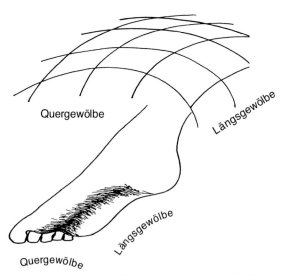

**Abb. 2.3** Längs- und Quergewölbe des Fußes von der Fußsohle aus betrachtet.

Ansatz und Leitschiene zu sein, was für die funktionelle Gesamtkonstruktion Fuß von außerordentlicher Bedeutung ist.

Die den Fuß bewegende Muskulatur besteht anteilig aus langen Muskeln, die ihren Ursprung außerhalb des Fußes haben (extrinsic Muskulatur) und somit die Beweglichkeit insbesondere der Sprunggelenke ermöglichen und eine funktionelle Verbindung zwischen Fuß und Bein schaffen. Außerdem aus Muskeln, die Ursprung und Ansatz im Fuß haben (intrinsic Muskulatur) und die Gelenkbewegungen an sich und deren Feinregulation für die Stand- und Gangsicherheit steuern, sowie bei der Fortbewegung zur Stabilisierung der Fußgewölbe und der gesamten Fußkonstruktion sowie zur Polsterung des Skelettes beitragen.

Bezüglich Einzelheiten der anatomischen Verhältnisse sei auf die einschlägigen anatomischen Lehrbücher und Atlanten verwiesen.

*Pathologie*

Die knöchernen Vorsprünge am gesunden Fuß liegen entweder an gewöhnlich nicht druck- oder scherkraft-exponierten Stellen (z. B. Knöchel) oder sie sind mit einem dicken Weichteilmantel gepolstert (Mittelfußknochenköpfchen, Fersenbein). Nun kann es aus verschiedenen Gründen zu Läsionen an diesem Weichteilmantel kommen. Zum einen von außen durch Verletzungen, Entzündungen oder auch durch stoffwechselbedingte Veränderungen des Weichteilmantels selbst (s. u.), zum anderen kann es aber auch primär vom Skelett aus, z. B. nach knöchernen Verletzungen oder bei An- oder Abbaustörungen des Knochens oder Gelenkveränderungen, zu knöchernen Vorsprüngen (Prominenzen) kommen, die von innen Druckläsionen des Weichteilmantels verursachen (intrinsische Läsionen). Ein Beispiel hierfür ist der plantare Fersensporn.

Durch Zerstörung von Knochen oder/und Gelenken können sich auch Veränderungen der Fußanatomie ergeben, die sich auf die Funktionalität des Skeletts auswirken. Als Beispiel seien die Veränderungen im Bereich der Fußwurzel im Rahmen einer der verschiedenen Formen der diabetischen Neuroosteoarthropathie genannt, bei der es durch Zerstörung der Fußwurzelknochen und deren Bandapparat zu einem Einbrechen der Fußwurzel nach unten und damit zu einem Verlust des Fußlängsgewölbes mit entsprechenden statischen und dynamischen Folgen kommen kann. An den dann unphysiologischerweise druckexponierten Stellen unter dem eingebrochenen Fußgewölbe können so druck- oder scherkraft-induzierte Ulzerationen entstehen (s. auch unter Kapitel 3.3). Als weiteres klassisches Beispiel, auch für eine mögliche intrinsische Läsion, kann die Abweichung der Großzehe zur Seite (Hallux valgus) genannt werden, die eine erhebliche Druckbelastung der Haut medial im Bereich des ersten Mittelfußknochenköpfchens zur Folge hat und durch die der Abrollvorgang des Vorfußes beim Gehen teilweise erhebliche Veränderungen erfährt. Die Verformungen an den Zehengrundgelenken infolge einer motorischen Neuropathie und altersbedingten Muskelatrophie sind weiter unten beschrieben.

Als wesentliche Ursache von Veränderungen am Fuß und speziell an den Knochen müssen die Folgen operativer Eingriffe genannt werden. Durch Amputationen und Resektionen auch kleiner Knochenteile wird die Konstruktion des Band- und Halteapparates beeinträchtigt und funktionell behindert. Insbesondere wird die Funktion der Muskeln gestört, die in der betroffenen Region gelenkübergreifend verlaufen. Es kommt zu einem Verlust der Integrität des gesamten Fußes und somit zu veränderten Druck-, Zug- und Spannungsverhältnissen. Als Beispiel hierfür sei der Verlust der Mittelfußknochenköpfchen genannt, die wesentlicher Ansatzort der das Längsgewölbe unter Spannung setzenden und haltenden Plantaraponeurose (s. u.) sind. Knochenresektionen sind ein direkter Risikofaktor für die Entstehung neuer Verletzungen. Von großer Bedeutung ist dabei immer auch der Aspekt der Operationsqualität im Hinblick auf eine ausreichende Weichteildeckung. Die Praxis zeigt, daß Knochenstümpfe zu selten abgerundet werden, oder sich bei falscher Amputationshöhe im weiteren Verlauf durch Umbau anspitzen und wiederum intrinsische Läsionen verursachen können. Auch finden funktionelle und dynamische Aspekte bei der Wahl der Amputationslinie (Amputationshöhe) zu wenig Beachtung.

## 2.4 Sehnen, Bänder und Aponeurosen

Die einzelnen Muskeln sind am Fuß wie überall im Körper von wenig dehnbaren Gleithüllen (Faszien) umgeben, die aus verschiedenen bindegewebigen Fasern (kollagen und elastisch) aufgebaut sind, sie quasi einschneiden und voneinander trennen. Die Muskeln setzen sich in den sehr zug- und reißfesten Sehnen fort, die hauptsächlich aus straffen, wenig dehnbaren kollagenen Bindegewebsfasern bestehen und deren Verlauf durch die ausgeübte Zugspannung des jeweiligen Muskels vorgegeben ist. Die Sehnen setzen für gewöhnlich an speziellen spezialisierten Knochenstrukturen an. Sie selbst sind wiederum in sogenannte Sehnenscheiden eingehüllt, in denen sie gleiten. Breitflächige Sehnenplatten werden als Aponeurosen bezeichnet.

Die Bindegewebsstrukturen der Gelenkbänder und der Gelenkkapseln ähneln denen der Sehnen. Die Funktion der Bänder besteht darin, daß sie die Bewegungen der Gelenke gleichzeitig führen und begrenzen. Im Bereich der Fußwurzel ist ihre wesentliche Aufgabe, das Skelett als Funktionseinheit zusammenzuhalten.

Eine besondere Bedeutung am Fuß haben die sogenannten „plantaren Bänder" der Fußsohle, wobei das wichtigste die Plantaraponeurose ist, die das mediale, längsgerichtete, bis 1,5 cm hohe Fußlängsgewölbe vom Fersenbeinhöcker bis zu den Zehengrundgelenken elastisch verspannt (s. Abb 2.3). Das ligamentum fibulare (plantare) longum zwischen Fersenbein und den seitlichen Mittelfußknochen verspannt den äußeren Rand des Fußgewölbes. Von Bedeutung sind weiterhin die medial und lateral gelegenen Bänder am Knöchel zwischen Unterschenkel und Fuß (Innenband und Außenband). Bandverbindungen zwischen den Mittelfußknochen formen eine quere Wölbung des Fußes (s. Abb. 2.3).

Die Aponeurosen und Bänder bilden gleichzeitig Septen zwischen den Muskelgruppen, stehen in Verbindung mit der Faszie des Fußrückens und der Haut und schaffen so eine straffe Stabilisierung und Formung des gesamten Fußes. Neben den genannten, stabilisieren noch zahlreiche andere Sehnen und Bänder den Fuß, bezüglich deren Ansatz und Verlauf auf anatomische Lehrbücher verwiesen wird.

*Pathologie*

Als Folge der Verzuckerung (Glycierung) von Struktur- und Funktionsmolekülen bei unzureichender Stoffwechselqualität im Rahmen des Diabetes mellitus treten auch verschiedene Erkrankungen des Bindegewebes auf, die für die Pathologie des Fußes eine erhebliche Bedeutung haben. Sie werden unter dem Begriff der „limited joint mobility" (eingeschränkte Gelenkbeweglichkeit) zusammengefaßt.

Es handelt sich dabei um Veränderungen der molekularen Zusammensetzung der elastischen und kollagenen Bindegewebsfasern sowie deren Verbindungen und Vernetzungsstrukturen, so daß ein wesentlich steiferes, d. h. unflexibleres Gewebe resultiert. Von besonderer klinischer Bedeutung ist dabei die Versteifung und gleichzeitige Verkürzung der Plantaraponeurose (Morbus *Ledderhose*), die zu einem Schub der Fußwurzelknochen nach dorsal und somit zu einer Überhöhung des Fußgewölbes führt (Hohlfuß, Pes cavus). Beide Faktoren, Pes cavus und die veränderte Plantaraponeurose bedeuten eine verminderte Elastizität des Längsgewölbes sowie eine massive Zunahme der Druckbelastung im Fersen- und Mittelfußbereich. Ebenfalls von klinischer Wichtigkeit ist eine Versteifung der Gelenkkapsel der Großzehe (hallux rigidus, first ray stiffness), die bei der Abrollbewegung des ersten Strahls behindert und an unphysiologischen Stellen (Endgelenk) zu Scherkräften und damit zu Ulzerationen führt, oder aber das zweite Mittelfußknochenköpfchen zusätzlich belastet. Eine weitere Manifestation ist die Versteifung des oberen Sprunggelenkes, wodurch es zu Veränderungen des Gangbildes kommt.

Dieselben o. g. pathologischen Stoffwechselvorgänge sind für die Verklebung der Bindegewebsfasern der Sehnenscheiden (Tendosynoviosklerose) verantwortlich. Diese führt ebenfalls zu einer Einschränkung der Beweglichkeit und betrifft unter Umständen alle Fuß- und Zehengelenke und führt damit zu einer erheblichen Gehbehinderung und Verletzungsgefährdung, da keine adäquate Druckverteilung durch Mobilität innerhalb des Fußes gewährleistet ist.

Neben der klinisch erfaßbaren Einschränkung der Mobilität der Gelenke und Elastizität der Aponeurosen des Fußes kommt es auch zu einer fühlbaren Reduktion der Verschieblichkeit des cutanen und subcutanen Gewebes über den knöchernen Strukturen und zu einer Zunahme der Dicke und Rigidität, die die Elastizität und auch die Reißfestigkeit der Gewebe mindern.

Erwähnung als mögliche Folge von Veränderung der bindegewebigen Strukturen verdient außer den oben genannten der Verlust der Spannung der Plantaraponeurose, deren Folge die sogenannte Plattfußfehlstellung (Pes planus) mit entsprechenden dynamischen Folgen ist. Hierzu gehört ebenfalls eine Überdehnung des Innenbandapparates (Senkfuß), des Außenbandapparates (Knickfuß) und der Bandverbindungen der Mittelfußknochen (Spreizfuß).

Von außerordentlicher Bedeutung ist der Elastizitätsverlust jedweden Bindegewebes am Fuß nach einer vorausgegangenen Verletzung. Hier gilt prinzipiell das gleiche wie für die Haut: Narbengewebe auch an Bändern, Sehnen, Kapseln und Aponeurosen ist grundsätzlich funktionell minderwertig und führt nicht zuletzt aus diesem Grund immer zu einer vermehrten Verletzungsgefährdung des Fußes.

Besonders sollen an dieser Stelle physiotherapeutische Behandlungsformen (Krankengymnastik, physikalische Therapie) zur Prophylaxe und Therapie gerade der „limited joint mobility" bei Diabetischem Fuß-Syndrom erwähnt werden. Sie arbeiten in vielfältiger Weise daran, um gemeinsam mit dem Betroffenen das bestmögliche Ergebnis hinsichtlich der Funktionalität der Füße zu erhalten oder wieder zu erzielen.

## 2.5 Nerven

Überall in der Peripherie des Körpers haben sensible (fühlende) Nervenfasern ihren Ursprung, häufig in Form sogenannter Endkörperchen unterschiedlichster Bauart und Empfindlichkeit, die die verschiedensten Sinneswahrnehmungen aufnehmen und zur Verarbeitung an das zentrale Nervensystem in Rückenmark und Gehirn weiterleiten.

*Vater Pacinische* Lamellenkörperchen liegen in großer Dichte im Unterhautgewebe der Fußsohle sowie in der Umgebung von Faszien, Sehnen, Gelenken sowie an der Oberfläche der Knochenhaut und von Gefäßen. Sie übernehmen meist die Funktion der Wahrnehmung von Erschütterungsreizen (Vibration). Direkt unter der Epidermis liegen die *Meissnerschen* Tastkörperchen, die ebenfalls unter der Fußsohle und an den Zehenspitzen eine besonders große Dichte aufweisen. Sie fungieren am ehesten als Tast- und Druckaufnehmer (Berührung). Neben diesen finden sich noch zahlreiche andere Sinnesendorgane in verschiedenen Gewebetiefen, die Aufgaben der Temperaturwahrnehmung (u. a. über Reflexverschaltungen mit Schutz vor thermischen Schädigungen) und der Wahrnehmung von mechanischen Reizen (Geschwindigkeit, Beschleunigung etc.) übernehmen. Schmerzreize wahrnehmende und leitende Nerven, und somit ganz wesentlich und frühzeitig vor Schädigungen schützende Sinnesorgane, sowie Endigungen für die Empfindung von Juckreiz und Kitzel, aber auch anderen Sinnesqualitäten, enden meist frei in den verschiedenen Geweben.

Die Muskulatur und deren Sehnen besitzen Muskelspindeln und *Golgische* Sehnenorgane, unter anderem als Dehnungsrezeptoren, die die sogenannte Tiefensensibilität (Propriozeption), d. h. die Wahrnehmung der Stellung der Muskeln, Knochen und Gelenke zueinander, übernehmen. Neben dieser menschlich elementar wichtigen Eigenwahrnehmung vermitteln sie so auch die Signale bezüglich der Position unserer Person im Raum.

Fasern des sogenannten autonomen (nicht willkürlich beeinflußbaren) Nervensystems haben im Bereich des Fußes vornehmlich Funktionen der Steuerung der Schweißfreisetzung und der Regulation der Durchblutung im Bereich der Mikrozirkulation (s. Kapitel Mikroangiopathie am Fuß).

Fasern, die zum Teil bewußt gesteuerte Reize, zum Teil Reflexantworten aus dem zentralen Nervensystem an die Peripherie weitergeben, sind meist Muskelnerven (motorische Nerven).

Neben den beschriebenen sensiblen Nerven als Leitstrukturen der unterschiedlichsten Wahrnehmungsqualitäten haben gerade für die Bewegung auch das Gleichgewichtsorgan und der Sehapparat und vor allem ihre Integrationszentralen in Rückenmark und Gehirn elementare Bedeutung. Letztere nehmen die empfangenen Reize auf, verarbeiten sie und lassen daraus Bewegung oder Stillstand folgen.

Insgesamt ermöglicht die nervale Versorgung der Füße, neben vielem anderen, über den sensiblen Kontakt zur Umwelt die sichere Fortbewegung und den sicheren Stand des Menschen (über die Bedeutung und insbesondere Pathologie der Sinneswahrnehmungen s. auch Kapitel Polyneuropathie).

*Pathologie*

Sind die oben beschriebenen Sinneswahrnehmungen gestört oder fallen sie gar aus, können daraus eine Vielzahl von Problemen für den Betroffenen resultieren. Der Verlust der Propriozeption zieht den Verlust der Kontrolle der Person über die Stellung des Körpers im Raum nach sich. „Die Gewißheit des Körpers... jener unerläßliche sechste Sinn, ohne den ein Organismus unwirklich und führungslos ist" (Oliver Sacks). Das Verletzungsrisiko für den Fuß ist infolgedessen und aufgrund hieraus resultierender Veränderungen des Gangbildes ca. fünfzehnfach erhöht, da unter anderem die ständig ablaufenden Positionskorrekturen der Gelenke und die subtile Koordination der Fuß- und Zehenstellung beim Stand und Gang gestört sind.

Der Verlust oder die Verringerung des Schmerzempfindens bedeuten, daß einer der wirksamsten und wichtigsten Schutzmechanismen des menschlichen Körpers verloren geht, der sowohl über Reflexbahnen als auch über die bewußte Schmerzwahrnehmung und Verarbeitung die Fortsetzung einer Schädigung (zum Beispiel durch einen Fremdkörper im Schuh, durch Hitze und Kälte, das Entstehen von kleinsten Knochenbrüchen beim Laufen etc.) abzuwenden ermöglicht.

Rezeptoren für Tastreize, insbesondere für Beschleunigung und Geschwindigkeit, haben große Bedeutung für Abbremsung und Korrektur während der verschiedenen Gangphasen und helfen somit, unkontrollierte Druckeinwirkungen abzuwenden (vor dem Auftreten der Ferse wird beispielsweise die Auftrittsgeschwindigkeit reduziert). Fehlt dies, verursacht es entsprechende für den Fuß „untragbare" Belastungen.

Eine Schädigung der motorischen Nerven (motorische Neuropathie) führt, neben der Beeinträchtigung der Muskelfunktion, zu einer Atrophie, d. h. einer Verkürzung der Muskulatur, insbesondere der sogenannten intrinsischen Fußmuskeln, die neben der Verringerung der Polsterwirkung durch die Muskeln selbst eine erhebliche Fehlstellung der Zehen im Sinne einer Krallen- und Klauenzehenfehlstellung mit konsekutiv fehlendem Bodenkontakt der Zehen und Luxierung der Mittelfuß-Zehengelenke nach sich zieht. Gleichzeitig wird infolge der Verkürzung der Fußmuskeln das die Sehnenscheiden umgebende plantare Fettpolster besonders im Bereich der Mittelfußknochenköpfchen nach vorne verzogen und damit vom Ort des höchsten Drucks und stärkster Scherkräfte entfernt.

## 2.6 Statische Gesichtspunkte der Gesamtkonstruktion

Die Beurteilung der Gesamtkonstruktion des Fußes unter statischen Aspekten gestaltet sich in der Praxis als außerordentlich schwierig, insbesondere wenn man von verschiedenen Untersuchern auch nur annähernd vergleichbare Ergebnisse in der Beurteilung erwartet. Man sollte sich aus diesem Grund auf einige wenige Parameter von allgemeiner klinischer Bedeutung beschränken. Ausgehend von einer als „normal" bezeichneten statischen Ausgangsposition, der subtalaren Neutralposition, wird der gesamte Fuß beurteilt. In dieser Position stehen ohne Gewichtsbelastung Sprung- und Fersenbein gerade und die Stellung der restlichen Fußabschnitte hierzu wird beurteilt. Dies ermöglicht, echte Fehlstellungen der Gelenke und Knochen von sogenannten kompensatorischen Fehlstellungen zu unterscheiden.

Die statischen Belastungen des Fußes stellen neben dem Körpergewicht auch Erdanziehungskräfte und Muskelzug dar, die individuell natürlich verschieden sind. Ca. 60% des Gewichts werden von der Ferse getragen, 30% vom Vorfuß (Mittelfußköpfchen), ca. 7% von der Fußwurzel und dem Längsgewölbe und nur 3% von den Zehen. Dabei entsteht die Druckbelastung der Gewebes dadurch, daß sich die tragenden Skelettelemente in das subcutane Weichgewebe eindrücken. Dazu sind diese hauptbelasteten Regionen besonders mit Weichgeweben gepolstert (s. o.). Die Druckkräfte werden dabei allein durch Verformung dieser Gewebe im Sinne einer Stoßdämpfung abgefangen (Druckumverteilung, Absorption = Verbrauch der kinetischen Energie), sofern sie nicht auf den Untergrund, auf dem der Fuß steht, weitergeleitet werden können (Schuhsohle etc.). Gehen die Stoßdämpfungseigenschaften des Polstergewebes verloren (s. o.), trifft die Energie ungemindert auf die gesamte Fläche der Fußsohle und kann dort zu Verletzungen führen. Im beidfüßigem Stand verteilt sich die Energie auf beide Füße gleichmäßig. Sie beträgt etwa 250 mg pro Quadratzentimeter. Entsprechend höher ist sie natürlich bei Menschen, die ein Bein verloren haben.

Die knöchernen Stützpunkte der Fußwölbung entsprechen einem sogenannten „statischen Dreifuß" (Ferse, Mittelfußköpfchen 1 und 5), gebildet durch die beiden Hauptgewölbe, dem Längsgewölbe an der Innenseite und dem Quergewölbe, bei denen die drei Gewölbestützpunkte die Hauptlast tragen und insbesondere über Aponeurosen, Bänder und Knochen miteinander in Verbindung stehen (vergleichbar mit den Stützpfeilern in einem Kellergewölbe).

Die extrinsische Muskulatur reguliert dabei, gesteuert von den zentral verarbeiteten und motorisch weitergeleiteten Signalen des sensiblen Nervensystems, durch Feinabstimmung der Fußstrecker und -beuger die Standstabilität (Balance). Ob die intrinsische Muskulatur im Stand über die Funktion der Polsterung und Stabilisierung hinaus an der Feinregulation des Standes beteiligt ist, bleibt noch unklar. Die stabilisierenden Band- und Sehnenstrukturen sorgen für einen elastischen Zusammenhalt des Fußes. Unter statischen Bedingungen können sie noch ihre Spannung erhöhen.

## 2.7 Gesamtkonstruktion unter dynamischen Aspekten (Biomechanik)

Nur mit Hilfe der Füße, als dynamischer Verbindung zwischen dem menschlichen Körper und dem Boden, und dem Menschen ureigenen Medium zur Fortbewegung, haben wir die Möglichkeit, uns unserer Umwelt näher zu bringen, sie zu erfahren oder vor ihr auszuweichen. Letztendlich hängt ein Teil unserer Lebensqualität von unserer Fähigkeit, uns fortzubewegen, ab. Wir brauchen dabei einen flexiblen Fuß, um uns an die Variationen und Erfordernisse des Bodens und der Umwelt anzupassen (Mobilität) und einen stabilen und rigiden Fuß, der unser Gewicht trägt und der in sich vollständig bleibt (Stabilität). Letztendlich müssen die Kräfte für die Fortbewegung über die Fußsohle übertragen werden.

Beim Schrittzyklus befindet sich der Fuß mit Bodenkontakt in der sogenannten Standphase des Fußes, während der andere Fuß in einem Teil der Zeit die Schwungphase durchläuft. Etwa 60% der Zeit einer Schrittfolge macht in der Regel die Standphase aus. Aus dynamischen Aspekten unterscheidet man neben der Stand- und Schwungphasen zusätzlich die Momente, in denen a) die Ferse aufsetzt, in denen b) der ganze Fuß aufsetzt, c) die mittlere Standphase, den Moment, in dem d) die Ferse wieder abhebt und den, in dem e) die Zehen den Boden verlassen. Während dieser Momente nehmen die Gelenke des Fußes verschiedene Stellungen im Raum ein (s. Abb. 2.4; s. Tab. 2).

Wie schon oben erwähnt, ist natürlich der ganze Körper an der Fortbewegung beteiligt (z. B. Armpendelbewegung durch Drehung der Wirbelsäule), so daß sich Störungen im Bewegungsablauf, die ursächlich von den Füßen aus gehen, auf den ganzen Körper in unterschiedlichstem Maße auswirken können.

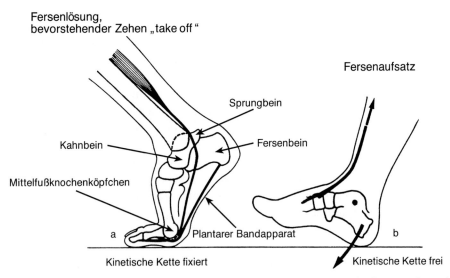

**Abb. 2.4** Thomsens Phänomen: Vor dem Abheben der Zehen in der letzten Phase des Schrittzyklus spannt sich der plantare Bandapparat maximal und erhöht die Stabilität des Fußgewölbes. Mittelfußköpfchen und Calcaneus sind die in den Gangphasen am stärksten druck- und scherkraftexponierten knöchernen Prominenzen.

**Tabelle 2** Schrittzyklus und dazugehörige Bewegungen der Fußgelenke. OSG: Oberes Sprunggelenk; USG: Unteres Sprunggelenk

|  | % | Ereignis | Unterschenkel | OSG | USG | Fußwurzelgelenke |
|---|---|---|---|---|---|---|
| Standphase | 0 | Fersenaufsatz | Innenrotation | Plantarflexion | Pronation | frei |
|  | 20 | Fußaufsatz |  |  |  |  |
|  | 40 | Mittlere Standphase | Außenrotation | Dorsalflexion | Supination | fixiert |
|  | 60 | Fersenlösung |  | Plantarflexion |  |  |
| Schwungphase | 80 | Zehen „take off" | Innenrotation | Dorsalflexion | Pronation | frei |
|  | 100 |  |  |  |  |  |

Wenn die Ferse aufsetzt, ist das obere Sprunggelenk meist in seiner neutralen Stellung. Die Ferse hat die gesamte Körpermasse einschließlich der Beschleunigungskräfte beim Aufsetzen, die durch eine feine nervale gesteuerte Abbremsung der Auftrittgeschwindigkeit etwa 1 cm vor Bodenkontakt abgefangen werden, zu tragen. Nun neigt sich der ganze Fuß zum Boden, wobei die Extensoren den Fuß entgegen der Schwerkraft halten bzw. nur langsam absenken lassen, damit er nicht ungebremst auf den Boden „platscht" (wie dies z. B. bei einer Fußheberschwäche oder -lähmung geschieht). In dem Moment des Aufsetzens des Fußes in Pronationsstellung bleibt der Vorfuß flexibel, um sich an die Gegebenheiten des Bodens anpassen zu können. In der (Stand)phase wird der Fuß nun durch die Vorwärtsbewegung und Außenrotation des Unterschenkels auf den Abrollvorgang vorbereitet. Dabei wird der Vorfuß quasi in den Boden gedreht und liegt so im weiteren fest auf seiner Unterlage, so daß die Bewegungen des Unterschenkels nun auf das untere Sprunggelenk übertragen werden. Hierdurch kommt es zu einer Supination des Fußes, d. h. es wird vermehrt Druck auf die ersten beiden Mittelfußknochen ausgelöst, wodurch wiederum das Längsgewölbe unter vermehrte Spannung gerät. Dies ist der Moment höchster statischer Beanspruchung für den Fuß.

Danach wird der Fuß im oberen Sprunggelenk nach oben gezogen und die Ferse hebt sich von der Unterlage ab. Die Gelenke zwischen Mittelfußknochen und

Zehen führen ebenfalls eine Beugung nach oben aus, wodurch die Köpfchen der Mittelfußknochen in ihre Unterlage gepreßt werden. Der stärkste Druck, zu dem in diesem Moment noch Scher- und Beschleunigungskräfte hinzukommen, liegt dann, abhängig u. a. vom Schuhwerk und von der Schrittgeschwindigkeit, über dem 1. und/oder 2. Mittelfußknochenköpfchen. (Bei der *Mortonschen* Fußform, bei der das zweite Mittelfußknochenköpfchen weiter vorne liegt als das erste, entsteht der höchste Druck in der Regel über dem zweiten Köpfchen.) In diesem Moment wird das Längsgewölbe in besonderem Maße unter Spannung gesetzt. Der Fuß ist also unmittelbar vor dem Abheben der Zehen (vergleichbar mit dem „take off" beim Start eines Flugzeuges) maximal stabilisiert, Quer- und Längsgewölbe stehen unter maximaler Spannung: Die kinetische Kette ist fixiert, alle Mittelfußknochenköpfchen haben Bodenkontakt, der „statische Dreifuß" besteht nicht mehr. Sobald dann der „take off" erfolgt ist, werden sozusagen die Fahrwerke eingefahren, der Fuß entspannt, die Supination löst sich und der Fuß kann frei schwingen (s. Abb 2.4; Tab. 2).

Hält man sich noch einmal die beim Diabetischen Fuß-Syndrom häufigen pathologischen Veränderungen der einzelnen anatomischen Strukturen vor Augen, wird deutlich, welche Konsequenzen für die Biomechanik und damit die Fortbewegung daraus erwachsen.

Eine Störung der sensiblen Innervation führt insbesondere über Veränderungen der Koordination zu erheblichen Veränderungen des Gehens und seiner einzelnen Phasen. Abhängig von den erfahrenen Sinneseindrücken, z. B. über Bodenunebenheiten, über Schmerzen beim Auftreten u. a., regulieren wir beständig unser Gangbild und passen es an die Umgebung an (z. B. Schonhinken), auch um Verletzungen zu verhindern. Bei Menschen mit Neuropathie sind diese regulierenden Mechanismen gestört. Sie haben ein weniger variables kinetisches Muster, bedingt durch weniger sensorische Stimuli, so daß z. B. einer Druckstelle am Fuß nicht „ausgewichen" werden kann. Andererseits kann infolge einer gestörten Propriozeption bei fehlender Rückkopplung ein ausgeprägteres kinetisches Muster mit starken Schwankungen des Standes und Ganges entstehen, was wiederum, neben der subjektiv empfundenen Unsicherheit, eine Verletzungsgefahr birgt. Infolge der anatomischen Veränderungen im Rahmen der motorischen Neuropathie mit Zehenfehlstellungen wird neben den Druckverhältnissen in der Standphase der Moment des Abhebens der Zehen erheblich gestört, da die Zehen in keiner Phase des Ganges Bodenkontakt haben, so daß insbesondere die Zehenfunktion, sich vom Boden abzudrücken und somit Schwung zur Vorwärtsbewegung zu erzeugen, fehlt. Außerdem ist durch mangelhaften Bodenkontakt die kinetische Vorfußkette nicht ausreichend fixiert, wodurch der Fuß insgesamt im Moment des Abstoßens an Stabilität einbüßt. Die nerval gesteuerten Abbrems- und Ausgleichsbewegungen, z. B. beim Aufsetzen der Ferse oder des Mittelfußes, können außer Kraft gesetzt sein und ziehen entsprechende Veränderungen des Ganges und damit der Druckbelastung der entsprechenden Areale nach sich.

Bei einigen Formen der motorischen Neuropathie, die die proximale Muskulatur stärker betrifft, kommt es zu entsprechenden pathologischen Veränderungen der Schrittfolge und des Ganges. Ähnliches gilt im Prinzip auch für andere krankhafte Veränderungen bzw. Beeinträchtigungen der Muskulatur, des zentralen Nervensystems, des Achsenskeletts der großen Gelenke und prinzipiell des ganzen Menschen, die sich sämtlich auf die unterschiedlichen Belastungen der Füße auswirken.

Veränderungen des Bandapparates führen in besonderem Maße zu Beeinträchtigungen der Biomechanik des Fußes. So fehlt die Dynamik der Abfederung, die Spannkraft der Gewölbe und der einzelnen Gewebe, die Stoßdämpfungseigenschaften beim Gehen sind reduziert und die beim Abrollen einwirkenden Scherkräfte können nicht adäquat aufgefangen werden. So kann bei ausgeprägter Sklerose der Plantaraponeurose beispielsweise überhaupt keine Spannung des Gewölbes mehr aufgebaut werden, da es in seinem kontrakten Zustand den Fuß in Hohlfußstellung fixiert und so zusätzlichen Druck auf Mittelfuß und Ferse überträgt. Aus diesem Grund ist dann kein Abrollen des Fußes (Übergang aus der Standphase bis zum Abheben der Ferse) mehr möglich, der Fuß kippt ruckartig über die Mittelfußknochenköpfchen, die wiederum entsprechend stärker belastet werden. Ähnliches gilt für die Versteifung der jeweils verschiedenen Bänder und Gelenkkapseln (Hallux rigidus etc.).

Anders wirkt sich der Spannungsverlust von Bändern, insbesondere hinsichtlich der Gewölbestabilität (Plattfuß, Wiegefuß), aus, wie er sich beispielsweise beim Einbruch des Fußgewölbes bei der diabetischen Neuroosteoarthropathie entwickelt. Infolgedessen gelingt ebenfalls kein eine Spannung aufbauendes und haltendes Abrollen mittels des Längsgewölbes, der Fuß ist in Pronation fixiert, wodurch sich der Verlauf der Spannungslinie nach außen hin verschiebt. Der Fuß rollt über die exponierte Fußwurzel ab. An den dann druck- und scherkraftexponierten Fußwurzelknochen oder Mittelfuß- und Fußwurzelgelenken entstehen nun Druckulzerationen an ungewöhnlicher Stelle. Auch Senk-, Knick- und Spreizfuß führen zu Veränderungen des Gangbildes und zu entsprechenden Druck- und Scherkraft-Umverteilungen.

Sämtliche Veränderungen der anatomischen und insbesondere knöchernen Integrität des Fußes, wozu wiederum ganz besonders die Folgen operativer Eingriffe beitragen, stören die Biomechanik des Fußes. Von besonderer Bedeutung sind die operativen Eingriffe an anatomischen Strukturen, die besondere statische Aufgaben übernehmen (statischer Dreifuß, Sprunggelenke), die die kinetische Kette zwischen Zehen und Mittelfuß oder die den Bandapparat betreffen.

Viele der oben erläuterten pathologischen Veränderungen bei Diabetischem Fuß-Syndrom können durch ärztliche konservative oder operative, physioptherapeutische oder orthopädietechnische Maßnahmen behandelt werden. Beachtung verdienen dabei auch Veränderungen in anatomischer, statischer und dynamischer Hinsicht, die während der Behandlung eines Diabetischen Fuß-Syndroms eventuell auch nur vorübergehend zum Tragen kommen, die aber ebenso eine Beeinträchtigung der ganzen Person darstellen und somit eine Verletzungsgefahr in sich bergen (z. B. Vorfußentlastungsschuhe).

Denjenigen, die aktiv werden, wenn eine Schädigung am Fuß bereits eingetreten ist, sollten die Folgen, insbesondere invasiver therapeutischer Maßnahmen, die zu einer weiteren Schädigung des Fußes führen könnten, bewußt sein.

Jede Behandlung kann immer nur behelfsmäßig und unvollständig einmal verlorene Funktionen ersetzen oder nachahmen, so daß für alle Personen, die Menschen mit Diabetes mellitus betreuen, das wesentliche Bestreben die rechtzeitige und adäquate Behandlung des Diabetes, die die optimale Prophylaxe von Folgeerkrankungen darstellt, sein muß.

*Weiterführende Literatur*

Cavanagh, P., G. Simoneau, J. Ulbrecht: Ulceration, unsteadiness, and uncertainity: The biomechanical consequences of diabetes mellitus. J. Biomechanics 26 Suppl. 1 (1993) 23–40.

Chantelau, E.: Druckbelastung und Druckschädigung der Weichteile am Fuß. In: E. Chantelau (Hrsg.): Amputation? Nein danke!, S. 133–147. Kirchheim-Verlag, Mainz 1995.

Crisp, A.: Connective tissue and joint disease in diabetes mellitus. In: J. Pickup, G. Williams (Hrsg.): Textbook of Diabetes. S. 762–770. Blackwell Scientific Publications, Oxford 1992.

Oatis, C.: Biomechanics of the Foot and Ankle Under Static Conditions. Physical Therapy 68 (1988) 1815–1821.

Rabl, C., W. Nyga: Orthopädie des Fußes. Enke Verlag, Stuttgart 1982.

Rodgers, M.: Dynamic Biomechanics of the Normal Foot and Ankle During Walking and Running. Physical Therapy 68 (1988) 1822–1830.

Sims, D., P. Cavanagh, J. Ulbrecht: Risk Factors in the Diabetic foot. Physical Therapy 68 (1988) 1887–1902.

# 3. Grundkrankheiten, Diagnose und Therapie

## 3.1 Diabetisches Polyneuropathie-Syndrom: Diagnostik und neo-phänomenologische Aspekte der Therapie

A. Risse

Die diabetische Polyneuropathie (dPNP) ist der Auslöser und die Ursache der Unterhaltung diabetischer Fuß-Läsionen, auch dann, wenn zusätzlich makroangiopathische Veränderungen vorliegen. Ihre diagnostische Erfassung ist die notwendige Bedingung des Erfolges sowohl der Therapie als auch der Prophylaxe. Neben den pathogenetisch relevanten somatologischen Parametern ist die Kenntnis der durch dPNP bedingten Veränderungen des Patientenerlebens wichtig, um diesem gerecht werden zu können. Hier wird zusätzlich zu den klinischen Untersuchungsmethoden, die phänomenologische Betrachtungsweise bedeutungsvoll, um die Erlebnisschilderungen des Patienten adäquat einzuordnen.

Das Kapitel beschäftigt sich daher mit der dPNP auf zwei Ebenen: der klinischen und der neo-phänomenologischen.

### 3.1.1 Klinische Ebene

Die Darstellung im ersten Kapitel folgt dem Grundsatz der weitestgehenden Vereinfachung, um auch dem diabetologisch Nichtversierten die Möglichkeit zu geben, eine dPNP schnell und sicher zu diagnostizieren.

Dargestellt werden daher auch nur die Aspekte der dPNP, die für das DFS relevant sind. Für weitere Differenzierungen der klinischen Diagnostik wird auf das entsprechende Lehrbuch verwiesen [9]. Die Integration der neurologischen Basaldiagnostik in den diabetologischen Gesamtkontext, insbesondere in den Kontext der strukturierten Therapie des DFS, erfolgt in dieser Monographie und sollte durch persönliche Hospitation vertieft werden.

Darüber hinaus steht dem Interessierten die Literatur über die PNP bei Lepra zur Verfügung, die die gleichen pathogenetischen und klinischen Gesichtspunkte aufweist.

Eine apparative neurologische Diagnostik ist im vorliegenden Kontext in der Mehrzahl der Fälle entbehrlich. Lediglich bei Vorliegen von Seitenunterschieden der Symptomatik mit Verdacht auf radikuläre oder zentrale Ursachen sollte ein Neurologe hinzugezogen werden.

### 3.1.1.1 Das diabetische Polyneuropathie-Syndrom als Gattung

Die dPNP entsteht durch glycierungsbedingte Veränderungen der Axone, Markscheiden und der kleinen nutritiven Gefäße (Mikroangiopathie). Zwei pathogenetische Grundsätze erleichtern die Betrachtungsweise und das Verständnis des Verlaufes:

a) Je dünner ein Nerv, desto früher tritt die Schädigung auf.
b) Je länger ein Nerv, desto früher tritt die Schädigung auf, und zwar beginnend an dessen distalem Ende.

*Folgerungen aus diesen Grundsätzen:*
c) Erste Symptome oder Zeichen entstehen im Bereich der ANP (=Verlust der Schweißsekretion am Fuß: trockene, schuppige Füße, die wegen fehlender Geruchsbildung angenehm zu untersuchen sind).
d) Erste sensible Symptome entstehen im distalen Bereich der Zehen (Hypästhesie, Pallhypästhesie der Großzehenpulpa).
e) Bei Bestehen von sensiblen und/oder motorischen Symptomen am Fuß muß immer auch mit Störungen des autonomen Nervensystems (diabetische Kardiopathie, autonome Zystopathie, Gastroparese etc.) gerechnet werden.
f) Der ANP-bedingte Verlust der Schweißsekretion am Fuß, d. h. ein trockener, schuppender Fuß, der aufgrund der fehlenden Schweißbildung (fehlende Geruchsbildung) angenehm zu untersuchen ist (s. u.), ist das Frühzeichen einer dPNP und erfordert, auch bei Fehlen weiterer neurologischer oder angiologischer Symptome, bereits dann entsprechende prophylaktische Maßnahmen (Schulung, adäquate Schuhversorgung).

### 3.1.2 · Arten des diabetischen Polyneuropathie-Syndroms
### 3.1.2.1 Symmetrisches, sensibles Polyneuropathie-Syndrom (ssPNP)

Das ssPNP beginnt an den distalen Enden der längsten Nerven, also an den Zehenspitzen. Das Verteilungsmuster ist symmetrisch, d. h. nicht an einzelne Nerven (DD: zu radikulären oder mononeuralen Ursachen) gebunden. Der Verlauf ist langsam nach proximal aufsteigend und im weiteren können auch Hände und Arme erfaßt werden (diabetische Cheiropathie). Die klinische Symptomatik präsentiert sich entweder in Empfindungsminderung (-verlust) mit Taubheitsempfinden, oder in Empfindungsstörungen mit sehr verschiedenartigen Beschwerden (s. u. Neo-Phänomenologie). Charakteristisch ist die Verstärkung der Beschwerden in Ruhe und besonders nachts. Hier liegt ein wichtiges differentialdiagnostisches Kriterium gegenüber aVk-bedingten Beschwerden (Schmerzverstärkung durch Bewegung) vor. Der Verlust der Warnfunktion durch Schmerz ist, neben einer vollständigen Änderung der „leiblichen Ökonomie des Patienten"; s. u.), das entscheidende Agens sowohl zur Auslösung und Unterhaltung des DFS als auch besonders zur Verzögerung des Therapiebeginns. Eine Sonderform des ssPNP stellt das von Boulton beschriebene „Painful-Painless-Leg" [3] dar: Hier leiden die Patienten einerseits an dem Verlust der Warnfunktion des Schmerzes am Fuß, andererseits an quälenden Mißempfindungen („Ameisenlaufen", Kribbeln, lanzinierende Schmerzen). Für den untersuchenden Therapeuten stehen dann die Mißempfindungen im Vordergrund, so daß häufig der bedeutsamere Sensibilitätsverlust gegenüber Verletzungen der Diagnostik entgeht.

### 3.1.2.2 Motorische Neuropathie (MNP)

Durch verminderte Innervation der kleinen Fußmuskeln mit Überwiegen der langen Zehenstrecker kommt es zur typischen „Krallenzehenbildung". Die Folge ist eine Druckmaximierung unter den Mittelfußköpfchen mit konsekutiver Hyperkeratosenbildung und weiterer Druckverstärkung. In diesem Bereich entsteht folgerichtig das „Malum perforans".

### 3.1.2.3 Autonome Neuropathie (ANP)

Die ANP zeigt sich als Frühsymptom der dPNP mit Verlust der Schweißsekretion am Fuß. Die Füße imponieren als trocken, schuppig, durch fehlende Geruchsbildung angenhm zu untersuchen. Durch die bestehende Trockenheit kommt es zu Rißbildungen in den Bereichen der maximalen Druckbelastung und abnormer Hyperkeratosenbildung (ideale Eintrittspforten für Bakterien). Durch die ANP sind die Patienten endogen sympathektomiert: Sämtliche arterio-venösen Shunts in der Endstrombahn sind geöffnet: der Fuß ist hyperperfundiert, imponiert also klinisch als warm und rosig. Chirurgische oder radiologische Maßnahmen einer iatrogenen Sympathektomie sind verständlicherweise überflüssig und spiegeln allenfalls das mangelnde pathophysiologische Verständnis des Therapeuten.

Durch ANP verliert der Patient auch seine reflektorische Vasokonstriktion bei Lageänderung vom Sitzen/Liegen zum Stehen mit der Folge einer weiteren Hyperperfusion des Fußes.

### 3.1.2.4 Pathogenetische Synopsis

1. Durch das symmetrische sensible Polyneuropathie-Syndrom entstehen Hypästhesie und Anästhesie mit Verlust der Warnfunktion des Schmerzes bei Verletzungen und Verzögerung der Therapieeinleitung.

2. Durch motorische Neuropathie kommt es zu Atrophie der kleinen Fußmuskeln und Überwiegen der langen Zehenstrecker. Die Folgen bestehen in Krallenzehenbildung und Druckmaximierung unter den Mittelfußköpfchen.
3. Die autonome Neuropathie bedingt den Verlust der Schweißsekretion mit spröder, rissiger Haut als idealer Eintrittspforte für Erreger. Gleichzeitig sind die Patienten durch die ANP endogen sympathectomiert: sämtliche arteriovenösen Shunts sind eröffnet: der Fuß ist warm und hyperperfundiert (Luxusperfusion in den Shunts)

*Pathogenetische Synopsis*
1. Symmetrisches sensibles Polyneuropathie-Syndrom:
   Hypästhesie, Analgesie: → unbemerkte Traumata
2. Motorische Neuropathie:
   Atrophie der kleinen Fußmuskeln + Überwiegen der langen Zehenstrecker:
   → Krallenzehenbildung + Druckmaxima unter den Mittelfußköpfen
3. Autonome Neuropathie: Verlust der Schweißsekretion + Eröffnung aller arterio-venösen Shunts:
   → trockener Fuß, rissige Haut, Hyperkeratosenbildung, endogene Sympathektomie, Hyperperfusion

### 3.1.3 Diagnostik mit einfachen klinischen Mitteln

Die Diagnostik der dPNP gelingt in den meisten Fällen mit wenigen einfachen klinischen Mitteln und kann auch von neurologisch nicht speziell ausgebildeten Therapeuten durchgeführt werden. Lediglich dann, wenn sich Seitenunterschiede der Symptomatik zeigen, zusätzlich andere Ursachen der PNP (Lues, Alkohol, B12-Mangel etc.) zu vermuten sind oder auffällige zusätzliche neurologische Symptome auftreten (ausgeprägte Hinterstrangsymptomatik etc.) sollte ein Neurologe hinzugezogen werden, der dann über den Einsatz einer erweiterten apparativen Diagnostik (NLG, EP etc.) entscheidet.

Für die basale Diagnostik der dPNP stehen folgende Möglichkeiten zur Verfügung:
1. Anamnese: Diabetesdauer, zusätzliche diabetesbedingte, oder -assoziierte Symptome (Retinopathie, Nephropathie etc.), Beschwerden (siehe unten)
2. Inspektion: Rosige, trockene Füße mit Hyperkeratosenbildungen (ANP): = Frühzeichen (siehe Abb. 1 im Anhang)
3. Palpation: Warme, ggf. überwärmte Füße. Tastbare Fußpulse (Ausschluß oder Beleg einer zusätzlich vorhandenen paVk)

4. Semmes-Weinstein-Filament (SWF) (Abb. 3.1.1): Diagnostik eines eingeschränkten Berührungsempfindens: Das SWF ermöglicht eine standardisierte Druckausübung auf den Fuß von 10 g.
5. Rydell-Seiffersche Stimmgabel (Abb. 3.1.1): Die Stimmgabel erfaßt quantifizierbar die Einschränkung des Vibrationsempfindens (Pallhyp-, anästhesie)
6. Reflexhammer (Abb. 3.1.1): Bei richtiger Technik (schwierig zu erlernen (!): siehe hierzu entsprechende neurologische Lehrbücher) kann der Verlust zunächst des ASR, später auch des PSR erfaßt werden. Bei Vorliegen eines Reflexausfalles muß bereits von einer weit fortgeschrittenen dPNP und einem Verlust der Warnfunktion des Schmerzes ausgegangen werden!

Die Punkte 1–6 beschreiben die notwendige Basaldiagnostik, mit der eine dPNP ausreichend sicher diagnostiziert werden kann.

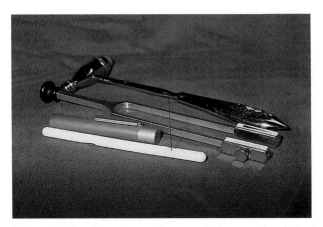

**Abb. 3.1.1** Diagnostisches Instrumentarium zur Erfassung der diabetischen Neuropathien am Fuß:
Von hinten nach vorne: Scheidscher (Trömnerscher) Reflexhammer mit ausreichendem Hammerkopfgewicht; Rydell-Seiffersche Stimmgabel zur Quantifizierung und Höhenlokalisation der Pallhyp- und Anästhesie; Tip-Therm zur orientierenden Prüfung des Kalt-Warm-Empfindens, Semmes-Weinstein-Monofilament zur Überprüfung des Berührungsempfindens bei 10 g Auflagedruck.

Grundlage ist immer, daß die Füße des Patienten überhaupt inspiziert werden und daß der Fuß vom Therapeuten in die Hand genommen wird. Durch diese zwei Schritte kommt es über einen geänderten „Einleibungsmodus" auch zu einer geänderten und differenzierteren Wahrnehmung möglicherweise vorhandener Störungen (obwohl besonders einfach und sicher durchzuführen, fehlt in den meisten Fällen diese routinemäßige Fuß-Inspektion: dies gilt sowohl für diabetologische Laien (Internisten, Endokrinologen, Chirurgen etc.) als auch für Diabetologen selbst): Leibferne (s. u.) kennzeichnet den modernen Zugang zum Patienten.

Diabetologisch interessierten Therapeuten stehen dann weitere klinische Verfahren zur Verfügung, die eine Differentialdiagnostik zwischen neuronaler, radikulärer und zentraler Genese einer Symptomatik ermöglichen:

- Testung des Kalt-Warm-Empfindens (z. B. mit Tip-Therm, s. Abb. 3.1.1),
- Abfrage auf die Haut geschriebener Zahlen,
- Prüfung des Lage-Empfindens,
- Koordinationsprüfungen (Rombergscher Stehversuch, Unterberger Tretversuch, Finger-Nase-, Knie-Hacken-Versuch, etc.).

Bei Zeitmangel bzw. abhängig vom Behandlungssetting (allgemeinärztlich, neurologisch, internistisch, diabetologisch, chirurgisch, angiochirurgisch) sollten als Minimalprogramm („Survival-Kit") folgende Maßnahmen etabliert sein:

1. Routinemäßige Fußinspektion + -palpation bei jeder Visite (quartalsweise): Fuß trocken?, warm?, fehlender Geruch?, Rißbildungen?, Fußpulse? (Abb. 1 im Anhang)
2. Weinstein-Filament (Abb. 3.1.1):
   - Berührungsempfinden (bis zu welcher Höhe?) aufgehoben?
3. Stimmgabelversuch (Abb. 3.1.1):
   - Pallhyp-(an-)ästhesie bis zu welcher Höhe?

*Diagnostik der Polyneuropathie mit einfachen Mitteln:*

| | | |
|---|---|---|
| 1. | Anamnese: | Diabetesdauer, zusätzliche diabetogene Erkrankungen? |
| 2. | Inspektion (Abb. 1 im Anhang): | Füße trocken (Frühzeichen der ANP!), Haut rissig, Hyperkeratosen |
| 3. | Palpation: | Fußpulse tastbar (wenn keine paVk zusätzlich vorliegt) |
| 4. | Semmes-Weinstein-Filament: | Berührungsempfinden eingeschränkt/aufgehoben |
| 5. | Rydell-Seiffersche Stimmgabel: | Vibrationsempfinden eingeschränkt/aufgehoben |
| 6. | Reflexprüfung: | Cave: richtige Technik anwenden |

*Wesentliche anamnestische Fragen bei diabetischer Polyneuropathie:*

1. Durchschlafen möglich?
2. Suizidalität?
3. bei Männern: Erektile Dysfunktion?

### 3.1.4 Therapeutische Optionen

Therapeutische Optionen der dPNP beziehen sich auf symptomatische Beeinflussung von Beschwerden (Schmerzen, schmerzbedingte Schlafstörungen) und prophylaktische Maßnahmen bei bestehendem Empfindungsverlust (Vermeidung von Druckläsionen). Die kontroverse Frage, ob mit bestimmten Medikamenten kausale Ansätze zur Therapie der dPNP möglich sind, wird an dieser Stelle nicht behandelt. Wir gehen jedoch davon aus, daß bei Auftreten eines DFS bereits eine so weitreichende morphologische Destruktion der Nervenfasern eingetreten ist, daß eine kausale Therapie im Sinne einer morphologischen Restitution durch Gabe von Säureprodukten nicht mehr möglich ist.

#### 3.1.4.1 Therapeutische Optionen bei polyneuropathiebedingten Beschwerden

Viele Patienten leiden an Mißempfindungen oder Schmerzen, die besonders in Ruhe auftreten und bei Bewegung verschwinden (im Gegensatz zu aVk-bedingten Beschwerden: Schmerzverstärkung bei Bewegung). Vor Beginn einer Therapie müssen zwei wesentliche Fragen an den Patienten gestellt werden:

1. Können Sie nachts durchschlafen oder wachen Sie von den Beschwerden in den Beinen/Füßen auf?
2. Haben Sie schon einmal daran gedacht, sich wegen Ihrer Schmerzen das Leben zu nehmen?

Insbesondere die zweite Frage bedeutet dem Patienten, daß der Therapeut die Schwere seiner Erkrankung versteht und ernst nimmt.

Das Ziel der Therapie besteht in Beschwerdelinderung, bzw. -ausschaltung und muß bei jeder Maßnahme im Auge behalten werden. Die vorhandene Literatur impliziert eine unkontrollierte Polypragmasie, aus der sich eine standardisierte Handlungsanweisung nicht ableiten läßt. Daher empfiehlt sich ein individuelles Stufenschema unter Berücksichtigung der Multimorbidität des Patienten und der zum Teil erheblichen Nebenwirkungen der Therapie. Jede Substanz sollte für einen Zeitraum von ca. 4 Wochen getestet und bei Mißerfolg gegen eine andere Substanz ausgetauscht werden. Ein mögliches eskalierendes Vorgehen besteht in folgenden Kombinationen:

1. Peripheres Analgetikum + Muskelrelaxans
2. Trizyklisches Antidepressivum + Muskelrelaxans
3. Antikonvulsivum + Muskelrelaxans
4. Morphium + Muskelrelaxans

Unter Berücksichtigung der leiblichen Ökonomie und der notwendigen Einleibung bei jeder Therapie (s. u.) kann u. U. die Einreibung von Capsaicin-Creme bei lokalisierten Schmerzen („Burning-feet") versucht werden. TENS-Therapie stellt eine weitere, in einzelnen Fällen hilfreiche Therapieoption dar.

Begleitend sollte immer wieder die erste Frage gestellt werden und die Dosis der Schlafmittel sukzessive erhöht oder die Art gewechselt werden. Die Sicherstellung eines ausreichenden Schlafes bedeutet für die meisten Patienten den größten Gewinn an Lebensqualität.

*Therapeutische Optionen bei diabetischer Polyneuropathie:*
1. Schlaf sicherstellen
2. Symptomatische Schmerzbehandlung
   a) Medikamentöse Therapie
   b) Einleibungsstrategien:
      – Capsaicin – Creme
      – Experimentell: TENS
3. Normoglykämie anstreben
4. Ggf. zusätzliche Noxe (Alkohol) vermeiden, wenn hierdurch Schmerzverstärkung

### 3.1.4.2 Therapeutische Optionen: Prophylaxe bei fehlender Schmerzwahrnehmung (Analgesie)

Noch einmal sei darauf hingewiesen, daß auch bei geklagten Schmerzen die Schmerzwahrnehmung bei Verletzungen fehlen kann („Painfull-painless-leg" (Boulton)). Bei fehlender Schmerzwahrnehmung von Verletzungen muß der Fuß „von außen", d. h. durch kognitiv gesteuerte Kontrolle geschützt werden:

1. Tägliche Fußinspektion (Schulung des Patienten)

Zusätzlich muß der Fuß auf evtl. durch Hyperkeratosen oder Deformitäten bedingte Druckstellen untersucht werden. Hier muß bereits im Stadium der Anhidrose auch bei fehlenden zusätzlichen Symptomen eine

2. adäquate diabetologische (nicht orthopädische!) Schuh- bzw. Einlagenversorgung (s. u.) sichergestellt sein. Da die Patienten bereits in diesem Stadium an PNP-bedingtem „Leibesinselschwund" (s. u.) leiden, muß darüber hinaus

3. die Frequenz der externen, ärztlichen Fußinspektionen erhöht werden.

Zusammenfassend ergeben sich unter dem Gesichtspunkt der dPNP beim DFS folgende Handlungsprimate auf somatologischer (organmedizinischer) Ebene:

1. Regelmäßige Inspektion und Untersuchung der Füße mit einfachen klinischen Mitteln.
2. Adäquate, symptombezogene und individuell-empirisch modifizierte Schmerztherapie unter Berücksichtigung potentieller Suizidalität und Sicherstellung des Schlafes.
3. Prophylaxe durch externe Supervision und diabetologische Schuh- bzw. Einlagenversorgung.

*Prophylaxe bei Vorliegen einer Polyneuropathie:*
1. kognitive Kontrolle: tägliche Fußinspektion; selbst oder durch Angehörige
2. Diabetologische (nicht: orthopädische) Schuhversorgung
3. Häufige Untersuchung der Füße durch den beratenden Arzt

### 3.1.5 Neo-phänomenologische Aspekte der diabetischen Polyneuropathie

Bisher wurde die diabetische Polyneuropathie rein unter dem Gesichtspunkt organmedizinisch faßbarer Parameter betrachtet. Wie bereits betont, ist dieser Zugang, so er überhaupt genutzt wird, sehr wichtig, ja die unabdingbare Voraussetzung zur Behandlung des DFS. Bei weiterer Beschäftigung mit dem Problem der dPNP fallen jedoch immer wiederkehrende Probleme auf, die mit alleinigen medizinischen oder naturwissenschaftlichen Techniken nicht lösbar scheinen.

Die Probleme lassen sich in den nachfolgenden Fragen zusammenfassen:
1. Warum kann sich ein offensichtlich falsches Theorem — das der okkludierenden, diabetischen Mirkoangiopathie — in großen Denkstilgemeinschaften (Chirurgie, Innere Medizin, Angiochirugie) über Dekaden unhinterfragt etablieren, obwohl es seit nunmehr mindestens 10 Jahren als falsch erkannt wurde?
2. Warum kann es auf dem Boden eines solchen, falschen Theorems zu der flächendeckend fatalen Auffassung kommen, daß beim DFS „Salamitaktik" die notwendige Folge von Teilresektionen ist, und daß daher „beim diabetischen Fuß" besser gleich hoch amputiert werden muß?

  Wie kann eine Zahl von ca. 15.000—25.000 unnötigen hohen Amputationen pro Jahr bei Patienten mit Diabetes toleriert werden, wo doch schon bei jeder Anmutung einer Mißempfindung im Herzbereich, auch bei Herzneurotikern immer wieder — sofort — EKGs geschrieben, Notärzte bewegt und Intensivbetten zur prophylaktischen Überwachung belegt werden?

3. Wie kommt es zu den zum Teil erheblichen Verzögerungen der Krankenhauseinweisung auch bei schon weit fortgeschrittenen Fuß-Läsionen, bzw. warum werden viele Patienten gar nicht wegen des DFS, sondern wegen einer hieraus entstandenen Sepsis ins Krankenhaus eingewiesen?
4. Warum verhalten sich die Patienten mit dPNP so merkwürdig uninteressiert an ihrer zum Teil lebensbedrohlichen Läsion?
5. Warum treten Patienten mit dPNP trotz mehrfacher Aufklärung doch immer wieder mit dem verletzten Fuß auf?
6. Warum gehen Patienten mit dPNP so spät zum Arzt bzw. deuten ihre Läsion nicht als wichtig?
7. Warum lassen sich 15.000–20.000 Patienten pro Jahr ohne Protest aus falscher Indikation, ohne Nachfrage hoch amputieren?
8. Warum stimmt das sonst ausgefeilte Alarm- und Kommunikationssystem zwischen Arzt und Patient im Falle des DFS nicht?
9. Warum werden Patienten mit dPNP suizidal, auch wenn sie keine Beschwerden haben?

*Begründung einer neo-phänomenologischen Betrachtung der diabetischen Polyneuropathie*

Im traditionellen naturwissenschaftlichen Diskurs nicht erklärbare Problemstellungen:

1. Denkstilprobleme im ärztlichen Explikationsmodus
   – Persistenz des Theorems der „okklusiven" Mikroangiopathie über Jahrzehnte
   – 15.000–20.000 unnötige hohe Amputationen jährlich
   – Erhebliche Diagnose- und Therapielatenz trotz schwerer Läsionen
2. Übertragungs- und Gegenübertragungsprobleme:
   – „Merkwürdiges" Fehlen affektiven Betroffenseins bei Patient und Arzt
   – Aggressivität der Therapeuten durch „schlechte Compliance" und „Indolenz" der Patienten

Immer wenn Fragen innerhalb eines (hier des diabetologischen oder medizinisch-naturwissenschaftlichen) Diskurses nicht lösbar sind, hilft eine Bestandsaufnahme unter geändertem Standpunkt. Somatologische Daten werden im weiteren mit dem Instrumentarium der Neo-Phänomenologie bearbeitet. Die nachfolgenden Betrachtungen imponieren dem Ungeübten zunächst vielleicht abstrakt oder zu theoretisch, dennoch soll versucht werden, den notwendigen Praxisbezug zur Behandlung herzustellen. Sie sollen denjenigen Therapeuten helfen, die häufig mit Patienten mit DFS umgehen müssen (oder wollen), sich und ihre Patienten besser zu verstehen, operationale Überforderung auf beiden Seiten zu vermeiden, narzißtische Kränkungen durch Entdeckung der eigenen Leiblichkeit und der des Patienten zu lindern und die allerwegen vorherrschende Atmosphäre von Aggressivität mit Schuldzuweisung an den Patienten („indolenter Patient", „raucht immer noch" etc.) abzumildern.

Da in den folgenden Kapiteln auf ein bereits bestehendes, umfangreiches begriffliches Instrumentarium zurückgegriffen wird, das dem geneigten Leser im Original zugänglich ist, wird — in Abweichung zu den vorhergehenden Kapiteln — an den entsprechenden Stellen die wesentliche Literatur direkt zitiert.

Die vorangestellten allgemeinen anthropologischen Betrachtungen sollen helfen, den späteren spezifisch diabetologischen Duktus nachzuvollziehen.

### 3.1.5.1 Anthropologische Grundlagen

*„Naturwissenschaftliche" Medizin: Primat der Körpermaschine gegenüber dem Leib*

Aus ihrer Tradition verständlich, versteht die heutige Medizin den Menschen als aus einer Seele (Bewußtsein, ratio) und einem Körper zusammengesetzt (sog. „Anthropologischer Dualismus") [12], wobei dieser als komplizierte Maschine aufgefaßt wird, die es möglichst geschmeidig und vollständig zu beherrschen gilt [7, 8]. Das Bestreben medizinischer Arbeit und ihre Selbstwertschätzung ist daher auf eine möglichst genaue Vermessung dieser Körpermaschine gerichtet. Dort, wo ein rein somatologischer Ansatz offenkundig nicht ausreicht, dem Patienten zu helfen, wird dieser um die Dimension der „Seele" zur Psycho-Somatik erweitert. Obwohl hier, insbesondere bei chronischen Erkrankungen wesentliche Fortschritte erreicht werden konnten, bleibt — so zeigt es schon der Name der Disziplin — in der Psychosomatik die Grundauffassung des anthropologischen Dualismus erhalten. Der Begriff des „Leibes"[1] [10, 11, 13, 20] in

---

[1] „Mit *Leib* meine ich nicht den sichtbaren und tastbaren Tier- und Menschenkörper, sondern in erster Linie das, was jemand von sich in der Gegend seines Körpers ohne Beistand der fünf Sinne (Sehen, Hören Tasten, Fühlen, Schmecken) spürt, wie z. B. Schmerz, Hunger, Durst, Schreck, Wollust, würgende Angst, Erleichterung („Es fällt mir wie ein Stein vom Herzen"), Frische, Mattigkeit, Behagen, Ekel, klaren Kopf, müde Beine. Diese Gegenstandsgebiet des eigenleiblichen Spürens ist durch straffe Strukturen der Statik und Dynamik, die ich eingehend durchforscht und charakterisiert habe, übersichtlich organisiert; seine *leibliche Dynamik* (mit Enge und Weite als wichtigster Dimension) überträgt sich durch *leibliche Kommunikation*, die Grundform der Wahrnehmung und aller Sozialkontakte und Quelle der Du-Evidenz (…) [20].

seiner originären Form, als der ontologischen und anthropologischen Grundlage menschlicher Existenz wird komplett vernachlässigt[2] [22]. Die angloamerikanische Sprachbildung, in der die wesentlichen Forschungsergebnisse der Medizin veröffentlicht und diskutiert werden, kennt den Begriff des Leibes überhaupt nicht; ein Phänomen, das die Problematik verstärkt. Die Erfassung der Körpermaschine wird nahezu ausschließlich über die genaue Vermessung seiner Meßdaten gesucht. Zwischen den Patienten und sich selbst hat der Arzt immer eine Maschine gestellt, die ihm zwar solche Meßdaten liefert, den Zugang zum Patienten aber verwehrt[3] [7, 8].

Leibliche Phänomene [16] sind aber gerade solche, die dem Patienten wesentlich näher sind als die Meßdaten, die an seinem Körper erhoben werden können. Hier entsteht Verständnis- und Sprachlosigkeit zwischen Arzt und Patient. Treten diese auf, versucht die sich als Naturwissenschaft mißverstehende Medizin, durch Vermehrung der Meßdaten näher an den Patienten heranzukommen („Panmathematismus": = „Wuchern des Berechnungs- und Vermessungsgeistes" [10]).

*Annäherung an den vergessenen Leib*

Im Gegensatz zum Körper, der — beim Betasten und Beschauen unschwer zu erkennen — stetig ausgedehnt ist, zerfällt der Leib in ein unzusammenhängendes Konglomerat von „Leibesinseln" [10, 11]. Diese kann der geneigte Rezipient an sich selbst entdecken, wenn er versucht, an sich herunterzuspüren, ohne von den Sinnesorganen Gebrauch zu machen:

> *Nun mache man aber einmal den Versuch, ebenso stetig (wie man sich betasten kann) an sich selbst „herunterzuspüren", ohne Augen und Hände oder auch nur das durch Eindrücke früheren Beschauens und Betastens bereicherte Vorstellungsbild von sich zu Hilfe zu nehmen. Man wird gleich sehen, daß das nicht geht. Statt eines stetigen räumlichen Zusammenhangs begegnet dem Spürenden jetzt bloß noch eine unstete Abfolge von Inseln [10].*

---

[2] „Ein anderes, gewichtigeres Opfer der reduktionistisch-introjektionistischen Vergegenständlichung ist der Leib; ich habe ihn, den Brenn- und Drehpunkt aller Resonanz und Initiative der Menschen und Tiere, gleichsam aus der Gletscherspalte der Vergessenheit zwischen Körper und Seele als ein eigenes, statisch und dynamisch durch eigentümliche Kategorien überraschend durchsichtig strukturiertes Gegenstandsgebiet erst wieder ans Licht ziehen müssen und dabei auch die leibliche Kommunikation entdeckt (...)" [20].

[3] Siehe hierzu als prägnanztypisches Beispiel: Dan Ziegler: Diabetische Neuropathie 1993: Von n = 188 S. beziehen sich n = 3 auf „klinische Manifestationsformen". Auf diesen Seiten werden wiederum nur Befundkonstellationen beschrieben, aber nie Patientenschilderungen und Beschwerden.

Konstante Leibesinseln finden sich bei diesem Versuch als „orale", „genitale" und „anale" Zone und als die Leibesinseln der Füße. Alle diese Leibesinseln haben einen unscharfen Umriß und eine über die Zeit, abhängig vom Grad der momentanen personalen Emanzipation, unterschiedliche Ausdehnung [10]. Diese Unschärfe im Umriß und zeitlich variierende Ausdehnung machen es für die traditionelle Medizin schwierig bis unmöglich, sie zu erfassen, ist sie doch nur in der Lage, aufgrund ihrer Forschungsmethode, „feste Körper im zentralen Gesichtsfeld" zu messen [12, 15, 16] und, weil meßbar, als real und wichtig anzuerkennen (= radikale, artifizielle Reduktion der Abstraktionsbasis).

*Das diabetische, symmetrische, sensible Polyneuropathie-Syndrom*

Die diabetische Polyneuropathie zeigt sich auf der Ebene der Körpermaschine als Störung der Nervenleitgeschwindigkeit, als Alteration der ableitbaren elektrischen Potentiale [siehe z. B. 1, 5] und ggf. als Alteration klinischer Zeichen (Pallhypästhesie, Hypo-Areflexie, Anhidrose, Hyp- und Allästhesie etc./1, 5). Alle Versuche, auf diesem Niveau Verständnis für die Beschwerden des Patienten zu bekommen, oder Therapieoptionen hieraus abzuleiten, sind gescheitert. Ein augenfälliges Symptom dieses falschen Ansatzes ist der Jahrzehnte währende Versuch, mit Säureapplikationen die Störungen zu beeinflussen. Das Beharren auf einer Sichtweise, die allein die Körpermaschine und physikalisch-naturwissenschaftlich verkürzte Daten als real (im Jargon auch: „hart") berücksichtigt, erklärt ggf. auch das Phänomen, daß sich die Auffassung von einer „diabetischen Mikroangiopathie" als okklusive Mikroangiopathie so lange im Verständnis der Behandler halten konnte (mit der Konsequenz unnötiger hoher Amputationen (s. o.)), erklärt ggf. auch die erhebliche Latenz, bis Patienten mit DFS einer adäquaten Behandlung zugeführt werden, und ist der Grund dafür, daß somatologisch orientierte Behandler dem Phänomen mangelnden affektiven Betroffenseins der Patienten so hilflos, zum Teil mit heftigem aggressivem Gegenagieren („indolenter Patient", „schlechte Compliance") gegenüberstehen.

Auf der Ebene des Leibes, die für den Patienten subjektive Tatsächlichkeit [13, 15, 16, 19], also reale, „härtere" Realität konstituiert [16, 20] bedingt die diabetische Polyneuropathie „Leibesinselschwund" [6], ein Phänomen, das die Umkehrung der an Amputierten erhobenen Phantomgliederlebnisse [11] darstellt. Ist bei diesen „Leib ohne Körper" das Problem, findet sich bei Patienten mit diabetischer Polyneuropathie „Körper ohne Leib" [6, 7, 8]. Somatologische Therapie zielt in ihrem Bemühen auf den Körper, die Patienten aber leben in der Welt des Leibes (subjektive Tatsachen). Ärzte bemühen sich somit auf einer Ebene der Vergegenständlichung, die für Patienten mit Polyneuropathie-Syndrom ohne Beschwerden nicht mehr relevant ist. Hiermit sind Konflikte zwischen Arzt und Patient vorgebahnt. Erschwerend kommt hinzu, daß nicht, wie vom anthropologischen Dualismus angenommen, das Bewußtsein den Körper (die Körpermaschine) steuert, sondern das „Bewußthaben" [13, 16] eine Funktion der leiblichen Ökonomie ist.

Behandler (intakte leibliche Ökonomie) und Patienten (defizitäre leibliche Ökonomie) leben somit in unterschiedlichen Welten.

Entsprechend der oben geschilderten Überbetonung einer mathematisch-naturwissenschaftlichen Vergegenständlichungsweise in der abendländischen Medizin bleibt sowohl die neurologische als auch die diabetologische Literatur bis ins letzte Jahrhundert hinein stumm, maximal stammelnd, wenn es um Beschwerdeschilderungen von Patienten mit Polyneuropathie geht: Immer wiederkehrende Beschwerden („Gefühl des zu engen Strumpfes", „Ameisenlaufen", „Brennende Füße", „Tonnenschwere Bettdecke", „Totes Gefühl") werden vermischt mit medizinischen Fachtermini, die bereits wieder weit von der Patientenrealität entfernt sind (Hypästhesie, Analgesie, Pallhypästhesie etc./z. B. 5). Das Problem des Patienten mit fehlenden Beschwerden − in phänomenologischer Diktion: mit „reinem Leibesinselschwund" [6] − findet keine oder wenig Beachtung. Der einzige, der diesem Symptomenkomplex zumindest protopathisch nahekommt, ist Boulton mit seinem Begriff des „painfull-painless leg" [3].

### 3.1.5.2 Annäherung an die Patienten: Der Neo-phänomenologische Zugang

Diabetische Polyneuropathie bedingt zunächst „Leibesinselschwund" mit konsekutiv geänderter Personalität des Patienten [6, 7]. Aufgrund des oben ausgeführten neo-phänomenologischen Ansatzes wurden an der Medizinischen Klinik Nord/Dortmund Patienten mit neurologischen Zeichen der PNP, die auf die Eingangsfrage: „Haben Sie Beschwerden"? mit „Nein" geantwortet hatten, näher befragt. Sie wurden gebeten, über ihre Empfindungen an den Füßen eingehendere Auskunft zu geben.

Tabelle 1 gibt eine selektionierte Übersicht über die geäußerten Beschwerden. Zu beachten ist hier, daß Patienten bei phänomenologisch induziertem Nachfragen auch positive Symptome äußerten.

**Tabelle 1** Beschwerdeschilderungen

**PNP, Beschwerdeschilderungen**
„Ich *bin* gefühllos bis zum Knie."
„Wenn ich über den Teppich laufe, habe ich das Gefühl, als würde ich über Kieselsteine laufen."
„Ich merke nicht richtig, ob ich im Schuh drin bin, oder ob ich noch nachschieben muß."

**Tabelle 1** (Fortsetzung)

„Am Arm habe ich ein „taubes Gefühl": wenn ich mich leicht kratze, ist es als wäre da eine zweite Haut darüber; wenn ich fester kratze merke ich mich wieder."

**Konsequenzen für das Körperschema und die Gesamtbefindlichkeit:**
„Durch die Gefühlsstörung habe ich immer Angst, daß ich hinfalle, obwohl ich den Stock benutze; dadurch ist mein Körper die ganze Zeit verkrampft – das merke ich richtig."
„Durch die Gefühllosigkeit bin ich unsicher im Laufen; manchmal falle ich nach vorne; d. h. ich bin nach vorne gekippt; das sehe ich an der Winkelstellung der Augen; dann muß ich meinen Gang mit den Augen korrigieren."
„Gelegentlich laufe ich vor einen Sessel; und wenn ich runtergucke, dann liegt der Zehennagel daneben, aber ich habe keine Schmerzen."
„Ich hab schon im Krankenhaus B. gesagt "das Bein gehört mir ja gar nicht, das schleife ich immer hinter mir her."

**Prominente Form:**
„Gefühl, als ob trockener Zement in den Füßen wäre."
„Gefühl, als würde das Bein bis zum Knie dauernd elektrisiert."
„Es tut weh, als ob jemand von innen darin arbeitet."
„Dann kommt das Gefühl, als ob jemand die Zehen einzeln abreißt; das geht bis oben hin."
„Es brennt wie Feuer, besonders nachts."

**Mischform:**
„Dieses tote Gefühl und (beginnt zu weinen) dieses schmerzhafte Kribbeln im Arm (weinend): schneiden Sie ihn ab."
„Es ist ein taubes Gefühl in den Zehenspitzen, so pelzig; eigentlich nicht pelzig – ich nenne es nur so; eigentlich ist es wie eine Blase, die unter dem Zeh ist, als ob da Fleisch zu viel wäre, aber es ist da kein Fleisch zuviel – ich prüfe das immer wieder nach, aber da ist nichts."
„Seit 2 Jahren „Schmerzen in beiden Füßen", alle Zehen sind taub; „alle Zehen sind ohne Gefühl"; „wie kann ich Schmerzen haben, wo ich gar nicht weiß, daß ich Zehen habe?"; jetzt: seit ca. 2 Wochen Ausbreitung auf die Fußsohlen: im Bereich der MFK: zusätzlich Schmerzen; beim Auftreten ist es „wie in Nichts getreten"; „ich stolpere über meine eigenen Beine"; „die Eltern werden schon gefragt: ‚trinkt Ihre Tochter?'; „trotzdem tut es auch weh"; „abends ist es, als wenn ich Eisklumpen an den Füßen hätte, aber die Füße sind warm – wenn ich sie anfasse. Dann muß sich meine Katze auf die Füße legen, die ist das schon gewohnt"; „es gibt Tage, da liege ich den ganzen Tag im Bett, weil ich nicht laufen kann;" „die Fußpflege ist besonders unangenehm: ich spüre, daß die da dran ist, aber das ist ein ganz komisches Gefühl, ganz unangenehm; ich sage dann, sie soll aufhören, weil ich das nicht aushalten kann."
„Die Schmerzen sind ganz komisch; das sind keine Schmerzen, das ist ein unangenehmes Kribbeln; von dem könnte ich verrückt werden; das kommt immer nachts und sobald ich aufstehe, ist es weg; ich ziehe mir schon Stützstrümpfe an, denn dann spüre ich

**Tabelle 1** (Fortsetzung)

---

meine Beine, die sind sonst gar nicht da. Der Druck ist dann angenehm, ja, weil ich die Beine spüre. Manchmal, wenn ich ins Bett gehe, stecke ich die Beine zwischen die Matratzen, das macht auch Druck, dann kann ich schlafen. Die Leute können das nicht verstehen, wenn ich ihnen von dem Kribbeln erzähle. Da hat mich übrigens auch noch kein Arzt nach gefragt, die interessiert das überhaupt nicht. Einmal war ich bei einem, dem habe ich das erzählt, der hat mir dann sofort ein Medikament gegeben, mit -cid oder so ähnlich, das hat überhaupt nicht geholfen."

„Kein Gefühl in den Füßen, besonders seitlich, fühlt sich unsicher beim Gehen, muß einen Stock benutzen; ständiges Kältegefühl in den Füßen: „Ich habe kein Blut mehr im Körper"; dann wird es plötzlich ganz heiß und brennt; beim Gehen das Gefühl, „als ob jemand die Füße nach hinten wegziehen würde"; zu Beginn der Beschwerden (vor 1,5 Jahren): an den Zehen das Gefühl, „als würde dauernd kalte Luft angeblasen"; Jetzt beim Gehen: „Auch ganz kleine Kieselsteine merke ich durch die Schuhsohle – die tun sehr weh"; Benutzung eines Gehstockes: „Ohne Stock fühle ich mit beim Gehen zu unsicher" und „Die Schmerzen im Rücken werden weniger, wenn ich den Stock benutze."

---

### 3.1.5.3 Die Ebenen der Interpretation von Patientenbeschwerden

Neben der menschlich anrührenden Dimension der geschilderten Beschwerden, die auf der rein meßtechnischen Eben nicht erfaßt werden, lassen neo-phänomenologische Gesichtspunkte verschiedene Deutungen zu, die näher an die Patientenrealität herankommen und möglicherweise therapeutische Optionen bieten, die bisher nicht genutzt werden konnten.

Tabelle 2 zeigt zunächst ein Literaturbeispiel einer Patientenbeschwerde (Beispiel 1), anschließend ein Patientenbeschwerden verkürzend zusammenfassendes neurologisches Zeichen (Beispiel 2). Beide Begrifflichkeiten werden dann auf den beiden unterschiedlichen Interpretationsniveaus, dem panmathematischen auf der Ebene der „Körpermaschine" und anschließend dem neo-phänomenologischen auf der Ebene des Leibes beleuchtet:

Während der panmathematische Zugang, wenngleich wesentliche Deutungen zur Genese bietend, die Patientenrealiät außer acht läßt und die therapeutischen Konsequenzen dem Zufall der ärztlichen Charakterorganisation überläßt, bietet der neo-phänomenologische Zugang Ansätze zur Deutung der geänderten leiblichen Ökonomie und somit zu einem vertieften Verständnis der Situation des Patienten [21, 22).

Unabhängig vom philosophischen Hintergrund zeigen die Patientenschilderungen, daß es sich bei diabetischer PNP – auch bei fehlenden prominenten Sym-

**Tabelle 2** Interpretationsniveaus der diabetischen Polyneuropathie

**Beispiel 1:**
*Beschwerde:* „I feel as though I'm walking on stumps", or „I feel there is a layer of something over my skin" [2].
*Panmathematisch:*
„Negative symptoms (...) include reduction of cutaneous touch-pressure sensitivity and hypalgesia [2].
„Both large and small fiber modalities may be involved (...) a disproportionate loss of large fiber functions ..." [4].
*Phänomenologisch:*
„Hier scheint ein *Entfremdungserleben* im Spiel zu sein, das nicht den ganzen Leib oder, wie bei Depersonalisation und Derealisation, den ganzen Menschen betrifft, sondern nur die einzelne, neuropathisch gestörte Leibesinsel. (...) Die Chancen taktiler Einleibung oder, wie man volkstümlicher sagt, des Aufnehmens von Kontakt in der Berührung, dürften durch eine solche Störung im Sinne eines partiellen Entfremdungserlebens beeinträchtigt sein." [17].

**Beispiel 2:**
*Symptom:* Pallhypästhesie
*Panmathematisch:*
„(...) vermutlich mit der Unfähigkeit geschädigter, insbesondere entmarkter Nervenfasern, Impulsserien frequenzgetreu zu leiten, zusammen." [5].
*Phänomenologisch:*
Schwer gestört dürfte dagegen der vitale Antrieb auf den betreffenden, neuropathisch affizierten Leibesinseln sein; fruchtbar wird hier die Hypothese, daß es einen vitalen Antrieb nicht nur für den Leib im ganzen gibt, sondern auch für die einzelnen Leibesinseln (...) vielleicht besonders im Bereich der rhythmischen Schwingung, wofür der öfters hervorgehobene *Ausfall des Vibrationsempfindens* sprechen könnte [17].

---

ptomen – um ein schweres Krankheitsbild handelt, das zu weiterer phänomenologischer Forschung Anlaß geben sollte, wenn wir unsere Aufgabe ärztlichen Handelns, also Leiden zu lindern, nicht über dem Faszinosum technischer Beherrschung von Detailproblemen vergessen wollen.

### 3.1.6 Konsequenzen

Als erste Konsequenz schlagen wir vor, bei Beleg neurologischer Zeichen (Pallhypästhesie, Areflexie etc.) Patienten intensiviert zu befragen („Können Sie bitte ihre Empfindungen an den Füßen näher beschreiben?"; „Wie fühlt sich das an, ‚nichts' zu spüren?" etc.).

Angesichts der schweren Beeinträchtigung der Patienten, insbesondere auch der tiefgreifenden Störung des „In-der-Welt-Seins", bestand die zweite Konsequenz der Medizinischen Klinik Nord darin, auch bei fehlenden faßbaren Beschwerden, bewußt und aktiv auf das Problem der Suizidalität einzugehen: Viele Patienten fühlen sich durch das aktive Ansprechen der möglichen Suizidgedanken entlastet und − erstmalig − auch in der Schwere ihres Leidens verstanden.

Die dritte Konsequenz besteht in dem in unserer Abteilung bereits umgesetzten Vorschlag, die diabetischen Polyneuropathien zusätzlich neo-phänomenologisch zu klassifizieren (s. Tab. 3).

Tabelle 3  Klassifikation der Diabetischen Polyneuropathien

1. *Phänomenologisch Stumme Form:*
   Neurologische Zeichen ohne „Positive" Beschwerden
   * Reiner Leibesinselschwund: Störung des vitalen Antriebs, Entfremdungserlebnisse; Störung von Intensität und Rhythmizität
2. *Phänomenologisch Prominente Form:*
   Neurologische Zeichen und Beschwerden
   * Dissoziierte Leibesinselbildung; Störung der leiblichen Ökonomie der betroffenen Leibesinsel
3. *Mischform:*
   Neurologische Zeichen + Beschwerden + Anzeichen des Leibesinselschwundes
   * Störung des Vitalen Antriebs bei erhaltener Protopathischer und epikritischer Tendenz der leiblichen Ökonomie der Leibesinseln

* Neo-phänomenologische Deutung in Bezug auf die Kategorialanalyse der leiblichen Ökonomie

### 3.1.7 Schlußfolgerungen: Anthropologische Dimensionen

Das diabetische Polyneuropathie-Syndrom stellt − unabhängig von den quantifizierbaren Parametern − eine schwere Beeinträchtigung des Patienten, nicht nur seines Wohlbefindens, sondern auch seiner gesamten Personalität, dar. Ohne hier näher auf die anthropologischen Dimensionen des Problems oder seiner therapeutischen Optionen eingehen zu können (weiterführende Literatur bei Schmitz und Risse s. u.), kann die vorgeschlagene Klassifikation helfen, eine größere Sensibilität für das Leiden der Patienten zu entwickeln. In der jetzigen Situation apparategesteuerter Medizin ist es schon ein Fortschritt, Fragen formulieren zu können, auch wenn spektakuläre Lösungen noch nicht in Sicht sind.

Schlußfolgerungen aus der neo-phänomenologischen Betrachtung der diabetischen Polyneuropathie

Auch bei fehlenden prominenten Symptomen (Schmerzen etc.) ist die dPNP eine schwere, den Patienten stark beeinträchtigende Erkrankung mit konsekutiver Änderung seiner gesamten leiblichen Ökonomie und damit seines „In-der-Welt-Seins".

*Therapeutische Optionen?*

Zur Entwicklung therapeutischer Optionen bietet der neo-phänomenologisch zentrale Begriff der „Einleibung" [10, 14, 15, 16, 21, 22] (= Bildung eines übergreifenden Leibes mit konsekutiver Umorganisation der je individuellen leiblichen Ökonomie) Ansätze sowohl der Hypothesengenerierung, als auch einer systematischen Betrachtungsweise der Arzt-Patient-Interaktion. Zusätzlich werden z. B. bisher nur schwer erklärbare und die somatologische Forschung unkontrolliert verzerrende „Placebo-Effekte" wissenschaftlich exakt eingrenzbar. Ein Umdenken in der Forschungsmethodologie, die allerdings auch eine Umverteilung der derzeit betoniert kanalisierten Forschungsgelder und Sponsorressourcen impliziert, scheint sowohl aus neo-phänomenologischer Sicht als auch durch die sich rasch ändernden sozio-ökonomischen Bedingungen dringend angeraten.

Auch ohne diese weitreichenden Umstrukturierungen des Denkstils und des gesamten Diskurses, zeitigt die Beschäftigung mit neo-phänomenologischen Aspekten der Polyneuropathie individuelle Änderungen im Umgang des Therapeuten mit den Patienten und des therapeutischen Settings:

Diese können sein:
1. Annäherung an den Patienten über die Beschwerdeschilderungen.
2. Besseres Verständnis der Schwere der Erkrankung durch Vorrangstellung des subjektiven Erlebens des Patienten vor sog. objektiven Meßwerten („abgeschälte", also schwächere Realität).
3. Vermeidung von Frustrationen der Therapeuten mit Reduktion übertriebener Erwartungen (Aggressionsabbau).
4. Differenziertere und engagiertere strukturierte Wundbehandlung durch geänderte Wertschätzung der Erkrankung und des Patienten.
5. „Leibnähere Therapie" mit Änderung der Arzt-(Therapeuten-)interaktion und Reduktion des aggressiven Potentials auf beiden Seiten.
6. Verlängerung des intentionalen Bogens der therapeutischen Maßnahmen mit therapeutischer Bescheidenheit anstelle von medizinischen (akademischen) Allmachtsphantasien.

*Literatur*

[1] Adams, R. D., M. Victor : Principles of Neurology. 3rd. ed. McGraw Hill, New York 1985.
[2] Asbury, A. K., R. G. Gilliatt: The clinical approach to neuropathy. In: Asbury, A. K., R. W. Gilliatt: Peripheral Nerve Disorders — A Practical Approach. Butterworth, London 1984.
[3] Boulton, A. J. M.: Diabetic Neuropathy. In: Frykberg, R. G.: The High Risk Foot in Diabetes Mellitus. Churchill Livingstone, New York 1991.
[4] Brown, M. J., D. A. Greene: Diabetic neuropathy: pathophysiology and management. In: Asbury, A. K., R. W. Gilliatt: Peripheral Nerve Disorders — A Practical Approach. Butterworth, London 1984.
[5] Ludin, H.-P., P. Tackmann: Polyneuropathien. Thieme, Stuttgart 1983.
[6] Risse, A.: Die Bedeutung der Phänomenologie für die Behandlung des diabetischen Fuß-Syndroms. In: E. Chantelau (Hrsg.): Amputation? — Nein Danke! S. 161–176. Mainz 1995 a.
[7] Risse, A.: Phänomenologie und Diabetologie. In: Großheim, M.: Leib und Gefühl. S. 195–231. Akademie-Verlag, Berlin 1995 b.
[8] Risse, A.: Phänomenologische und Psychopathologische Aspekte in der Diabetologie. De Gruyter, Berlin 1998.
[9] Scheid, W.: Lehrbuch der Neurologie. Thieme, Stuttgart 1980.
[8] Schmitz, H.: Der Leib. System der Philosophie, Band II, 1.Teil. Bouvier, Bonn 1965.
[9] Schmitz, H.: Der Leib im Spiegel der Kunst. System der Philosophie, Band II, 2.Teil. Bouvier, Bonn 1966.
[10] Schmitz, H.: Der leibliche Raum. System der Philosophie, Band III, 1.Teil. Bouvier, Bonn 1967.
[11] Schmitz, H.: Der Gefühlsraum. System der Philosophie, Band III, 2. Teil. Bouvier, Bonn 1969.
[12] Schmitz, H.: Die Wahrnehmung. System der Philosophie, Band III, 5. Teil. Bouvier, Bonn 1978.
[13] Schmitz, H.: Der unerschöpfliche Gegenstand. Bouvier, Bonn 1990.
[14] Schmitz, H.: Neue Grundlagen der Erkenntnistheorie. Bouvier, Bonn 1994.
[15] Schmitz, H.: Brief an den Autor. 1994 a.
[17] Schmitz, H.: Selbstdarstellung als Philosophie — Metarmorphosen der entfremdeten Subjektivität. Bouvier, Bonn 1995.
[18] Schmitz, H.: Husserl und Heidegger. Bonn 1996.
[19] Schmitz, H.: Neo-Phänomenologische Interpretation polyneuropathischer Beschwerden. In: Schmitz, H., E. Chantelau, A. Risse: Phänomenologie — Diabetischer Fuß — Placebo. Gut Höhne 1997.
[20] Schmitz, H.: Neo-Phänomenologische Epikrise. In: Schmitz, H., A. Risse: Phänomenologische Epikrise. Gut Höhne 1997 a.

## 3.2 Die diabetische Makro- und Mikroangiopathie am Fuß: Diagnostik und konservative Therapie

H. Lawall

### 3.2.1 Einleitung

Das diabetische Fuß-Syndrom ist eine der häufigsten Folgekomplikationen des Diabetes mellitus und Fußläsionen zählen zu den Hauptursachen einer stationären Behandlung bei Diabetikern. Unabhängig vom Diabetestyp weisen Diabetiker ein bis zu 50 mal höheres Risiko auf, eine Gangrän des Fußes zu entwickeln. Patienten mit Diabetes haben eine 3- bis 5fach häufigere symptomatische periphere Verschlußerkrankung der Beingefäße und ein mehrfach erhöhtes Risiko, eine kritische Extremitätenischämie (CLI) zu entwickeln [4]. Nicht zuletzt deshalb ist das Amputationsrisiko bei Diabetikern um ein vielfaches höher als bei Nichtdiabetikern. *Die geminderte Durchblutung ist eine der Hauptrisikofaktoren für die große Amputation.* Deshalb ist die strukturierte Wundbehandlung und der Versuch der Revaskularisation mittels interventionell-angiologischen/radiologischen und/oder gefäßchirurgischen Behandlungsverfahren für diese Patienten oft entscheidend. In dem folgenden Beitrag sollen etablierte und gesicherte diagnostische Methoden und evaluierte Therapieansätze aus internistisch-angiologischer Sicht dargestellt werden und die Wertigkeit ungesicherter Methoden kritisch hinterfragt und auf ihren klinischen Nutzen hin überprüft werden.

### 3.2.2 Ätiopathogenese und Pathophysiologie

Die diabetische Stoffwechselstörung ist neben der Hyperlipidämie, dem arteriellen Hypertonus und dem Nikotinabusus ein wichtiger Risikofaktor für die Entstehung der Arteriosklerose und damit für das Auftreten von Gefäßerkrankungen. Die Wahrscheinlichkeit einer zerebrovaskulären, koronaren oder peripheren arteriellen Gefäßläsion ist um so größer, je mehr begleitend auftretende kardiovaskuläre Risikofaktoren vorliegen. Gicht, Bewegungsmangel und Adipositas verschlimmern die AVK. Wie bereits angeführt (s. Abb. 1.5) liegt bei etwa 30 % der Patienten mit diabetischem Fuß-Syndrom eine relevante Minderdurchblutung der großen Gefäße vor, die für die Prognose der betroffenen Extremität oft von herausragender Bedeutung ist [1]. Bei stationären Patienten erhöht sich

**Tabelle 1** Besonderheiten der diabetischen Makroangiopathie

- vorzeitig und rasch verlaufende Gefäßerkrankung
- Frauen gleich häufig betroffen wie Männer
- Unterschenkelgefäße weit häufiger betroffen
- A. profunda femoris oft beteiligt
- in ca. 10–20% Vorliegen einer Mediasklerose

der Anteil der Diabetiker mit rein angiopathischer und neuropathisch-ischämischer Genese (s. a. Abbildungen 2a u. 2b im Anhang) in spezialisierten Abteilungen auf über 60% und die paVK bildet hier ein Hauptschwerpunkt in der Behandlung. Typ-1- und Typ-2-Diabetiker weisen gleichermaßen makroangiopathische Veränderungen auf, die nicht diabetesspezifisch, aber trotzdem durch charakteristische Besonderheiten bei der paVK gekennzeichnet sind (Tab. 1). Auch histologisch und biochemisch läßt sich eine Eigenständigkeit der paVK bei Diabetikern nicht belegen. Stenosierende und obliterierende Gefäßveränderungen führen zu Störungen der Makrostrombahn und der Mikrozirkulation und in der Folge zur Minderdurchblutung der betroffenen Gewebe. *Bei Typ-2-Diabetes ist die Makroangiopathie keine Spätkomplikation, vielmehr ist sie oft schon bei klinischer Diabetesmanifestation nachzuweisen.*

Diese quantitativen und strukturellen Besonderheiten können die Diagnostik und Therapie der paVK bei Diabetikern beeinflussen [2]. *Die klinische Bedeutung der Mikroangiopathie ist noch unklar* [7] und der Einfluß auf den Krankheitsprozeß hinsichtlich Pathogenese und Prognose noch nicht abzuschätzen. Aufgrund vielfältiger metabolischer Veränderungen ist die Kenntnis über die genauen pathophysiologischen Vorgänge bei der diabetischen Mikroangiopathie noch ungenügend [13]. In Tabelle 2 sind aktuelle Hypothesen zum Pathomechanismus aufgelistet.

Die herausragende Bedeutung der chronischen Hyperglykämie in der Entwicklung diabetischer *mikroangiopathischer Folgekomplikationen* und die daraus

**Tabelle 2** Mögliche Ursachen der diabetischen Mikroangiopathie

- vermehrte intrazelluläre Sorbit- u. Fruktosebildung
- Ablagerung von Plasmaproteinen in der Gefäßwand
- erhöhte Kapillarpermeabilität
- erhöhte Plasmaviskosität
- Hyperkoagulabilität
- reduzierte Sauerstoffabgabe
- hormonelle u. genetische Faktoren

resultierende Möglichkeit zur *Prävention durch normoglykämische Stoffwechseleinstellung* ist mittlerweile hinreichend belegt.

Kontrovers ist die Diskussion über die Bedeutung der Mikroangiopathie bei dem DFS [3]. Obwohl sich in Abhängigkeit von der Diabetesdauer kapillarmikroskopische Veränderungen und frühzeitig funktionelle hämodynamische Störungen nachweisen lassen [7], und bei Patienten mit langer Diabeteslaufzeit bei Vergrößerungsangiographien gehäuft avaskuläre Zonen und kleine aneurysmatische Aussackungen der Zehenarterien festzustellen sind, wird die Existenz der Mikroangiopathie beim DFS in Frage gestellt. Sicherlich bewirkt die auch durch die autonome Polyneuropathie bedingte Dysfunktion der Vasomotorik eine Störung der Mikrozirkulation. Auch bei neuropathischen Fußulcera kommt es deshalb zu einer Maldistribution in der Endstrombahn wegen eröffneter a.-v. Shunts. Klinisch ist der betroffene Fuß warm und wirkt ausreichend durchblutet, tatsächlich kommt es zu einer Umverteilung der Perfusion durch die geöffneten Shunts zu Ungunsten der nutritiven Kapillaren.

Verschlimmernd bei manifester Makroangiopathie und Mikrozirkulationsstörungen kommt bei Diabetikern noch ein Ungleichgewicht der endogenen Fibrinolyse und Thrombophilie zugunsten letzterer vor. Diese Hyperkoagulabilität fördert sowohl arteriosklerotische Prozesse in großen Gefäßen und begünstigt gerade bei Vorliegen entzündlicher Erkrankungen Perfusionsstörungen in der Endstrombahn. Die Veränderungen plasmatischer und endothelialer Gerinnungsfaktoren scheinen nur teilweise reversibel zu sein [1, 4].

Unstrittig ist, daß *Fußläsionen auf dem Boden verschiedener diabetes-assoziierter Folgen entstehen und daß vorrangig der Neuropathie, der begleitenden Wundinfektion und der paVK die entscheidende Bedeutung zukommt.* Die Kombination von Neuropathie und hämodynamisch relevanter paVK ist bei Patienten mit DFS oft fatal und bietet im Vergleich zu rein neuropathischen Ulcera eine Erklärung für die schlechtere Prognose bezüglich Morbidität und Mortalität. Das Ausmaß der Ischämie bestimmt bei diesen Patienten das weitere diagnostische und therapeutische Vorgehen. Venöse Ödeme als Folge eines postthrombotischen Syndroms und Erkrankungen der Lymphbahnen erschweren die therapeutischen Möglichkeiten und beeinträchtigen den Wundheilungsprozeß. Insbesondere die Kombination von paVK und chronisch venöser Insuffizienz führt wegen fehlender oder nur eingeschränkt möglicher Kompressionstherapie oft zu Rezidivulcera.

### 3.2.3 Diagnostische Verfahren

Bei Patienten mit diabetischen Fußläsionen bilden zunächst die Anamnese und die klinische Untersuchung die Grundlage der Diagnostik. Ergänzend schließen sich nicht-invasive Verfahren und je nach abzustimmendem Therapieziel die Angiographie zur radiologischen Diagnostik der Becken-Beingefäße an. Letztere ist insbesondere vor geplanten invasiven Behandlungsmethoden und/oder einer geplanten Amputation unbedingt zu fordern. Mittels Anamnese und klinischer Untersuchung sind etwa 80% der Patienten mit paVK bereits erfaßbar. Schwerpunkt der Anamnese ist das gezielte Erfragen der Symptomatik, die der Stadieneinteilung nach Fontaine zugeordnet wird. Wichtig sind zudem Informationen über Lokalisation und Dauer der Beschwerden. Eine begleitende Polyneuropathie, wie sie bei Diabetikern oft angetroffen wird, kann allerdings die Schmerzempfindung aufheben und den Wert der Anamnese relativieren. Schmerzlose unbehandelte Verletzungen führen auf diese Weise oft zu großen deletären Gewebsläsionen. Die klinische Untersuchung beinhaltet die Inspektion, die Palpation des Fußes und der Pulse und die Auskultation der Gefäße. Die Lagerungsprobe nach Ratschow kann zusätzliche Informationen liefern und die Bestimmung der schmerzfreien Gehstrecke den Befund objektivieren [11]. Die Ultraschallverfahren umfassen die Ultraschalldoppleruntersuchung der Beingefäße mit Bestimmung der absoluten Knöcheldrücke und Pulskurven (HTG) und die Duplex- und farbcodierte Duplexsonographie zur gleichzeitigen bildgebenden Diagnostik und Analyse der Hämodynamik. Knöcheldrücke unter 50 mmHg zeigen eine ischämische vitale Bedrohung der betroffenen Extremität an. In der Becken-, Oberschenkel- und Popliteaetage kann duplexsonographisch mit hoher Empfindlichkeit die Lokalisation, Morphologie und hämodynamische Relevanz von Stenosen und Verschlüssen festgelegt werden. Dies ist gerade bei Diabetikern von Bedeutung, da bei der Messung der systolischen Knöchelarteriendrücke bei Vorliegen einer Mediasklerose oft falsch hohe Werte ermittelt werden. Neben Störungen der Mikrozirkulation bedingt die autonome Neuropathie oft eine Mediasklerose der Arterien, die ihrerseits zwar nicht zu einer Einschränkung der Durchblutung, aber zu einer falsch hohen Messung der Dopplerdruckwerte führt. Hier ergeben sich durch eine ergänzende Oszillographie und Duplexuntersuchung zusätzliche Informationen. Als weitere diagnostische Hilfsmittel sind die akrale Zehendruckmessung und die transkutane Sauerstoffdruckmessung zu erwähnen. Akrale Druckwerte kleiner 30 mmHg und tcPO-2 Werte unter 10 mmHG unter standardisierten Bedingungen weisen auf eine kritische Ischämie (CLI) hin [4, 5].

*Vor invasiven und operativen Maßnahmen ist die Angiographie weiterhin die Methode der Wahl.* Sie sollte allerdings nur dann veranlaßt werden, wenn sich daraus therapeutische Konsequenzen ergeben. Die Angiographie ermöglicht die umfangreichste und detaillierteste Aussage über das Gefäßsystem. Arterieller Zustrom (run-in) und Abstrom (run-off) eines pathologischen Gefäßabschnitts können zuverlässig beurteilt werden. Methodisch kann man mit Hilfe von Vergrößerungsangiographien bestimmte Zonen von besonderem Interesse, beispielsweise die Fußarterien, gesondert darstellen [8].

Je nach apparativen Voraussetzungen kommen drei Verfahren zur Anwendung: konventionelle intraarterielle Angiographie, intravenöse oder intraarterielle digitale Subtraktionsangiographie (DSA). Aufgrund der besseren dynamischen Beurteilbarkeit ist letztere zu bevorzugen und intravenöse Darstellungen sind wegen des schlechten Auflösungsvermögens in den peripheren Strombahnabschnitten nur bei iliacalen und proximalen femoralen Läsionen sinnvoll. Im Einzelfall kann eine selektive Beinangiographie in Vergrößerungstechnik der Fußarterien vor geplanten Bypassoperationen bei pedalen Gefäßrekonstruktionen indiziert sein. Während der Behandlung ist es je nach Vorkenntnissen sinnvoll, Methoden der interventionellen Angiologie als integralen Bestandteil der Angiographie anzusehen und dies mit dem Patienten zu besprechen. Die befundadaptierte Erweiterung des diagnostischen zum therapeutischen Eingriff hat neben wirtschaftlichen Einsparungen auch unmittelbare Bedeutung für den Patienten. So entfallen psychische Belastung und mögliche Komplikationen eines Zweiteingriffs. Trotz Verwendung von niederosmolaren, nicht-ionischen Röntgenkontrastmitteln, kleinlumiger Einführungsschleusen und subtiler Kathetersysteme bleibt die Angiographie eine invasive Untersuchungsmethode mit Risiken, die insbesondere bei Diabetikern mit Gefäßläsionen und eingeschränkter Nierenfunktionsleistung sorgsam bedacht werden muß. Bei Patienten mit fortgeschrittener diabetischer Nephropathie muß vor geplanter Angiographie die Möglichkeit zur kurzfristigen Dialyse gegeben sein. In Zukunft stellt die Magnetresonanzangiographie vielleicht eine Alternative oder Ergänzung der Angiographie dar. Aufgrund der Multimorbidität der betroffenen Diabetiker und der Komplexität der Erkrankungen bilden *Fußpatienten* eine *Hochrisikogruppe für vaskuläre Ereignisse*. Deshalb sollten die Patienten im Rahmen des stationären Aufenthaltes auf „Herz und Nieren" untersucht werden. Dies bedeutet, daß nach weiteren diabetes-assoziierten Folgekomplikationen geforscht werden muß. Gerade bei Diabetikern mit Neuropathie und peripheren Durchblutungsstörungen resultiert die hohe Mortalitätsrate in erster Linie aus kardio- und zerebrovaskulären Ereignissen [12].

Die Diagnose der Mikroangiopathie, die zunächst nur pathophysiologisch interessant ist, ergibt sich aus speziellen, aufwendigen Untersuchungsmethoden wie der Kapillarmikroskopie und der transkutanen Sauerstoffdruckmessung unter Zuhilfenahme bestimmter Provokationsmanöver. Störungen der Mikrozirkulation findet man als Folge von ischämischen Läsionen bei paVK und auch beim rein neuropathischen Mal perforans als Folge der autonomen Polyneuropathie. Bei verzögerter Wundheilung spielt hier möglicherweise die Maldistribution der Blutversorgung in der Endstrombahn eine Rolle. Eine spezielle therapeutische Konsequenz ergibt sich daraus zunächst nicht.

**Tabelle 3**  Diagnostik bei paVK und DFS

- Anamnese
- klinische Untersuchung
- Doppleruntersuchung mit Bestimmung der systolischen Knöchelarteriendrücke und der Pulskurven
- fakultativ Duplexsonographie, tcPO-2-Messung
- Angiographie vor jeder Amputation/Intervention

Die Wertigkeit der tcPO-2-Messung bei Patienten mit diabetischem Fuß-Syndrom ist abschließend noch nicht geklärt. Unter standardisierten Bedingungen, wie von Creutzig und Scheffler beschrieben, und unter Hinzunahme bestimmter Provokationsmanöver kann diese Methode hilfreich sein. Allerdings sollte niemals aufgrund einzelner Meßwerte die Diagnose einer kritischen Ischämie gestellt werden. Ob man mit Hilfe der transkutanen Sauerstoffdruckmessung die Amputationshöhe festlegen kann, erscheint fraglich. Tabelle 3 zeigt abschließend die notwendigen angiologischen diagnostischen Unterschungsschritte bei Patienten mit paVK [5].

### 3.2.4 Therapie der paVK

Die Behandlung der paVK bei Diabetikern mit Fußläsionen ist stadienadaptiert und befundgemäß, und orientiert sich an den klinischen Beschwerden, der Ulcusgröße und dem Nutzen, den ein Patient für seine persönliche Lebenssituation aus den geplanten Maßnahmen zielen kann. *Vorrangiges Therapieziel ist zunächst immer der Erhalt bzw. der weitestmögliche Erhalt der betroffenen Extremität.* Zugrundeliegende Grunderkrankungen und unabhängige Begleiterkrankungen müssen in das Therapiekonzept integriert werden. Dies gilt besonders für multimorbide Patienten. So kann für dialysepflichtige oder hemiplegische Diabetiker das Behandlungsergebnis durchaus eine stabile Nekrose sein.

Im asymptomatischen Stadium I der paVK nach Fontaine steht die Sekundärprävention im Vordergrund mit dem Ziel, den natürlichen Verlauf der Arteriosklerose durch Behandlung der kardiovaskulären Risikofaktoren zu beeinflussen. Dazu zählt in erster Linie die patientenbezogene Diabetestherapie mit individuell festzulegenden Therapiezielen. Insbesondere bei höhergradigen Fußläsionen ist nach Ausschluß von Kontraindikationen (z. B. proliferative Retinopathie, akutes Koronarsyndrom) eine nahe-normoglykämische Stoffwechseleinstellung indiziert. Gründe dafür sind neben einer verbesserten Wundproliferation auch eine erhöhte Infektabwehr (durch gesteigerte Leukozytendiapedese und -adhäsivität) und eine Verbesserung der Mikrozirkulation in der Endstrombahn. Neben einer ausreichenden Hydrierung der Patienten ist die Nahe-Normoglykämie die entscheidende Voraussetzung zur Steigerung der Kapillarperfusion in der Endstrombahn.

Sogenannte „*vasoaktive Medikamente*" haben allenfalls einen marginalen additiven Effekt und sind *in ihrer Wirkung bei Patienten mit DFS nicht gesichert*. Der Nutzen dieser Medikamente zur Verbesserung der Durchblutung bleibt strittig und wird kontrovers diskutiert. Im Stadium IIb ist, soweit möglich, Gehtraining sinnvoll. Problematisch wird diese Empfehlung bei Diabetikern mit aktuellen Druckläsionen, orthopädischen Deformierungen und reduzierter kardiopulmonaler Leistungskapazität, die in ihrer Leistungsfähigkeit limitiert sind. Im Stadium IIb mit kleineren akralen Läsionen am Fuß (sogenanntes kompliziertes Stadium IIb) können revaskularisierende Maßnahmen hilfreich sein, den Wundheilungsverlauf zu beschleunigen.

Im Stadium III und IV der paVK ist der Erhalt der vital gefährdeten Extremität vorrangiges Ziel aller therapeutischen Bemühungen. Vor geplanter Amputation ist eine Angiographie notwendig, wenn Unsicherheit über die Gefäßsituation besteht und möglicherweise eine Revaskularisation ins Auge gefaßt werden kann. Hier gilt für Diabetiker und Nichtdiabetiker gleichermaßen der von Vollmar aufgestellte Grundsatz: IRA, d. h. Infektionsbekämpfung (Antibiose, Wunddebridement), Revaskularisation (interventionell-angiologisch, gefäßchirurgisch), Amputation in dieser Reihenfolge. Allerdings kann bei Vorliegen trockener stabiler Nekrosen auf eine Nekrosektomie zunächst verzichtet werden und statt dessen ist eine rasche angiologische und radiologische Diagnostik durchzuführen [6]. Für die invasive Therapie kommen gefäßchirurgische und interventionell angiologische/radiologische Verfahren in Betracht (Tab. 4). Die Indikation dazu ist grundsätzlich bei kritischer Ischämie gegeben [5].

Die vorangegangene Diagnostik und der Allgemeinzustand des Patienten sind *nach interdisziplinärem Konsil* (Chirurg, Angiologe, Diabetologe) die entscheidenden Faktoren bei der *Festlegung des therapeutischen Vorgehens*. Die Durchführung von invasiven Maßnahmen wird unter Berücksichtigung von Begleiterkrankungen und Risikofaktoren getroffen. *Falls immer möglich, sollte bei angiopathisch verursachten Fußläsionen eine Revaskularisation angestrebt werden*. Kurzfristiges Therapieziel ist die Wundheilung und mittelfristig der Erhalt des Beines. In Tabelle 4 sind die Möglichkeiten der interventionellen und gefäßchirurgischen Behandlungsverfahren aufgelistet.

Interventionelle Katheterverfahren haben heute einen festen Stellenwert in der Behandlung [9, 14]. Je nach Stenose-/Verschlußtyp und Lokalisation stellen sie nicht nur eine Alternative zum operativen Vorgehen dar, vielfach sind sie oft die Methode der Wahl aufgrund vergleichbarer Ergebnisse und geringerer Inva-

**Tabelle 4** Methoden der Revaskularisation

Interventionelle Angiologie
- perkutane transluminale Angioplastie (PTA)
- lokale Thrombolyse
- perkutane Thrombembolektomie
- Rotationsangioplastie
- Laserangioplastie
- Atherektomie
- intravasale Stentimplantation

Gefäßchirurgie
- gefäßerhaltende Desobliteration
- verschlußumgehende Bypassoperation
- prothetischer Gefäßersatz

sivität. Dies gilt besonders für Becken- und Oberschenkelläsionen. Die kurzfristigen Offenheitsraten und die Langzeitergebnisse bei Diabetikern entsprechen denen von Nichtdiabetikern. Die Dilatationsergebnisse im Unterschenkelbereich sind allerdings nicht so gut wie die Befunde nach Bypassoperationen mit körpereigenen Venen und anschließender Antikoagulation. Perkutane endovasale lumeneröffnende Maßnahmen kommen für Patienten in Betracht, bei denen aufgrund der Lokalisation und der Art der Läsion ein befriedigendes Ergebnis zu erwarten ist. Zudem erscheinen sie möglich bei der Gruppe multimorbider Patienten, die ein deutlich erhöhtes Operationsrisiko aufweisen. Die *perkutane*

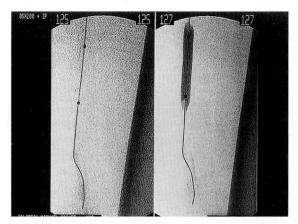

**Abb. 3.2.1** Ballondilatation (PTA) mit dargestelltem Führungsdraht und kontrastmittelgefülltem Ballon.

*transluminale Angioplastie (PTA) ist hier die Methode mit der bislang größten Erfahrung und den besten Ergebnissen.* Auch dieser invasive Eingriff führt stets zu einem lokalisierten Gefäßtrauma mit kleinen Dissekaten der Gefäßwand und Endothelläsionen, die ihrerseits neue Prädilektionsstellen für Rezidivstenosen und Verschlüsse sind. Ideale Indikationen für die Ballondilatation (PTA) sind kurze hochgradige Stenosen und kurz- bis mittelstreckige (< 10 cm) Verschlüsse in der Becken- und Oberschenkeletage. Bei ausreichender Erfahrung und entsprechendem Kathetermaterial sind auch Eingriffe in der Poplitea und Unterschenkelregion mit befriedigendem Erfolg möglich. Gerade letztere Optionen können interdisziplinär oder durch versierte Gefäßchirurgen auch im Rahmen operativer Eingriffe sinnvoll durchgeführt werden. Bei längerstreckigen Verschlüssen kann die PTA mit einer lokalen niedrigdosierten Fibrinolyse kombiniert werden, um eine Gefäßwiedereröffnung zu erzielen. Nach erfolgreicher Thrombolyse sind häufig höhergradige Stenosen nachzuweisen, die dilatiert werden können. Ein weitere Methode ist die perkutane Embolektomie. Dabei wird durch einen großlumigen Katheter lysiertes Thrombusmaterial aspiriert und entfernt. Stents sind metallische Gefäßendoprothesen, die perkutan zusammengefaltet eingeführt werden und sich endovasal im Gefäßlumen aufweiten. Indikationen ergeben sich bei unzureichenden Dilatationserfolgen, okkludierenden Wanddissektionen und extravasalen Kompressionen. Gute Behandlungsergebnisse liegen bislang allerdings nur für die Beckenstrombahn vor. Die Rotationsangioplastie und Laserangioplastie sind aufwendige, kostenintensive Verfahren, die differenziert bei bestimmten Gefäßsituationen eingesetzt werden, jedoch noch keine entscheidenden Vorteile gegenüber der Ballondilatation erbracht haben. Aufgrund des Aufwandes und der geringen Verfügbarkeit spielen sie gegenüber der PTA eine untergeordnete Rolle und sind auf Spezialindikationen beschränkt. Die früher häufig angewandte hochdosierte systemische Fibrinolyse ist heute wegen der geringeren Nebenwirkungsrate und der besseren Effektivität von der lokalen niedrigdosierten Lyse verdrängt worden. Auch die Ballonkatheterverfahren sind invasive Behandlungsmethoden, die Komplikationen beinhalten können. Deshalb sollte die Indikation sorgfältig abgewogen und streng gestellt werden. Wie bereits angeführt, sind Patienten mit DFS häufig multimorbide Patienten mit vielfältigen kardialen, pulmonalen und vaskulären Problemen. *Oberstes Ziel einer Katheterintervention ist nicht eine radiologische Besserung der Gefäßläsion (Röntgenkosmetik), sondern eine Revaskularisation bei akut gefährdeten Extremitäten.* Aufgrund des Risikoprofils ist bei Patienten mit DFS zudem gehäuft mit interventionsbedürftigen Gefäßveränderungen zu rechnen. Komplikationen bei interventionellen Kathetereingriffen kommen je nach angewandter Methode in etwa 3–8% der Fälle vor. In Tabelle 5 sind die häufigsten Zwischenfälle und Komplikationen aufgeführt.

**Tabelle 5** Komplikationen bei interventionellen Kathetermethoden

- lokales Hämatom, lokale Blutung
- Kontrastmittelreaktion
- Aneurysma spurium
- lokale Infektion
- arterio-venöse Fistel
- Gefäßdissektion
- Gefäßverschluß
- periphere Embolisation

Die Gefahr thrombotischer Frühverschlüsse und peripherer Embolien nach PTA erfordert eine medikamentöse Begleittherapie. Heparin wird meist als Bolus intraarteriell und anschließend für einige Tage subkutan appliziert. Acetylsalicylsäure als Thrombozytenaggregationshemmer wird vor und nach Kathetereingriffen verordnet, um die gesteigerte Plättchenaggregation zu hemmen. Inwieweit neue Plättchenaggregationshemmer hier zusätzliche Vorteile bringen, ist bei Patienten mit DFS noch nicht abzuschätzen. Bei ASS-Unverträglichkeit bieten sich unter Beachtung der Nebenwirkungen Ticlopidin und Clopidogrel an. In der Regel wird eine dauerhafte *Einnahme von Thrombozytenaggregationshemmern unter Kontrolle der Nebenwirkungen empfohlen* [1, 5]. Der Nutzen dieser Substanzgruppe in der Sekundärprophylaxe ist unbestritten, nur die Dosishöhe ist letztendlich noch nicht abschließend geklärt. Der Trend geht zu niedrigen Tagesdosen von 100–300 mg ASS. In Einzelfällen ist auch eine niedrig

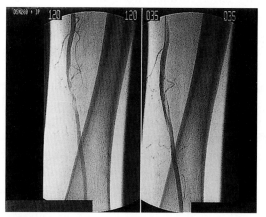

**Abb. 3.2.2** PTA einer hochgradigen Stenose der A. fem. superf. mit typischer Intimadissektion („Intimaflap") nach erfolgreicher Dilatation.

Diabetische Makro- und Mikroangiopathie 65

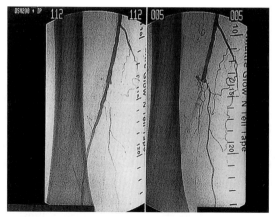

**Abb. 3.2.3** Lokoregionäre Thrombolyse eines langstreckigen Verschlusses der A. fem. superf. mit vollständiger Rekanalisation.

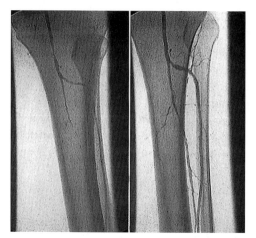

**Abb. 3.2.4** Hochgradige A. poplitea-Stenose, Stenose des Truncus tibio-fib. und subtotale Stenose der prox. A. fibularis (re. Bild). Erfolgreiche Rekanalisation nach PTA (li. Bild).

dosierte Dauerantikoagulation wegen der oben bereits erwähnten Hyperkoagulabilität mit Phenprocoumon oder niedermolekularen Heparinen möglich, obwohl hierzu noch keine beweisenden Studien vorliegen.

Für den Einsatz vasoaktiver Medikamente bei Patienten mit diabetischen Fußläsionen gibt es bislang ebenfalls keine Indikation, zumal auch hierzu keine prospektiven kontrollierten Untersuchungen durchgeführt und publiziert worden sind.

Prostaglandin E1 hat als körpereigene Substanz vasodilatierende und zirkulationsfördende Effekte über eine Verbesserung hämorheologischer Faktoren. Die Applikation erfolgt in der Regel über intravenöse Infusionen unter strenger Beachtung der Kontraindikationen und Nebenwirkungen. Die intraarterielle Gabe bietet gegenüber der intravenösen systemischen Gabe keine Vorteile. Prostaglandin E1 ist zugelassen für das Stadium III und IV bei paVK und eine mögliche Therapieoption, wenn andere revaskulierende Verfahren nicht in Frage kommen beziehungsweise erfolglos waren. In bestimmten Situationen ist auch eine additive Gabe nach vorangegangener Operation/PTA sinnvoll. Bei Diabetikern mit Fuß-Syndrom liegt bisher erst eine kontrollierte Untersuchung mit nachgewiesener Wirksamkeit vor.

Andere teilweise praktizierte Behandlungsverfahren und Außenseitermethoden wie die Chelattherapie oder die hyperbare Sauerstoffbehandlung sind wissenschaftlich unbewiesene Therapieoptionen mit fraglicher Wirksamkeit und zweifelhaftem Erfolg. Kontrollierte Untersuchungen zu Patienten mit diabetischem Fuß-Syndrom liegen dazu nicht vor und die pathophysiologisch zugrundeliegenden Arbeithypothesen sind nicht stichhaltig. Anstelle dieser teuren Behandlungsversuche ist es zwingend notwendig, differentialdiagnostisch begründete strukturierte Therapieformen, die in ihrer Wirksamkeit erwiesen sind, zu etablieren.

Auch die *Sympathikolyse* durch operative oder computertomographisch gesteuerte Ausschaltung des lumbalen sympathischen Nervensystems ist bei Diabetikern *in den meisten Fällen sinnlos und obsolet* [10]. Grund dafür ist die in der Regel bereits vorhandene autonome diabetische Polyneuropathie mit Denervierung sympathischer Nervenfasern. Durch Anamnese und sorgfältige klinische Untersuchungen (s. a. *Risse* in diesem Band) kann man die Diagnose erheben und diesen dann nutzlosen Eingriff vermeiden. Die postulierte Weitstellung kleiner peripherer Gefäße liegt bei Patienten mit autonomer Neuropathie bereits vor und wird durch eine Sympathikolyse nicht weiter verbessert.

Abschließend bleibt einschränkend festzuhalten, daß nur etwa 30–40% aller Patienten mit paVK, Diabetiker eingeschlossen, einer invasiven Behandlung, sei es Gefäßoperationen oder interventionellen Katheterverfahren, zugeführt werden können [4]. Vordringlich bleibt deshalb unverändert die Prophylaxe und Therapie der kardiovaskulären Risikofaktoren, die Patienteninformation und die regelmäßige Kontrolle der Füße einschließlich Erhebung des angiologischen Status. Dazu ist eine enge interdisziplinäre Zusammenarbeit aller Beteiligten notwendig.

### 3.2.5 Zusammenfassung

Vordringliche Aufgabe in der Behandlung von Diabetikern mit makroangiopathischen und neuroischämischen Fußläsionen ist nach der klinischen Untersuchung die patientenorientierte angiologische Diagnostik, welche in erster Linie die Ultraschalldopplerverfahren umfaßt. Vor geplantem invasiven Vorgehen und jeder Major-Amputation sollte immer, falls möglich und sinnvoll, eine Angiographie durchgeführt werden. Das weitere therapeutische Vorgehen entscheidet sich nach interdisziplinärem Konsil und schließt interventionelle Kathetermethoden, gefäßchirurgische Operationen und medikamentöse Behandlungsmethoden ein. Ziel ist der weitestmögliche Erhalt der bedrohten Extremität. Therapeutische Basis neben revaskularisierenden Behandlungsmethoden bleiben die Behandlung der diabetischen Stoffwechselstörung, die ausreichende Hydrierung der Patienten, die antibiotische Therapie und die strukturierte Wundbehandlung.

*Literatur*

[1] Alexander, K.: Diabetische Angiopathie. In: Alexander, K. (Hrsg.) Gefäßkrankheiten, S. 515–532. Urban & Schwarzenberg, München, Wien 1994.
[2] Alexander, K.: Diabetische Angiopathe. DÄ 90 (1993) 2376–2381.
[3] Chantelau, E., H. Kleinefeld, P. Paetow: Das Syndrom des diabetischen Fußes. Neue diagnostische und therapeutische Aspekte. Diab. u. Stoffw. 1 (1992) 18–23.
[4] Consensus Document on Chronic Critical Leg Ischemia, Circulation 84 (1991) 3–26.
[5] Spengel, F. A. (Deutsche Gesellsch. f. Angiologie): Chronische periphere arterielle Verschlußkrankheit. In: Classen, M., R. Dierkesmann, H. Heimpel, J. R. Kalden, K-M. Koch, I. Meyer, F. A. Spengel, R. Ziegler (Hrsg.): Rationelle Diagnostik und Therapie in der Inneren Medizin. S. 1–8. Urban & Schwarzenberg, München, Wien 1997.
[6] Hepp, W. (Hrsg.): Der diabetische Fuß. Blackwell, Berlin, Wien 1996.
[7] Hoffmann, U., U. K. Franzeck, A. Bollinger: Gibt es eine kutane Mikroangiopathie bei Diabetes? DMW 119 (1994) 36–42.
[8] Kadir, S. (Hrsg.): Diagnostische Angiographie. Thieme, Stuttgart 1991.
[9] Lammer, J., H. Schreier (Hrsg.): Praxis der interventionellen Radiologie. Hippokrates, Stuttgart 1991.
[10] Arbeitsgruppe Diabetischer Fuß in der DDG: Oppenheimer Erklärung. Diabetologie. Informationen 17 (1995) 55–57.
[11] Rieger, H.: Befundgraduierung und Stadieneinteilung in der Angiologie. Internist 33 (1992) 527–531.
[12] Standl, E., H. Stiegler, H. U. Janka, H. Mehnert: Cerebral and peripheral vascular disease. In: Mogensen, C., E. Standl (Hrsg.): Prevention and Treatment of Diabetic late Complications. S. 169–198. Walter de Gruyter, Berlin, New York 1989.
[13] Tooke, J. E.: Microcirculation and diabetes. Brit. Med. Bull. 45 (1989) 206–215.
[14] Zeitler, E.: Katheterverfahren bei der peripheren arteriellen Verschlußkrankheit. DÄ 89 (1992) 2668–2673.

# 3.3 Diabetische Osteoarthropathie und Charcot-Fuß

H. Reike

## 3.3.1 Einleitung

Bereits 1868 beschrieb Dr. J.-M. Charcot, Chefarzt des Hospice de la Salpètrière in Paris vier Patienten, deren gemeinsames Krankheitszeichen pathologische Knochen- und Gelenkveränderungen bei gleichzeitigem Nachweis von Veränderungen der Hinterhörner des Rückenmarks im Rahmen einer Syphilis waren. Später wurde klar, daß solche Gelenkveränderungen bei Neuropathie nicht nur bei Syphilis auftreten, sondern ebenso bei Lepra, Syringomyelie, Meningomyelocelen sowie bei angeborenen Störungen der Schmerzwahrnehmung (Tab. 1). Daß Neuroarthropathien auch bei Diabetes mellitus auftreten können, wurde erst 1936 von Jordan beschrieben.

Die im weiteren besprochenen Knochen- und Gelenkveränderungen treten nie bei Patienten mit Diabetes mellitus ohne diabetische symmetrische Polyneuropathie auf. Daher sprechen wir von einer diabetischen Neuroosteopathie, wenn bei diesen Patienten typische Knochenveränderungen aufgetreten sind, von einer Neuroosteoarthropathie, wenn die Veränderungen Knochen- und Gelenke betreffen sowie von einem Charcot-Fuß, wenn makroskopisch Knochen- und Gelenkdestruktionen, Subluxationen oder Dislokationen, Knochenfragmentationen und ggf. Hypertrophien des Periosts aufgetreten sind. Der Charcot-Fuß steht dabei am Ende einer Reihe von chronischen Veränderungen und läßt sich sowohl klinisch als auch radiologisch diagnostizieren, während die frühen Veränderungen der Gelenke und Knochen nur radiologisch zu erkennen sind.

Tabelle 1   Urachen für eine Neuroarthropathie

---
Diabetische symmetrische Polyneuropathie
Syphilis
Lepra
Syringomyelie
Meningomyelocelen
angeborene Störungen der Schmerzwahrnehmung

---

## 3.3.2 Häufigkeit

Die Häufigkeit, mit der eine Neuroarthropathie gefunden wird, hängt von der Gründlichkeit der Untersuchung ab: je intensiver und gezielter gesucht wird, desto häufiger wird eine Neuroarthropathie diagnostiziert. Anläßlich der Untersuchung zweier Patientenkollektive mit DFS und Fußläsionen im Abstand von etwa fünf Jahren fanden wir im ersten Kollektiv (42 Patienten) keinen Patienten mit Neuroarthropathie, im zweiten Kollektiv (243 Patienten) 9,1% mit Neuroarthropathie als Grundkrankheit für eine Fußläsion. Frühe Zeichen der Neuro-Osteoarthropathie werden bei bis zu 16% der Patienten mit diabetischer Polyneuropathie beschrieben. In einer weiteren Untersuchung lag die Prävalenz der akuten Charcot-Arthropathie im Patientenkollektiv einer spezialisierten Fußklinik bei 13%, davon 9% mit einer beidseitigen Veränderung.

## 3.3.3 Klinik und Verlauf

Der Verlauf ist akut oder chronisch bzw. chronisch mit akuten Schüben. Nacheinander oder gleichzeitig können beide Beine betroffen sein (6–40% der Fälle). Typ-1- und Typ-2-Diabetiker sind gleichermaßen gefährdet. Die Prävalenz nimmt mit steigender Diabetesdauer zu.

Am häufigsten sind die Gelenke zwischen Fußwurzel- und Mittelfußknochen (Tarso-Metatarsal-(Lisfranc-)Gelenke) betroffen (60%). Danach folgen die Gelenke zwischen Zehen und Mittelfußknochen (Metatarsophalangeal-Gelenke) (20%) und die Sprunggelenke (10%). Je nach betroffener Fußregion läßt sich die Osteoarthropathie nach Sander in fünf Verteilungsmuster einteilen (Tab. 2).

Levin teilt den Verlauf ohne Behandlung in vier Stadien ein (Tab. 3): ein akutes Stadium (siehe Abb. 3 im Anhang) mit Schwellung, Rötung und Überwärmung des Fußes tritt nach etwa 2–3 Wochen ein, gefolgt von dem Stadium der Knochen- und Gelenkveränderungen mit Auflösungserscheinungen und Fragmentationen der Knochen bis hin zu Frakturen. Das Röntgenbild, das zu Beginn noch

Tabelle 2 Klassifikation der Osteoarthropathie nach Lokalisation (Sander)

| | |
|---|---|
| I: | Phalangen, Interphalangeal-Gelenke, Metatarsophalangeal-Gelenke, Mittelfußknochen |
| II: | Tarso-Metatarsal-Gelenke |
| III: | Fußwurzel |
| IV: | Sprunggelenk |
| V: | Calcaneus |

**Tabelle 3** Verlaufsstadien beim Charcot-Fuß n. Levin

| | |
|---|---|
| I | (akutes Stadium): Fuß gerötet, geschwollen, überwärmt (Röntgenbild ggf. noch normal) |
| II | (2–3 Wochen später): Knochen- und Gelenkveränderungen; Frakturen |
| III: | Fußdeformität: Plattfuß, später Wiegefuß durch Frakturen und Gelenkzerstörungen |
| IV: | Fußläsion plantar |

völlig normal gewesen sein kann, zeigt jetzt typische Veränderungen (Abb. 3.3.1) (s. u.). Das dritte Stadium wird geprägt durch eine zunehmende Deformierung des Fußes, die auf die Frakturen und Gelenkzerstörungen zurückgeht (siehe Abb. 4 im Anhang). Zeigen sich die Veränderungen im Bereich des Mittelfußes, so findet sich im Laufe der Zeit zunächst eine Abflachung des Fußgewölbes (Plattfuß), gefolgt von einer Vorbiegung des Mittelfußes nach plantar: Rokker-Bottom oder Tintenlöscherfuß (siehe Abb. 5 im Anhang; Abb. 3.3.2); Synonyme: Schaukel-, Wiegefuß. Dadurch entsteht im Scheitelpunkt der Biegung des Wiegefußes eine Zone maximaler Druckbelastung, häufig medial gelegen, an der eine druckinduzierte neuropathische Verletzung auftreten kann (Stadium IV) (siehe Abb. 6, 7 im Anhang).

Die Art und Ausprägung der klinischen Zeichen hängt von der Art des Verlaufes ab.

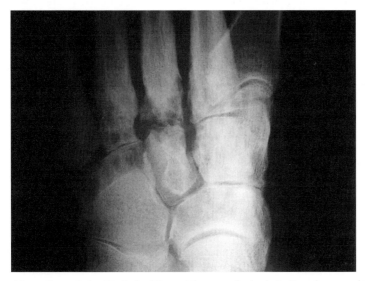

**Abb. 3.3.1** Akute destruktive Periode (Tarso-Metatarsalgelenke): Knochen- und Knorpelerosion mit intraartikulären Frakturen und Knochenfragmentationen.

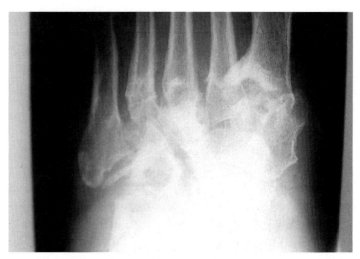

**Abb. 3.3.2** Röntgenbild des Fußes in Abb. 5 im Anhang.

Im akuten Stadium („akuter Charcot-Fuß") ist die Unterscheidung zu einer bakteriellen Entzündung des Fußes schwierig: Schwellung, mehr oder weniger diffuse Rötung, unbestimmte Schmerzen (2/3 der Fälle) lassen die Verdachtsdiagnose aufkommen. Teilweise wird über ein vorangegangenes kleines Trauma berichtet (ca. 1/5 der Fälle). Manchmal beschreiben die Patienten auch „das Gefühl, als ob es im Knochen geknackst hätte". Über Schmerzen wird allerdings nicht immer geklagt und auch das Trauma ist häufig nicht bemerkt worden. Weiter erhärten läßt sich der Verdacht durch die Messung der Hauttemperatur beider Füße und den Nachweis einer Temperaturdifferenz >1°C. Das Röntgenbild kann, aber muß nicht pathologisch verändert sein, da sich die entsprechenden Knochenveränderungen dort mit einer Latenz von 2–3 Wochen zeigen können. Häufig finden sich weitere Zeichen der autonomen Neuropathie: dilatierte Venen, trockene Haut mit Rhagaden bei aufgehobener Schweißsekretion, Hyperkeratosen (siehe Abb. 3 im Anhang).

Entwickelt sich der Charcot-Fuß allmählich über Monate bis Jahre, werden überhaupt keine Beschwerden beklagt. Möglicherweise führt erst eine druckbedingte Verletzung, die im Rahmen der Fußdeformität entstanden ist, zur Untersuchung.

Die Verdachtsdiagnose einer diabetischen Neuro-Osteoarthropathie sollte also immer dann gestellt werden, wenn bei einem Patienten mit sensibler Neuropathie (vermindertes Vibrationsempfinden, verminderte/aufgehobene Muskeleigenreflexe oder fehlende Wahrnehmung des Semmes-Weinstein-Monofilaments) eine Schwellung und/oder Rötung sowie eine Überwärmung des Fußes mit oder ohne Schmerzen auftritt (Tab. 4 und 5).

**Tabelle 4** Klinische Hinweise auf einen akuten Charcot-Fuß

symmetrisch-sensible diabetische Polyneuropathie (MER vermindert/aufgehoben, Vibrationsempfinden vermindert/aufgehoben, Semmes-Weinstein Monofilament negativ)
Schwellung
Rötung
Überwärmung (Vergleich mit der Gegenseite!)
Schmerz (2/3 der Fälle)
Fußdeformität

**Tabelle 5** Diagnosekriterien des akuten Charcot-Fußes

1. Klinische Zeichen
2. Hauttemperaturdifferenz
3. Radiologische Zeichen (zeitversetzt)

### 3.3.4 Pathophysiologie

Für die Entstehung von Knochen- und Gelenkveränderungen an den Füßen von Diabetikern mit Neuropathie gibt es zwei unterschiedliche Hypothesen, die bislang aber beide nicht definitiv verifiziert sind (Abb. 3.3.3).

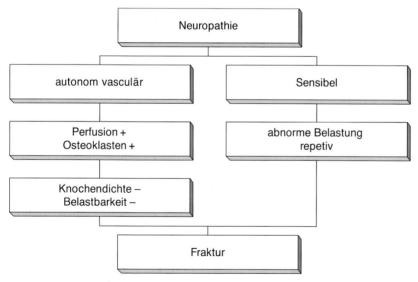

**Abb. 3.3.3** Pathophysiologie der diabetischen Osteopathie (+ = aktiviert, gesteigert, − = vermindert).

### 3.3.4.1 Vaskuläre Hypothese

Bei autonomer Neuropathie kommt es infolge der aufgehobenen Innervation der Gefäßmuskulatur zu einer maximalen Vasodilatation der arteriellen Gefäße und zu einer Weitstellung der Sphinkteren, die die Kurzschlußverbindungen zwischen dem arteriellen und venösen Schenkel kontrollieren. Die Folge ist ein erhöhter Bluteinstrom, aber auch eine verminderte Sauer- und Nährstoffausschöpfung in der Peripherie (ablesbar an einer verminderten arterio-venösen Sauerstoffdifferenz). Der erhöhte Blutfluß führt zu einer Resorbtion des Knochens (am ehesten durch ein Auswaschphänomen). Auch eine erhöhte Osteoklastenaktivität im Rahmen der autonomen Neuropathie ist beschrieben worden: Während das 1CTP (Carboxyterminale Telopeptid des Typ 1 Kollagen) im Serum als Marker für die Knochenresorbtion der Osteoklasten in der Antecubitalvene des Unterschenkels bei Patienten mit akuter und chronischer diabetischer Osteoarthropathie (DOAP) im Vergleich zu Diabetikern ohne DOAP erhöht war, konnte in den Konzentrationen des P1CP (Prokollagen Carboxyterminales Propeptid) als Marker für die Knochenneubildung durch Osteoblasten kein Unterschied zwischen Patienten mit chronischer oder akuter DOAP und Diabetikern ohne DOAP bzw. gesunden Kontrollpersonen gefunden werden.

Die Messung der Knochendichte bei Patienten mit Charcot-Fuß zeigt eine signifikante Minderung der Knochendichte in den unteren Extremitäten bei normaler Dichte in der Wirbelsäule. Das betroffene Bein war darüber hinaus von der Minderung der Knochendichte mehr betroffen als das andere Bein.

### 3.3.4.2 Mechanische Hypothese

Die verminderte Knochendichte führt zu einer verminderten Belastbarkeit des Knochens: so wird der Knochen anfällig für Frakturen, die im Rahmen der sensiblen Polyneuropathie entstehen können. Die Minderung der Knochendichte und damit die radiologischen Zeichen der Osteoarthropathie gehen den klinischen Zeichen voraus. Durch vom Patienten nicht bemerkte Fehlbelastungen kommt es zu Überdehnungen der Gelenkkapseln, Mikrofrakturen im Gelenkbereich, Instabilität der Knochen-Gelenkstrukturen und abschließend ausgedehnten knöchernen Destruktionen. Damit würden repetitive Minortraumata einer Region ohne Schmerzempfinden ein akutes neuroarthropathisches Ereignis auslösen.

Da die Neuropathie bilateral und symmetrisch auftritt, erscheint es verständlich, daß bei Patienten mit chronischer Neuroarthropathie in 75% radiologische Veränderungen beider Fußskelette nachgewiesen werden konnten.

Nach beiden Hypothesen ist das Fußskelett dermaßen alteriert, daß häufig ein kleines Trauma (Aufstehen von der Bettkante, Abstieg von einer Leiter o. ä.) genügen, um eine Makrofraktur auszulösen. Dabei werden diese auslösenden Traumen häufig nicht bemerkt. In der Untersuchung von Armstrong et al. konnten sich etwa 2/3 der Patienten mit akutem Charcot-Fuß nicht an ein auslösendes Trauma erinnern, 22% erinnerten ein solches Ereignis innerhalb des letzten Monats und 4% berichteten über kürzlich vorgenommene chirurgische Eingriffe am Fuß. Schmerzen waren bei 2/3 der Patienten aufgetreten, was in Anbetracht der ausgeprägten sensiblen Neuropathie der Patienten besonders auffällt. Welche Seite klinisch primär betroffen ist, hängt demnach von der zufälligen Lokalisation des oder der auslösenden Traumata ab.

Alternativ herrscht die Vorstellung, daß auch ohne zusätzliches Ereignis allein die repetitiven Mikrofrakturen ausreichen, um letztendlich eine Makrofraktur auszulösen.

### 3.3.5 Diagnostik mittels bildgebender Verfahren
#### 3.3.5.1 Nativröntgenbild

Die diabetesspezifischen Veränderungen im Röntgenbild müssen der diabetischen Polyneuropathie bzw. ihren Auswirkungen zugeordnet werden. Patienten mit einer Fußverletzung in der Vorgeschichte weisen besonders häufig Knochenveränderungen im Röntgenbild auf.

Das Nativ-Röntgenbild ist die entscheidende Untersuchungsmethode zum Screening auf eine diabetische Osteoarthropathie. Entdecken lassen sich bis dahin unbemerkte Frakturen, Knochendestruktionen mit spitz ausgezogenem Schaft bei breiter Basis (pencilling), Exostosen (75% aller Patienten) sowie der Zustand nach Amputationen. Weiter finden sich Subluxationen vor allem in den Tarso-Metatarsal- und MTP-Gelenken sowie Knochenfragmentationen und Infraktionen (Abb. 3.3.1).

Die Knochen- und Gelenkveränderungen bei Diabetikern mit Neuropathie verlaufen allmählich progressiv über die Zeit mit akuten Akzelerationen möglicherweise durch Einflüsse von außen (Trauma). Radiologisch entwickeln sich deshalb über die Zeit, ausgehend von einem normalen Zustand, zunehmend die Zeichen der diabetischen Osteopathie, der diabetischen Osteoarthropathie bis hin zum voll ausgebildeten Charcot-Fuß mit ausgeprägten Knochendestruktionen und Dyslokationen (Abb. 3.3.2). Fühe radiologische Zeichen zeigen die

**Tabelle 6** Stadieneinteilung des akuten Charcot-Fußes anhand des Nativ-Röntgenbildes

Akute destruktive Periode: Subluxation, Gelenkerguß, Knochen-und Knorpelerosion mit intraartikulären Frakturen und Knochenfragmentationen.
Reparationsphase: Frakturheilung und Absorbtion von Knorpel- und Knochentrümmern
Phase der Rekonstruktion: Remodeling des Knochens, Knochenneubildung, verminderte Gelenkbeweglichkeit

Weichteilschwellung, den Gelenkerguß und ggf. periartikuläre Frakturen. Spätere Zeichen sind Subluxationen, Osteolysen und periostale Sklerosierungen.

Die Zerstörung des Knochens durch Überwiegen der Osteoklastentätigkeit führt zu Osteolysen, die Zerstörung der periartikulären Strukturen zu Gelenkinstabilität. Periostale Sklerosierungen (Knochenneubildungen ausgehend vom Periost) sind bei Diabetikern mit Neuropathie dreimal häufiger als bei Diabetikern ohne Neuropathie. Sie sind häufig im Bereich des Schafts der Mittelfußknochen zu beobachten. Als Ursache kommen Zustände nach Infektion des Knochens in Frage, aber auch eine erhöhte mechanische Belastung im Bereich des entsprechenden Mittelfußköpfchens.

Der Krankheitsverlauf beim akuten Charcot-Fuß läßt sich anhand des Nativ-Röntgenbildes in drei unterschiedliche Stadien einteilen (Tab. 6; Abb. 3.3.4).

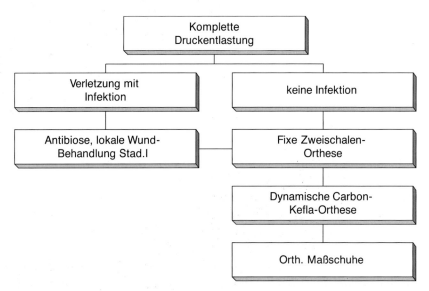

**Abb. 3.3.4** Stufentherapie beim akuten Charcot-Fuß mit oder ohne Läsion.

### 3.3.5.2 Sonstige bildgebende Verfahren

Da die übrigen bildgebenden Verfahren auch in der Differentialdiagnostik der bakteriell bedingten entzündlichen Knochenveränderungen eine wichtige Rolle spielen, sind sie im Kapitel „Infektion" näher beschrieben.

### 3.3.6 Therapie
#### 3.3.6.1 Chronische Osteoarthropathie

Die Behandlung der chronischen Verlaufsform hat drei Ansatzpunkte: Zum einen die Minderung der Fehlbelastungen und dadurch bedingten Druckspitzen durch Umverteilung des Druckes unter einzelnen Arealen der Fußsohle auf die gesamte Fußsohle oder sogar auf den gesamten Fuß und den Unterschenkel. Hierzu werden Maßschuhe mit hohem Schaft und Weichbettungseinlagen genutzt. Der zweite Ansatzpunkt geht auf die vaskuläre Hypothese zurück und versucht, das durch die Luxusperfusion hervorgerufene Auswaschphänomen des Knochens unter Kontrolle zu bringen: Hierzu wurden die osteoklasteninhibierenden Biphosphonate eingesetzt. Allerdings ist diese Therapieform erst an sehr wenigen Patienten durchgeführt und damit experimentell.

Als dritte Maßnahme bleibt die operative Korrektur von Knochenteilen, die nicht durch äußere Maßnahmen druckentlastet werden können sowie die Stabilisierung instabiler Gelenke.

#### 3.3.6.2 Akuter Charcot-Fuß

Verschiedenste Therapieschemata zur Behandlung sind vorgeschlagen worden. Evaluiert sind konservative Maßnahmen mit dem Ziel der Ruhigstellung der Extremität und operative Maßnahmen. Ein beide Formen integrierendes Vorgehen haben Armstrong et al. (1997) vorgestellt: 55 Patienten mit akutem Charcot-Fuß (davon 40% mit einer dadurch bedingten neuropathischen Läsion) erhielten zunächst zur Ruhigstellung einen Unterschenkelgips (*total contact cast*), gefertigt aus Filz und Gips innen sowie Fiberglas außen. Zusätzlich wurde plantar eine Gummi-Abrollhilfe angebracht. Nach langfristiger Ruhigstellung (4–5 Monate) wurden für einen Monat übergangsweise Gipsschienen benutzt, danach Maßschuhe. Entscheidungshilfe für den Übergang zur nächsten Therapiestufe war die Temperaturmessung, wobei das betroffene Bein im Vergleich zur Gegenseite keinen höheren Temperaturunterschied als 1° Celsius aufweisen durfte.

Im Anschluß an die akute Phase wurden die Patienten mit konservativ nicht zu behandelnden Fußdeformitäten (d. h. Knochenveränderungen, die nicht durch entsprechende Einlagenversorgung ausreichend druckgemindert werden konnten) operativ versorgt, unter der Voraussetzung, daß keine Infektion in einer eventuell vorhandenen Läsion nachweisbar war. Weitere Indikationen für eine Operation waren Knochenverschmelzungen (radiologische Diagnose) oder instabile Pseudoarthrosen. Insgesamt wurden bei 1/4 der Patienten chirurgische Eingriffe vorgenommen. Danach wurde erneut ein Gips angelegt, bis sich Hauttemperaturen und Schwellung des Fußes normalisiert hatten. Anschließend erfolgte zunächst die Behandlung mittels Gipsschienen und anschließend mittels orthopädischen Maßschuhen. In einer weiteren Studie (Lavery et al. 1996) heilten alle Läsionen unter Behandlung mit einem *total-contact cast* ab, Läsionen bei akuter Osteoarthropathie mit Frakturen sogar schneller als Vorfußläsionen bei Neuropathie ohne akute Osteoarthropathie (28 vs. 38 Tage in Mittel).

Wir praktizieren ein ähnliches Vorgehen (siehe Abb. 8 im Anhang): Bei den klinischen Zeichen des akuten Charcot-Fußes (Schwellung, Rötung, Überwärmung) wird eine komplette Druckentlastung angestrebt. In dieser ersten Zeit erfolgen tägliche Kontrollen. Falls eine Verletzung vorliegt, erfolgt eine stadienorientierte Wundbehandlung. Gleichzeitig wird mit dem Bau einer Zweischalenorthese zur inkompletten Druckentlastung begonnen. Diese Zweischalenorthese kann auch bei einer Verletzung getragen werden, da tägliche Kontrollen und Verbandwechsel möglich sind. Die Zweischalenorthese wird als Unterschenkelgießharzorthese konstruiert und ist so aufgebaut, daß eine Änderung des Beinumfanges (bei abnehmender Schwellung) aufgefangen werden kann (s. Abb. 3.3.5). Um eine problemlose Gangabwicklung zu ermöglichen, wird zusätzlich ein Orthesenschuh angefertigt, der außerdem die Orthese vor Abnutzung durch mechanische Belastung schützt. Nach Konsolidierung des Fußes wird entweder direkt ein Maßschuh angefertigt oder es erfolgt als Übergangsbehandlung die Versorgung mit einer dynamischen Carbon-Kefla-Unterschenkelorthese. Die Ergebnisse sind ähnlich wie die von Armstrong et al. präsentierten. Vorteil ist unseres Erachtens nach die einfachere Kontrollmöglichkeit des Fußes. Auch Druckstellen durch die Gipsbehandlung eines insensitiven Beins (Abb. 8 im Anhang) lassen sich mit dieser Methode vermeiden. Die Behandlung des akuten Charcot-Fußes mittels *total-contact cast* ist ein zeitaufwendiges Verfahren. Diabetiker mit Neuropathie und Mittelfußfrakturen müssen etwa 2–5mal länger druckentlastet werden als Patienten mit Mittelfußfrakturen ohne Diabetes. Der Therapieplan muß individuell erstellt werden. Chirurgische Eingriffe dienen der Prophylaxe, d. h. der Verhinderung zukünftiger Läsionen. Im akuten, floriden Stadium sind sie nicht indiziert, da das operative Trauma den akuten Prozeß beschleunigt und aggraviert. Nach der Gipsbehandlung treten bei 15% der Patienten erneut transiente Anstiege der Hauttemperatur auf, meist innerhalb von

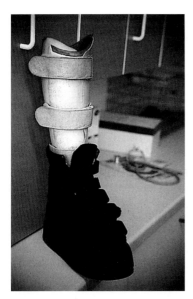

**Abb. 3.3.5** Unterschenkelorthese mit Orthesenschuh.

vier Wochen. Diese Patienten müssen eine erneute eine Gipsbehandlung (im Mittel für drei Wochen) erhalten. Langfristig treten Rezidive bei etwa 7% aller behandelten Patienten auf, im Mittel nach 10 Monaten.

## 3.3.7 Schlußfolgerungen

Patienten mit diabetischer Neuropathie und längerer Diabeteslaufzeit (>5 J.) sollten regelmäßige Messungen der Hauttemperatur beider Füße erhalten, insbesondere, wenn schlecht definierbare unbestimmte Schmerzen auftreten. Eine Temperaturdifferenz >1 °C ist ein dringender Hinweis auf eine akute diabetische Osteoarthropathie.

Zum Screening auf eine chronische diabetische Neuro-Osteoarthropathie bietet sich die Nativ-Röntgenuntersuchung des Fußskeletts an, so daß von einigen Autoren sogar ein allgemeines Screening mittels Nativ-Röntgenuntersuchungen in Erwägung gezogen wird.

Für alle Risikopatienten gilt dann die dringende Notwendigkeit der Schulung, damit sie sich nach einem traumatischen Ereignis oder bei den entsprechenden klinischen Zeichen für eine akute Osteoarthropathie umgehend an einer spezialisierten Einrichtung vorstellen.

Ein akuter Charcot-Fuß ist ein dringender Notfall, der sofortiger kompletter Druckentlastung und Behandlung in einer spezialisierten Einrichtung bedarf. Therapieziel ist die Vermeidung einer Makrofraktur bzw. einer Gelenkdestruktion mit anschließender dauerhafter Fußdeformität und rezidivierenden druckbedingten Verletzungen.

*Weiterführende Literatur*

Armstrong, D. G., W. F. Todd, L. A. Lavery et al.: The natural history of acute Charcot's arthropathy in a diabetic foot specialty clinic. Diab Med 14 (1997) 357–363.
Bier, R. R., H. Estersohn: A new treatment for Charcot joint in the diabetic foot. J Am Pod Med Ass 77 (1987) 63–69.
Cavanagh, P., M. Young, J. Adams et al.: Radiographic abnormalities in the feet of patients with diabeic neuropathy. Diab Care 17 (1994) 201–209.
Hoché G., L. Sanders (Hrsg., Transl.): J.-M. Charcot: On some arthropathies apparently related to a lesion of the brain or spinal chord (1986). J Am Pod Med Ass 84 (1994) 403–411.
Jordan, W. R.: Neuritic manifestations in diabetes mellitus. Arch Intern Med 57 (1936), 307–312.
Klenerman, L.: The charcot joint in diabetes. In: The diabetic foot. Proceedings of the second international symposium on the diabetic foot, 10–12 May 1995, Noordwijkerhout, The Netherlands. Diabetic medicine 13 Suppl S1 (1996) 52–54.
Lavery, L., D. Armstrong, S. Walker: Healing rates of diabetic foot ulcers associated with midfoot fracture due to Charcot's arthropathy. Diab Med 14 (1996) 46–49.
Selby, P. L., M. J. Young, A. J. M. Boulton: Biphosphonates: a new treatment for diabetic charcot neuroarthropathy? Diabetic Medicine 11 (1994) 28–31.
Young, M. J., A. Marshall, J. Adams et al.: Osteopenia, neurological dysfunction, and the development of Charcot neuroarthropathy. Diab Care 18 (1995) 34–38.
Wieman, T. J., G. D. Griffiths, H. C. Polk: Management of diabetic midfoot ulcers. Ann Surg 215 (1992) 627–632.
Wolfe, L., R. Stress, P. M. Graf: Dynamic pressure analysis of the diabetic charcot foot. J Am Pod Med Ass 84 (1994) 281–287.

# 4. Prophylaxe des diabetischen Fuß-Syndroms

M. Spraul

Das diabetische Fuß-Syndrom ist von erheblicher Bedeutung für die Gesundheit der Patienten mit Diabetes mellitus. Neue Untersuchungen zeigen, daß in Deutschland jährlich etwa 22.000–28.000 Amputationen durchgeführt werden, die durch Diabetes mellitus verursacht sind [16, 18]. Dies sind ca. 70% aller nicht durch Unfälle bedingten Amputationen. Das Risiko einer späteren Amputation am nichtamputierten Fuß ist hoch und beträgt 13% für die nächsten 12 Monate und bis zu 50% nach 3 Jahren [2, 8]. Darüber hinaus müssen sich viele Diabetiker immer wieder mit Fußläsionen plagen. Die langwierige, oft stationäre Behandlung, auch in den Fällen in denen eine Amputation vermieden werden kann, bedeutet für die Patienten eine erhebliche Belastung. Mehrere Arbeitsgruppen haben in den letzen Jahren gezeigt, daß eine Verringerung der Ober- und Unterschenkelamputationen um 45–85% erzielt werden kann [5, 6, 9, 10, 11, 13]. Diese drastische Reduktion wurde durch Patientenschulung alleine oder in Kombination mit einer spezialisierten Behandlung in einer multidisziplinären Diabetes-Fuß-Ambulanz erzielt. Leider zeigen die Studien zur Amputationshäufigkeit, daß wir in Deutschland von einer flächendeckenden guten Betreuung der Patienten mit Fußläsionen weit entfernt sind.

## 4.1 Ursachen und auslösende Faktoren von Fußläsionen

Die periphere diabetische Polyneuropathie ist die wichtigste Ursache für diabetische Fußläsionen. Die Polyneuropathie führt zu einer verminderten Wahrnehmungsfähigkeit des Fußes für Schmerz, Temperatur und Berührung. Die Patienten haben gefühllose Füße, wobei der Prozeß meist schleichend abläuft, so daß insbesondere ältere Personen sich dessen oft nicht bewußt sind. Die Polyneuropathie ist ausgesprochen häufig, bereits zum Zeitpunkt der Diagnose eines Typ-2-Diabetes mellitus besteht bei 10% der Patienten eine Polyneuropathie und nach 25 Jahren Diabetesdauer findet sie sich bei ca. 50% der Patienten.

Die arterielle Verschlußkrankheit (AVK) ist neben der Polyneuropathie maßgeblich für Fußläsionen bei Diabetikern verantwortlich. Diabetiker haben gegenüber Nichtdiabetikern ein 2,0–3,4-fach höheres Risiko an einer arteriellen Verschlußkrankheit zu erkranken. Ein besonderes Problem ist die Maskierung der typischen AVK-Symptome Claudicatio intermittens und Ruheschmerz durch eine gleichzeitig bestehende Polyneuropathie, so daß die AVK bei Diabetikern häufig erst nach Auftreten einer Gangrän diagnostiziert wird.

Eine Infektion der Läsion ist dann meist der entscheidende Faktor, der verantwortlich ist, daß wegen einer initial kleinen Läsion eine Amputation notwendig wird. Weitere, die Entstehung von Fußläsionen begünstigende Faktoren sind Fußdeformitäten, die insbesondere durch die diabetische Osteoarthropathie hervorgerufen werden. Die Besonderheiten dieser verschiedenen Komplikationen des Diabetes mellitus sind in anderen Kapiteln des Buches ausführlich dargestellt.

In mehreren Studien wurde nachgewiesen, daß die häufigste Ursache diabetischer Fußläsionen in ca. 60% der Fälle die Polyneuropathie ist. In ca. 20% der Fälle liegt eine AVK vor und in ebenfalls 20% eine AVK und Polyneuropathie. Weiterhin findet man bei über der Hälfte der Patienten eine Infektion der Fußläsion [10].

Die eigentlichen auslösenden Faktoren, die bei Vorliegen einer Polyneuropathie und/oder AVK eine Fußläsion auslösen, sind ganz unterschiedlicher Art [12, 14]. Aus den wenigen Untersuchungen, die hierzu vorliegen, geht eindeutig hervor, daß das Schuhwerk mit ca. 30% bis 50% der Hauptauslöser für die initiale Läsion ist (siehe Abb. 9 im Anhang). Aufgrund der Insensitivität bei bestehender Polyneuropathie tragen viele Patienten zu enges Schuhwerk. Darüber hinaus sind bestimmte Schuhtypen für den neuropathischen Fuß besonders gefährlich, wie z. B. die sogenannten „Gesundheitsschuhe" mit einem harten Korkfußbett mit „Griffwülsten" im Bereich der Zehen oder einem Ledersteg zwischen der 1. und 2. Zehe (siehe Abb. 10 und 11 im Anhang). Auch Schuhe mit Riemen (siehe Abb. 12 im Anhang) oder harten Vorderkappen, d. h. ganz allgemein solche Schuhkonstruktionen, die einen lokalen Druck ausüben, sind für den neuropathischen Fuß ungeeignet. Häufig führen kleinere Unfälle, wie Anstoßen, Stürze, Kratzwunden oder Hitzeeinwirkung zum Auftreten von Fußläsionen. Das in Schulungen oft angeführte Barfußlaufen scheint hingegen nur für eine geringe Zahl der initialen Läsionen verantwortlich zu sein. Kleine, durch den Patienten selbst verursachte Traumen entstehen bei der Fußpflege, z. B. durch das Abziehen von Hornhaut. Darüber hinaus entstehen Fußläsionen, in einem nicht unbeträchtlichen Ausmaß, durch Fehler professioneller Helfer, wie Ärzte, Orthopädieschuhmacher und Fußpfleger. Bei Bettlägrigkeit oder vorübergehender Immobilisation kann es zu Drucknekrosen, insbesondere zu Fersennekrosen kommen. Ungeeignete Einlagen, z. B. durch die Verwendung von harten Pelotten oder Maßschuhen, die mit steifem Leder und harten Vorderkappen gearbeitet sind, kommen als Auslöser in Betracht. Verletzungen durch medizinische Fußpfleger sind nicht selten und müssen auf die lückenhafte Ausbildung der meisten Fußpfleger zurückgeführt werden. Die meisten Fußläsionen könnten durch eine adäquate Schulung der Patienten und der Behandler sowie durch adäquates Schuhwerk und Fußpflege vermieden werden.

Die nachlassende Sehkraft älterer Diabetiker, bei denen gehäuft ein Katarakt und/oder eine Retinopathie vorliegen und die eingeschränkte körperliche Beweglichkeit im Alter führen dazu, daß die Patienten neben der sensiblen auch die optische und taktile Kontrolle ihrer Füße verloren haben. Mehr als 30% der Fußläsionen werden daher nicht von den Patienten selbst, sondern durch Angehörige, Fußpfleger oder durch den Arzt entdeckt. Eine regelmäßige Kontrolle der Füße durch den Patienten oder andere Personen ist daher entscheidend, um Fußläsionen früh zu erkennen.

Die Bedeutung psychischer Faktoren in der Entwicklung von diabetischen Fußläsionen wird häufig nicht berücksichtigt. Die Neuropathie ist „stumm", so daß ein „Neglect" der Füße bei fehlendem Körpergefühl bestehen kann. Darüber hinaus ist das Fußproblem bei älteren, oft multimorbiden Patienten subjektiv häufig nicht das vorrangigste gesundheitliche Problem und bei jüngeren Patienten spielen häufig berufliche und soziale Erfordernisse eine große Rolle, die so zum Beispiel verhindern, daß die Patienten verordnete Maßschuhe auch tatsächlich tragen. Aus diesen und anderen Gründen kann nicht erwartet werden, daß eine einmalige Schulung der Patienten dazu führt, daß sie die vielfältigen Ratschläge auch tatsächlich dauerhaft berücksichtigen.

### 4.1.1 Primärprävention

Die Primärprävention zielt auf die Vermeidung des Auftretens des Diabetes mellitus ab. Beim Typ-1-Diabetes mellitus wurde mit verschiedenen Methoden der Immunintervention versucht, die neuentdeckte Erkrankung zu kurieren, allerdings ohne Erfolg. Auch die Transplantation der Bauchspeicheldrüse oder der insulinproduzierenden Inselzellen ist derzeit nicht ausgereift.

Die Entwicklung eines Typ-2-Diabetes mellitus wird vor allem durch die Vererbung beeinflußt, wobei Übergewicht das Auftreten eines Typ-2-Diabetes mellitus fördert. Gewichtskontrolle und vermehrte körperliche Betätigung können daher das Auftreten des Typ-2-Diabetes um Jahre hinausschieben.

### 4.1.2 Sekundärprävention

Die Vermeidung von Komplikationen eines bestehenden Diabetes mellitus nennt man Sekundärprävention. Die Komplikationen des Diabetes mellitus, die zu diabetischen Fußläsionen führen, sind die periphere Polyneuropathie und die arterielle Verschlußkrankheit. Die vor kurzem veröffentlichte DCCT-Studie konnte eindeutig belegen, daß bei Typ-1-Diabetikern durch eine gute Diabeteseinstellung ein deutlich geringeres Auftreten der peripheren Neuropathie erreicht wird. Allerdings ist eine wirklich gute Diabeteseinstellung bei vielen Typ-2-Diabetikern schwierig zu erreichen oder auch zu gefährlich wegen möglicher Unterzuckerungen. Die oft verordneten Medikamente zur Behandlung einer Neuropathie, wie z. B. Vitamin B Präparate (Milgamma®) oder alpha-Liponsäure (Thioctacid®), bewirken keine Besserung der Nervenfunktion und sind beim diabetischen Fuß-Syndrom nutzlos. Wenn die Nervenschädigungen bereits so weit fortgeschritten sind, daß ein erhöhtes Risiko für Fußulcera vorliegt, dann kann selbst eine gute Diabeteseinstellung dies nicht mehr rückgängig machen.

Die arterielle Verschlußkrankheit läßt sich am ehesten durch den Verzicht auf das Rauchen und regelmäßiges Gehtraining verhüten. Ob eine gute Diabeteseinstellung einen positiven Effekt auf das Fortschreiten der arteriellen Gefäßerkrankung hat, ist derzeit unklar. Je älter die Patienten mit Diabetes mellitus jedoch werden, um so häufiger ist bei ihnen eine arterielle Verschlußkrankheit vorhanden, die man auch als unvermeidlichen Alterungsprozeß betrachten muß.

### 4.1.3    Tertiärprävention
#### 4.1.3.1 Schulung

Die Vermeidung diabetischer Fußläsionen ist, aus oben genannten Gründen, heute meist eine Tertiärprävention, d. h. die Vermeidung von Fußläsionen bei bestehender Neuropathie und/oder arterieller Verschlußkrankheit. Grundlage für den Erfolg dieser Tertiärprävention ist die Schulung der Patienten. Eine effektive Patientenschulung sollte strukturiert und für ältere Patienten verständlich sein. Über 75% der Patienten mit Typ-2-Diabetes sind älter als 60 Jahre, wobei die Patienten mit Komplikationen ein noch höheres Alter aufweisen. Da die meisten dieser Patienten von ihrem Hausarzt betreut werden, sollten Schulungskurse auf hausärztlicher Ebene durchgeführt werden. In der Bundesrepublik gibt es seit einigen Jahren solche Schulungsprogramme für Typ-2-Diabetiker, die inzwischen von mehr als 13.000 Praxen angeboten werden [7]. Die Patienten werden über die Gefährdung ihrer Füße unterrichtet und mit der richtigen Fußpflege vertraut gemacht. Sie lernen außerdem, daß Fußverletzungen unverzüglich von einem Arzt behandelt werden sollen, und daß Wunden entlastet werden müssen. Am wichtigsten ist die tägliche Inspektion des Fußes durch den Patienten oder Angehörige, um Wunden und Infektionen rechtzeitig zu erkennen (Abb. 4.1 und 4.2).

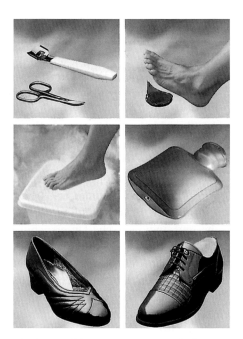

**Abb. 4.1** Schulungstafel zur Fußpflege: Fußpflege – so nicht!

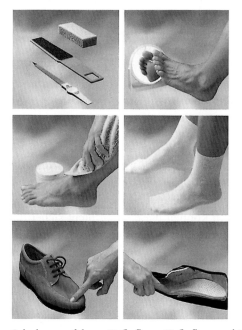

**Abb. 4.2** Schulungstafel zur Fußpflege: Fußpflege – bitte so!

Eine von uns kürzlich durchgeführte Nachuntersuchung [15] älterer, insulinpflichtiger Typ-2-Diabetiker, die an einem Schulungsprogramm teilgenommen hatten, zeigte, daß bei einem Viertel der Patienten innerhalb von 10 Jahren Oberschenkelamputationen durchgeführt wurden. Die Unterrichtsinhalte des Schulungsprogramms bezüglich des diabetischen Fuß-Syndroms befaßten sich vor allem mit der Aufklärung über die Risiken bei bestehender diabetischer Neuropathie und arterieller Verschlußkrankheit, die korrekte Fußpflege und das richtige Vorgehen beim Auftreten von Fußläsionen. Die Patienten wurden allerdings nicht bezüglich der adäquaten Verhaltensweise bei einer ärztlicherseits empfohlenen Amputation instruiert. Die Arbeitsgruppe „Diabetischer Fuß" der Deutschen Diabetes Gesellschaft hat in ihrer Oppenheimer Erklärung eine sogenannte „Amputationsnotbremse" formuliert. Hiernach sollte vor jeder geplanten Amputation eine neurologische und angiologische Untersuchung durchgeführt und sowohl ein Gefäßchirurg als auch ein Diabetologe zugezogen werden. Diese essentiellen Maßnahmen sollten auch den Patienten bekannt sein und müssen daher Teil der Schulungsinhalte werden. Des weiteren sollten die Patienten davon in Kenntnis gesetzt werden, daß sie vor einer geplanten Amputation eine zweite Meinung, am besten von einer spezialisierten Abteilung, einholen können.

Neben der Schulung der Patienten ist natürlich der Kenntnisstand der Behandler über die effektive Prophylaxe und Therapie diabetischer Fußläsionen entscheidend. Hier bestehen sicherlich noch erhebliche Defizite. Erfreulicherweise gibt es inzwischen strukturierte Fortbildungen über den diabetischen Fuß für interessierte Praxen [20]. Auch bei den chirurgisch tätigen Kollegen haben sich neue Entwicklungen ergeben. So ist im Bereich der Ärztekammer Nordrhein im Sommer 1997 ein Projekt zur Qualitätssicherung bei Amputationen gestartet worden, das erstmals flächendeckend eine prospektive Erfassung der Anzahl und der Ursachen aller Amputationen erbringen wird.

### 4.1.3.2 Fußpflege

Eine professionelle Fußpflege ist mitentscheidend für die Prophylaxe von Fußläsionen. Viele der älteren Patienten können diese selbst nicht sicher durchführen und benötigen daher die Behandlung durch Fußpfleger. Im Rahmen der Kostendämpfung hat der Bundesausschuß der Ärzte und Krankenkassen (BdÄK) seit 1994 die Erstattung der medizinischen Fußpflege durch die Krankenkassen gestrichen, da sie eine Maßnahme der allgemeinen Körperpflege und Hygiene sei und damit keine Pflichtleistung der Krankenkassen darstelle. Auch Patienten mit Fußproblemen, die eine professionelle Fußpflege benötigen, wurden nicht von dieser Regelung ausgenommen. Als weitere Begründung führte der BdÄK an, daß Qualitätsmängel in der medizinischen Fußpflege bestünden. Die Ausbildung zum Fußpfleger ist in Deutschland im Vergleich zu anderen Ländern tatsächlich unzureichend und das Berufsbild des medizinischen Fußpflegers ist nicht geschützt. Eine Vertiefung der Ausbildung würde vermeiden, daß einerseits Fußpfleger unvorsichtigerweise kleine Verletzungen setzen und andererseits ein Teil der Fußpfleger die Behandlung von Patienten mit Diabetes ablehnt. Das Bundesministerium für Gesundheit hat einen Gesetzentwurf für das Berufsbild des Podologen vorgelegt, der eine bessere und einheitliche Ausbildung der Fußpfleger bringen würde. Eine baldige Verabschiedung des Gesetzes scheint derzeit aber nicht geplant, und inwieweit diese Ausbildung die speziellen Probleme bei Diabetikern berücksichtigen wird, ist noch unklar. Eine Ausbildung zu einem Podologen DDG entsprechend den Aus- und Weiterbildungsmaßnahmen zur Diabetesberater DDG, beziehungsweise Diabetesassistent DDG ist wahrscheinlich notwendig, um eine flächendeckende Versorgung der Patienten mit Fuß-Syndrom in einem überschaubaren Zeitraum zu erreichen. Gute Fußpflege durch qualifizierte Fußpfleger — man müßte dies eigentlich Fußbehandlung nennen — kann wesentlich zur Prävention und Rezidivprävention beitragen, z. B. wird durch die Entfernung von Schwielen die Druckbelastung wesentlich reduziert. Es ist daher außerordentlich zu bedauern, daß die medizinische Fußpflege durch Fußpfleger, auch bei Diabetikern, nicht mehr von den Krankenkassen erstattet wird. Daß statt dessen die Fußpflege bei Diabetikern von niedergelassenen Ärzten durchgeführt wird, ist reiner Wunschglaube. Dieser notwendige Service wird derzeit nur in Diabetes-Fußambulanzen und einigen Diabetes-Schwerpunktpraxen wirklich angeboten. Erfreulicherweise hat kürzlich das Sozialgericht Düsseldorf entschieden, daß Patienten mit diabetischer Polyneuropathie einen Rechtsanspruch auf Fußpflege haben und der generelle Ausschluß der Fußpflege bei Diabetikern durch den Beschluß des BdÄK daher rechtswidrig sei. Das Urteil ist derzeit noch nicht rechtskräftig, da eine Revision beantragt wurde. Es gibt außerdem bereits mehrere lokale Vereinbarungen, daß bei Patienten mit Fuß-Syndrom, nach Verordnung durch Fußambulanzen oder Schwerpunktpraxen und Ausführung der Fußpflege durch besonders ausgebildete Fußpfleger, eine Kostenübernahme durch Krankenkassen gewährt wird.

### 4.1.3.3 Schuhversorgung

Fußläsionen bei Diabetikern sind in bis zu 50% durch nicht geeignetes Schuhwerk verursacht. Die Versorgung mit orthopädischem Schuhwerk ist daher bei sogenannten Hochrisiko-Patienten mit ausgeprägter Neuropathie und/oder Angiopathie auch dann notwendig, wenn bisher noch keine Fußläsion aufgetreten ist. Soweit keine besonderen Fußdeformitäten bestehen, könnten hierzu industriell gefertigte Spezialschuhe verwendet werden, die gegebenenfalls mit einer individuellen Zurichtung (z. B. Fußbettung) durch den Orthopädie-Schuhmacher ergänzt werden können. Die erfolgreiche Verhinderung diabetischer Fußläsionen konnte in klinischen Studien für einige dieser Spezialschuhe bereits nachgewiesen werden [1, 19]. Einige der Hersteller haben auch, entsprechend den Vorgaben des Medizinproduktegesetzes von 1995, Maßnahmen zur Qualitätssicherung (Materialprüfungen und klinische Studien) getroffen und die Zertifizierung gemäß dem Medizinproduktegesetz beim TÜV beantragt. Die Schuhversorgung mit konfektionierten Spezialschuhen (ca. 300–600 DM/Paar) ist wesentlich preisgünstiger als orthopädische Maßschuhe (ca. 1.500–2.000 DM/Paar), und nur hiermit ist eine Versorgung der bis zu 1 Million Diabetiker mit einem erhöhten Risiko in der Bundesrepublik zu gewährleisten, ohne das Budget der Krankenkassen für Heil- und Hilfsmittel zu sprengen.

Die Spitzenverbände der Krankenkassen und der Kassenärztlichen Bundesvereinigung haben – mit der Produktgruppe 31 (Schuhe) – standardisierte Spezialschuhe für den „angioneuropathischen Fuß" 1995 nicht in das Hilfsmittelverzeichnis aufgenommen. Damit wurde der adäquaten und preisgünstigen Versorgung der großen Zahl an Risikopatienten eine zusätzliche Hürde geschaffen, die derzeit nur durch Einzelabsprachen mit Krankenkassen zu umgehen ist. Andererseits ist die Versorgung mit Diabetesspezialschuhen auch als Rehabilitationsmaßnahme nach Paragraph 43 Abs. 2 SGB V, im Sinne einer Wiederherstellung und Erhalt einer ausreichenden Gehfunktion so wie Abwehr von funktionsmindernden Fuß- und Beinschäden, zu beurteilen. Wird dann außerdem bescheinigt, daß die Versorgung mit konfektionierten Spezialschuhen als Alternative zu orthopädischen Maßschuhen erfolgt, wird die Kostenübernahme durch die meisten Krankenkassen genehmigt.

Eine gemeinsame Arbeitsgruppe von Orthopädie-Schuhmachern und Ärzten der Arbeitsgruppe „Diabetischer Fuß" hat, aufgrund des derzeitigen Wissenstandes, eine wissenschaftlich und praktisch begründete Empfehlung zur Schuh-Versorgung des diabetischen Fuß-Syndroms gegeben. Diese Empfehlung wurde von der Arbeitsgruppe „Diabetischer Fuß" der Deutschen Diabetes Gesellschaft und dem Diabetes-Ausschuß des Bundesinnungsverbandes für Orthopädieschuhtechnik gebilligt. Es ist zu hoffen, daß diese Empfehlungen in den Aktualisierungen der Produktgruppe 31 in Zukunft berücksichtigt werden.

Schwerpunkt der Versorgung mit orthopädischen Maßschuhen ist derzeit die Rezidivprophylaxe nach abgeheilter Fußläsion [3, 4, 17]. Beim diabetischen Fuß sind weich gepolsterte, angepaßte Fußbettungen, bestehend aus Polstermaterial mit ausreichender Rückstellkraft und einer Dicke von ca. 1 cm erforderlich, um die enorm hohen Druckbelastungen auffangen und verteilen zu können. Fußbettungen müssen regelmäßig auf ihre Funktionalität überprüft werden, da die Rückstellkraft der Bettung mit der Zeit nachläßt und da insbesondere bei der diabetischen Osteopathie Änderungen der Fußstatik eintreten können. Durch geeignete Rollen können Druckbelastung und Scherkräfte zusätzlich verringert werden. Beim Oberleder ist darauf zu achten, daß es weich ist und keine innenliegenden Nähte hat, damit es nicht zu neuen Druckläsionen kommt; wir verwenden deswegen auch keine Vorderkappen. Die von uns verordneten Maßschuhe entsprechen denen von Dr. Tovey [17], der sie zur Rezidivprophylaxe bei Leprakranken und Diabetikern entwickelte. Die Effektivität dieser speziellen orthopädischen Maßschuhe wurde von uns und anderen Arbeitsgruppen in Studien nachgewiesen [3, 4].

Einige der neu entwickelten, industriell gefertigten Spezialschuhe für Diabetiker sind wahrscheinlich für einen Teil der Patienten mit Zustand nach abgeheilter Fußläsion ebenfalls geeignet, wie eine Studie mit Diabetesschutzschuhen (Buratto) zeigte [19]. Die Ulkusrezidivrate betrug, bei regelmäßigem Tragen dieser Schuhe, 28 % in einem Jahr, im Vergleich zu 58 % bei den Patienten, die ihre üblichen Schuhe trugen. Diese Ergebnisse entsprechen in etwa den Erfolgen, die bei Verwendung von Maßschuhen erzielt wurden.

Insbesondere bei den neuropathischen Plantarulcera ist eine konsequente Entlastung der Fußläsion durch Gehstützen, Rollstühlen oder spezielle Vorfußentlastungsschuhe erforderlich, um die Läsion schnell zur Abheilung zu bringen. In einigen Fällen können sogenannte Therapie-Schuhe möglicherweise den Heilungserfolg günstig beeinflussen, wenn es z. B. dem Patienten nicht möglich ist, eine konsequente Entlastung durchzuführen. Wissenschaftlich belegt ist diese Hypothese jedoch nicht. Wir verschreiben im allgemeinen die orthopädischen Maßschuhe zur Rezidivprophylaxe erst bei Abheilung der Läsion oder kurz vorher. Die Patienten haben einen Anspruch auf eine Erstaustattung mit zwei Paar orthopädischen Straßenschuhen und einem Paar Hausschuhe. Allerdings sollte immer erst ein Paar angefertigt werden. Einerseits um zu gewährleisten, daß die Schuhe korrekt angefertigt werden und um andererseits sicherzustellen, daß der Patient sie überhaupt trägt.

## 4.2 Qualitätssicherung der orthopädieschuhtechnischen Versorgung

Leider sehen wir auch heutzutage noch orthopädische Maßschuhe bei Diabetikern, die nicht den oben genannten Kriterien entsprechen und mehr Schaden als Gutes anrichten. Es gibt derzeit auch keine einheitlichen Kriterien, wie ein „Diabetesschuh" auszusehen hat. Eine gewisse „Standardisierung" der orthopädieschuhtechnischen Versorgung, z. B. bezüglich der Materialien zur Fußbettung, die eine geprüfte Reduktion der Druckbelastung aufweisen sollten, wäre zwingend notwendig. Nur solche Fußbettungskonstruktionen, die nachgewiesenermaßen eine gesicherte Druckreduktion bewirken, sollten generell verwendet werden. Die modernen Methoden zur plantaren Druckmessung haben auf diesem Gebiet eine Bedeutung. Ob allerdings die Anwendung der computerisierten Druckmessung in der Einzelversorgung tatsächlich eine Verringerung der Ulkusrezidive bewirkt, wurde bisher für keine der zahlreiche Druckmessungssysteme in klinischen Studien nachgewiesen. Eine sorgfältige Begutachtung der Fußsohle mit Augen und Händen, um Stellen mit erhöhter Druckbelastung zu erkennen, ist daher weiterhin Standard.

Erfreulicherweise gibt es inzwischen Bestrebungen der Orthopädie-Schuhtechnik-Innungen, das Wissen ihrer Mitglieder über die spezielle Problematik des diabetischen Fußes, im Rahmen von ausführlichen Schulungen, zu verbessern. Eine spezielle Schulung wird auch, entsprechend den Bestimmungen der Produktgruppe 31, zwingend vorgeschrieben, um diabetesadaptierte Fußbettungen abrechnen zu können. Orthopädieschuhmacher, welche die speziellen Erfordernisse und Sorgfalt bei der Versorgung des diabetischen Fußes nicht berücksichtigen, setzen sich einem erheblichen haftungsrechtlichen Risiko aus, wie auch aus einem kürzlich ergangenen Gerichtsurteil hervorgeht. Aber auch verordnende Ärzte setzen sich haftungsrechtlichen Konsequenzen aus, wenn sie die Eignung und Verträglichkeit der Schuhversorgung nicht am Patienten überwachen. Die bisher gängige Praxis der Delegierung der Diabetiker-Schuhversorgung an einen Orthopädieschuhmacher, ohne Abnahme der Schuhe durch den Arzt, ist problematisch.

Selbst die beste Schuhversorgung kann jedoch Rezidivläsionen nicht vollständig verhindern. Die intensive Schulung des Patienten und eine enge Zusammenarbeit von betreuendem Arzt und Orthopädieschuhmacher ist notwendig, um zu verhindern, daß aus kleineren Rezidivläsionen große Probleme erwachsen. Aktuelle Nachuntersuchungen zeigten leider erneut, daß dieses Problem in unserem Gesundheitswesen noch nicht gelöst ist. Auch bei bester orthopädieschuhtechnischer Versorgung ist eine gewisse Rezidivrate zu erwarten. Von Ärzten und Orthopädieschuhmachern die behaupten, daß ihre Patienten keine Rezidive aufweisen, ist anzunehmen, daß sie keine Nachuntersuchungen ihrer Patienten durchführen. Regelmäßige Kontrollen der orthopädischen Schuhe, insbesondere der Fußbettungen, durch die behandelnden Ärzte, aber auch die Orthopädieschuhmacher sind erforderlich, um die Rezidivrate gering zu halten.

### 4.3 Ausblick

Die Forderung der St. Vincent Deklaration, eine 50%ige Reduktion von Amputationen zu erreichen, ist bisher flächendeckend in Deutschland nicht erfüllt worden, nur einige Zentren haben eine Verringerung der Ober- und Unterschenkelamputationen um 45–85% erreicht. Die drastische Reduktion der Amputationsraten wurde durch Patientenschulung alleine, meist aber in Kombination mit der Versorgung durch eine spezialisierte Diabetes-Fuß-Ambulanz erreicht.

Spezialisierte Diabetes-Fuß-Zentren, in denen eine enge Kooperation zwischen Diabetologen, Chirurgen, Fußpflegern, Krankenschwestern und Orthopädie-Schuhmachern erfolgt, und die intensive Patientenschulung sind entscheidend für die Vermeidung von Amputationen.

Erfreulicherweise existieren in der Bundesrepublik strukturierte Therapie- und Schulungsprogramme mit inzwischen bundesweiter Verbreitung. Es kam auch in den letzten Jahren zu einer Reihe von Neugründungen von Diabetes-Fuß-Ambulanzen und Diabetes-Schwerpunktpraxen mit Interesse an der Behandlung des diabetischen Fußes in Deutschland. Nur durch eine flächendeckende qualifizierte Fußpflege und Versorgung mit geeignetem Schuhwerk, in Kooperation mit Diabetes-Fußambulanzen und Schwerpunktpraxen, wird die Forderung von St. Vincent zu erfüllen sein. Wenn die verschiedenen Berufsgruppen, die an der Therapie des diabetischen Fuß-Syndroms mitwirken, über eine gemeinsame Wissensbasis verfügen und für eine bessere Patientenversorgung zusammenarbeiten, wird es uns möglich sein unsere Patienten mit beiden Füßen mobil zu halten.

*Literatur*

[1] Baumann, R., E. Chantelau: Industriell gefertigte Spezialschuhe für den diabetischen Fuß — eine Anwendungsbeobachtung. Diabetes und Stoffwechsel 5 (1996) 107—112.
[2] Bild, D. E., J. V. Selby, P. Sinnock, W. S. Browner, P. Braveman, J. A.: Showstack. Lower-extremity amputation in people with diabetes. Epidemiology and prevention. Diabetes Care 12 (1989) 24—31.
[3] Chantelau, E., T. Kushner, M. Spraul: How effective is cushioned therapeutic footwear in protecting diabetic feet? A clinical study. Diabet. Med. 7 (1990) 355—359.
[4] Chantelau E, V. Jung: Qualitätskontrolle und Qualitätssicherung bei der Schuhversorgung des diabetischen Fußes. Rehabilitation 33 (1994) 35—38.
[5] Edmonds, M. E., M. P. Blundell, M. E. Morris, E. Maelor Thomas, L. T. Cotton, P. J. Watkins: Improved survival of the diabetic foot: the role of a specialised foot clinic. Quart. J. Med. 232 (1986) 763—771.
[6] Falkenberg, M.: Metabolic control and amputations among diabetics in primary health care — a population-based intensified programme governed by patient education. Scand J Prim Health Care 8 (1990) 25—29.
[7] Grüsser, M., U. Bott, P. Ellermann, P. Kronsbein, V. Jörgens. Evaluation of a structured treatment and teaching program for non-insulin-treated type II diabetic outpatients in Germany after the nationwide introduction of reimbursement policy for physicians. Diabetes Care 16 (1993) 1268—1275.

[8] Humphrey L. L., P. J. Palumbo, M. A. Butters et al.: The contribution of non-insulin-dependent diabetes to lower-extremity amputation in the community. Arch. Intern. Med. 154 (1994) 885–892.

[9] Kleinfeld, H.: Der „diabetische Fuß" – Senkung der Amputationsrate durch spezialisierte Versorgung in Diabetes-Fuß-Ambulanzen. Münch. med. Wschr. 133 (1991) 711–715.

[10] Larsson, J., J. Apelqvist, C. D. Agardh, A. Stenström: Decreasing incidence of major amputation in diabetic patients: a consequence of a multidisciplinary foot care team approach. Diabet. Med. 12 (1995) 770–776.

[11] Levin, M. E.: Preventing amputation in the patient with diabetes. Diabetes Care 18 (1995) 1383–1394.

[12] Macfarlane, R. M., W. J. Jeffcoate: Factors contributing to the presentation of diabetic foot ulcers. Diabet. Med. 14 (1997) 867–870.

[13] Malone, J. M., M. Snyder, G. Anderson, V. M. Bernhard, G. A. Holloway Jr., T. J. Bunt: Prevention of amputation by diabetic education. Amer. J. Surg. 158 (1989) 520–523.

[14] Spraul, M.. Der diabetische Fuß. In: Berger, M. (Hrsg.): Diabetes mellitus. S. 529–540. Urban & Schwarzenberg, München 1995.

[15] Spraul M., A. M. Schönbach, I. Mühlhauser, M. Berger: Amputationen und Mortalität bei älteren, insulinpflichtigen Patienten mit Typ-2-Diabetes. Zentralblatt für Chirurgie 1998 (im Druck).

[16] Standl, E., G. Mendler, R. Zimmermann, H. Stiegler: Zur Amputationshäufigkeit von Diabetikern in Deutschland. Diabetes und Stoffwechsel 5 (1996) 29–32.

[17] Tovey, F. I.: The manufacture of diabetic footwear. Diabetic Med 1 (1984) 69–71.

[18] Trautner C., G. Giani, B. Haastert, M. Berger: Incidence of lower limb amputations and Diabetes. Diabetes Care 19 (1996) 1006–1009.

[19] Uccioli, L., E. Faglia, G. Monticoni et al.: Manufactured shoes in the prevention of diabetic foot ulcers. Diabetes Care 18 (1995) 1376–1378.

[20] Der diabetische Fuß. Schulungsprogramm für Praxen. Alawi H., Clever HU., Haak T., Nitsche T., Spraul M., mit Unterstützung von Medisense.

5. Komplikationen

# 5.1 Infektionen beim diabetischen Fuß-Syndrom

H. Reike

### 5.1.1 Pathophysiologie

Diabetes mellitus führt zu vermehrter Anfälligkeit für Infektionen mit Bakterien und Pilzen. Die WHO zählt den Diabetes zu den sekundären Immundefizit-Krankheiten. Die neutrophilen Granulocyten bilden die erste Abwehr gegen bakterielle Infektionen. Ihre Funktionen (Chemotaxis, Phagocytose und „Killing Activity") sind hier gestört, wobei diese Funktionseinschränkungen von der Güte der Stoffwechseleinstellung abhängen und unter verbesserter Einstellung reversibel sind. Als Beispiel für die erhöhte Infektionsneigung bei Patienten mit Diabetes mellitus seien die Katheterinfektionen bei Patienten mit parenteraler Ernährung in der stationären Abteilung des Joslin Diabetes Centers genannt, die etwa fünfmal höher liegen als die der übrigen Patienten. Bei nahezu 24.000 postoperativ beobachteten Patienten mit sauberen, nicht infizierten Wunden kam es bei Patienten mit Diabetes mellitus fünfmal häufiger zu einer Wundinfektion als bei Nichtdiabetikern (10,7 vs. 1,8%).

Eine nicht therapierbare Infektion war bei >40% der Patienten mit Majoramputation (Unterschenkel-/Oberschenkel-) der entscheidende Grund für die Amputation.

Die Infektion einer Fußläsion erhöht die Wahrscheinlichkeit für eine Amputation um das Zehnfache. Diabetiker mit Fußverletzungen sind besonders für das Auftreten einer Infektion prädisponiert, da zum einen ihre zelluläre Abwehr je nach Güte der Stoffwechseleinstellung gestört ist und zum anderen die chronische Hautverletzung eine aufgehobene Barriere zur Außenwelt bedeutet, womit den Bakterien der Zugang zu tieferen Gewebeschichten und ungehinderte Vermehrung ermöglicht wird.

Infektionen können die Weichteile (Haut, Subcutangewebe, Sehnen, Muskeln, Gelenke) oder Knochen betreffen und werden entweder als Zellulitis oder Ostitis (Osteomyelitis) bezeichnet. Wir unterscheiden zwischen einer bakteriellen Kolonisation (Besiedlung ohne pathogene Bedeutung), einer *nicht-nekrotisierenden Infektion* (Keimwachstum mit pathogener Bedeutung, aber ohne Gewebezerstörung) und einer *nekrotisierenden Infektion* (siehe Abb. 16 im Anhang) (Keimwachstum mit Zerstörung des Gewebes). Nach ihrer Ausdehnung und klinischen Bedeutung lassen sich Infektionen in das Bein (und das Leben) be-

**Tabelle 1** Kritische und nicht-kritische Beininfektion

|  | Nicht-kritische Infektion | Kritische Infektion |
|---|---|---|
| Weichteilentzündung | < 2 cm | > 2 cm |
| Gelenk-, Knochenbeteiligung | nein | ja |
| Infektbedingte Ischämie | nein | ja |
| allgemeine Entzündungszeichen | nein | ja |
| Behandlung | ambulant | stationär |

drohende und für das Bein nicht bedrohliche (*limb-threatening* und *non-limb-threatening*) klassifizieren (Tab. 1). Die ersteren sind oberflächlich mit einer Weichteilbeteiligung < 2 cm, die Patienten zeigen keine allgemeinen Entzündungszeichen und können ambulant behandelt werden. Gelenke oder Knochen lassen sich nicht sondieren. Für die Extremität kritische Infektionen betreffen tiefere Gewebeschichten (auch Knochen und Gelenke) (siehe Abb. 18 im Anhang), die Weichteilinfektion ist ausgedehnter als 2 cm, Allgemeinsymptome sind häufig ebenso wie Lymphangitis und Ödeme. Diese Patienten müssen stationär behandelt werden (siehe Abb. 13, 14, 15 im Anhang).

Die häufigste Ereignisfolge, die letztendlich zu einer Amputation führt, ist die bakterielle Besiedlung einer Fußverletzung und das Vordringen der Bakterien in die Tiefe. Es folgen die Besiedlung von Knochen und Gelenken sowie die Ausbreitung entweder per continuitatem entlang vorgegebener anatomischer Strukturen (Sehnen, Faszien-Plantaraponeurose) oder lymphogen und hämatogen (siehe Abb. 14 im Anhang).

### 5.1.2 Mikrobiologie

Kulturen aus infizierten Fußläsionen ergeben ein Wachstum von im Mittel drei bis fünf verschiedenen Keimarten, multiple Keimspezies bei ca. 80% der Patienten. Oberflächliche Läsionen beherbergen eher aerobe Bakterien, tiefe Verletzungen aerobe und anaerobe Keime in Kombination. In nicht vorbehandelten Wunden sind grampositive Kokken (Staphylokokken, Streptokokken, Enterokokken) am häufigsten. Bei bereits mit Antibiotika vorbehandelten Wunden treten vermehrt auch gramnegative Keime (Proteus, Enterobakter, Pseudomonas) auf. Grampositive Kokken allein finden sich in 30–50% der Wunden. Gramnegative Keime allein treten selten auf. Anaerobe Keime (Bacteroides, u. a.) werden in verschiedenen Untersuchungen bei 36–80% der Patienten gefunden und üben zusammen mit aeroben Keimen einen synergistischen Effekt aus (Beispiel: Bacteroides fragilis und Enterokokken). Der Nachweis dieser

Keime scheint technisch nicht unproblematisch zu sein: Entnahmetechnik, Transport und Kulturtechnik sind offenbar die limitierenden Faktoren. Pilze (z. B. Candida) werden selten nachgewiesen.

### 5.1.2.1 Entnahmetechnik

Oberflächliche Abstriche mit Watteträgern sind nicht geeignet, tatsächlich pathogenetisch bedeutsame Keime zu erkennen – im Gegenteil: es besteht ein großer Unterschied zwischen den aus tiefen Gewebekulturen und oberflächlichen Wundabstrichen gewonnenen Keimspektren. Um die pathogenetisch bedeutsamen Keime zu isolieren, empfehlen wir die Entnahme von Gewebe (z. B. im Rahmen der Nekrosektomie bei der strukturierten Wundbehandlung im Stadium I, siehe Kapitel: Wundheilung und lokale Wundbehandlung) mit anschließender Einbettung in ein Kulturmedium zum Transport. Ist Knochen beteiligt, so sollte unbedingt versucht werden, Knochenmaterial für die Kultur zu gewinnen. Oberflächliche Wunden mit Fistelgängen in die Tiefe lassen sich mit Ringer- oder Kochsalzlösung spülen, wobei die Spülflüssigkeit danach aus den Fistelgängen aspiriert und in ein Kulturmedium eingebracht wird. Die Art des Kulturmediums und der Transport muß mit dem entsprechenden mikrobiologischen Institut abgesprochen werden. Auch besondere Fragestellungen (Verdachtsdiagnose einer Infektion mit multiresistenten Keimen, vor allem multiresistenten Staphylokokken (MRSA)), müssen dem Mikrobiologen mitgeteilt werden, damit Kulturtemperatur, Kulturzeit und Kulturmedien entsprechend gewählt werden.

Das technische Vorgehen in unserer Abteilung ist folgendes:

1. Probenentnahme
   Entnahme von Gewebe aus möglichst tiefen Schichten (Übergang von nekrotischem und vitalem infizierten Gewebe) mit Schere/Skalpell bei der primären Nekrosektomie nach der Aufnahme. Bei Knochenbeteiligung (klinisch, radiologisch) Versuch der Entnahme eines Knochenstücks).
   Wiederholung im weiteren Verlauf 1x/Woche oder nach klinischen Kriterien (Befundverschlechterung trotz nach Kulturergebnis und Resistogramm adäquater Therapie).
2. Plazierung des Gewebes in ein Transportmedium (Port-A-Cul, Firma Becton-Dickinson).
3. Lagerung im Brutschrank.
4. Täglicher Transport zum mikrobiologischen Institut.
5. Kultur und Resistenzbestimmung.
6. Übermittlung des (vorläufigen) Kulturergebnisses und des dazugehörigen Resistogramms innerhalb von 48 h per FAX direkt an die einsendende Station.
7. Übermittlung des endgültigen schriftlichen Befundes durch Kurier innerhalb von 72–96 h.

### 5.1.2.2 Keimarten
#### 5.1.2.2.1 Grampositive Bakterien

**Staphylokokken.** Staphylokokken werden am häufigsten und in allen Arten von Wunden nachgewiesen. Stämme, die Koagulase produzieren, werden S. aureus genannt. Staphylokokken besiedeln die Haut der meisten Menschen. Bei Verletzungen können sie Zugang zu tiefer liegenden Gewebeschichten gewinnen. Koagulasenegative Staphylokokken existieren in 21 verschiedenen Arten. Die häufigsten sind S. epidermidis. Staphylokokken werden von Mensch zu Mensch über kontaminierte Hände übertragen. Im Krankenhaus sind Patienten mit stark besiedelten Wunden das Hauptreservoir für nosokomiale Infektionen.

Diese aeroben grampositiven Kokken finden sich vor allem in milden Infektionen bei nicht vorbehandelten Patienten. S. aureus-Stämme produzieren verschiedene β-Laktamasen, die den β-Laktamring der β-Laktamantibiotika zerstören und durch β-Laktamasehemmer wie Clavulansäure, Tazobactam oder Sulbactam gehemmt werden können. Die verschiedenen β-Laktaminhibitoren sind gegen eine unterschiedliche Anzahl und verschiedene Arten der β-Laktamasen wirksam. Tazobactam wirkt gegen alle bekannten β-Laktamasen (Klasse I–VI). Methicillinresistente Staphylokokken (MRSA) sind gegen alle β-Laktamantibiotika sowie Cephalosporine u. a. resistent, auch wenn die Standardtestung auf Kulturplatten eine Cephalosporinempfindlichkeit anzeigen sollte. Die übrigen S. aureus-Stämme sind gegen penicillinasefeste Penicilline (Methicillin- oder Oxacillintyp) empfindlich. Staphylokokkenwirksame Penicilline (Flucloxacillin), Cephalosporine der ersten Generation, Clindamycin und Erythromycin sind ebenfalls wirksam, wobei diese Substanzen auch die anderen häufig in oberflächlichen Wunden gefundenen grampositiven Kokken (Ausnahme: Enterokokken) erfassen (Abb. 5.1.1).

Staphylokokken können unter schwierigen Bedingungen (auch intrazellulär) überleben, produzieren Enzyme und Gifte, die die Gewebeinvasion fördern und können Antibiotikaresistenzen entwickeln. Zu den Enzymen gehört die Koagulase, die eine Plasmakoagulation bewirkt sowie eine Hyaluronidase, die Bindegewebsmatrix abbaut und so die Ausbreitung der Infektion begünstigt.

Die Abwehr gegen Staphylokokkeninfektionen ist abhängig von einer intakten Hautbarriere, einer ausreichenden Anzahl intakter neutrophiler Granulozyten und dem Ausmaß von abgestorbenem Gewebe bzw. Fremdkörpern. Koagulasenegative Staphylokokken zeigen eine größere Variabilität der Antibiotikaresistenz. Im Krankenhaus können sie mit ihren zahlreichen antibiotikaresistenten Plasmiden ein wichtiges Reservoir für die Resistenzentwicklung bei S. aureus und Enterokokken sein (s. u.).

**Methicillinresistente Staphylokokken.** Multiresistente (methicillinresistenter Staphlokokkus aureus – MRSA) Staphylokokken sind sensibel gegen Vancomycin, Teicoplanin, Rifampicin, Gentamicin und resistent gegen sämtliche sonstigen Antibiotika. Die Kultur erfolgt unter besonderen Umständen: Die Platten werden 48 h bei 30–35 °C bebrütet. Klinisch scheinen sie bei Patienten mit DFS im Vergleich zu sensiblen Staphylokokken keine besondere Bedeutung zu besitzen: Ausgeprägte Wundheilungsstörungen rufen sie eher selten hervor, eine Amputation wegen einer MRSA-Infektion ist bei uns bisher nicht erfolgt. Eine Eradikation gelingt unter stationären Bedingungen kaum. Nach erfolgreicher Wundheilung sind sie meist nicht mehr nachweisbar. Allerdings stellen MRSA eine große Gefahr für immunsupprimierte oder -inkompetente Patienten insbesondere auf Intensivstationen dar. Daher sind besondere Hygienemaßnahmen – weniger zum Schutz des betreffenden Patienten mit DFS – sondern zum Schutz der übrigen Patienten, vor allem auf der Intensivstation der Krankenhausabteilung notwendig. Die Gefahr einer Endemie ist immer gegeben und auch nach erfolgreicher Behandlung des letzten Patienten mit MRSA nicht gebannt. Tatsächlich kommen MRSA auch bei nicht-hospitalisierten Patienten zunehmend häufig vor. Während bislang von einer Prävalenz von 5% in der nicht-hospitalisierten Bevölkerung ausgegangen und eine Prävalenz von 15% in einer Abteilung als Endemie bewertet wurde, wird aus den USA eine Infektionsrate von 20% bei ambulanten Patienten mit DFS berichtet. Dies allein spricht für eine mikrobiologische Untersuchung bei allen Patienten mit DFS, die stationär aufgenommen werden. Keimbesiedelte Patienten sollten frühestmöglich entlassen werden. Sie müssen auch bei Wiederaufnahme streng isoliert werden, bis die Abstriche von Wunden, Nasenhöhlen, Axillae und Perineum eine negative Kultur erbringen. Verschleppt werden die Keime im Krankenhaus entweder durch die besiedelten Patienten selbst (z. B. anläßlich von Transporten und Untersuchungen außerhalb des Krankenzimmers) sowie durch gesunde Keimträger unter dem Krankenhauspersonal. Diese können durch intranasale Applikation von Mupirocin und Hautdesinfektion mit Chlorhexidin-Seife saniert werden (Hygiene-Maßnahmen siehe Abschnitt 5.1.7).

In Japan und den USA sind bereits vancomycinresistente MRSA (VRSA) beschrieben worden. In London waren 20% der Patienten mit vancomycinresistenten Enterokokken gleichzeitig Träger von MRSA.

**Streptokokken.** Streptokokken sind Teil der normalen menschlichen Flora des Respirations-Urogenital- und Gastrointestinaltraktes. Zur Klassifikation werden verschiedene Systeme angewandt. Hämolyseaktivität und zellwandständige Antigene (Lancefield-System) werden für die gebräuchlichsten Systeme zur Klassifikation gebraucht. Eine vollständige Hämolyse bei Bebrütung auf Blutagar bewirken die β-hämolysierenden Streptokokken, eine inkomplette Hämolyse die

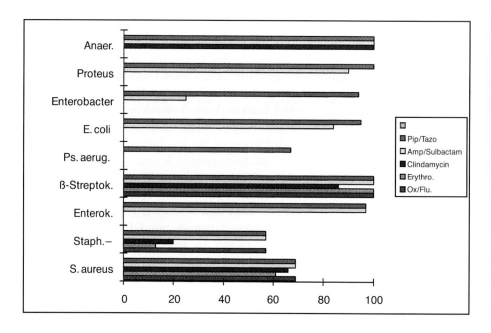

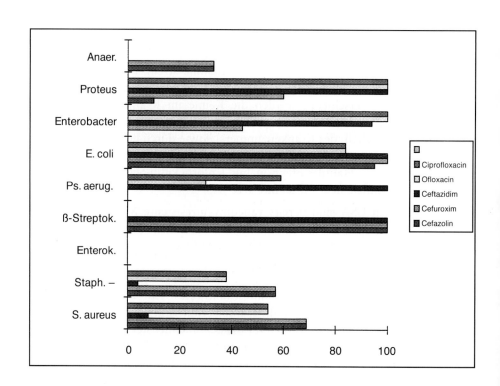

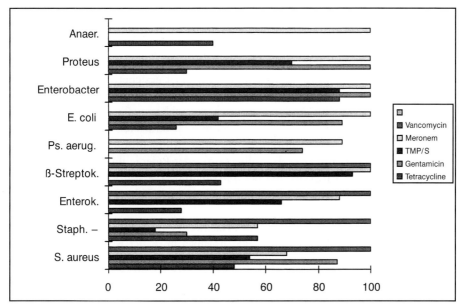

Pip/Tazo = Piperacillin + Tazobactam; Amp/Sulbactam = Ampicillin + Sulbactam; Erythro = Erythromycin; Ox./Flu. = Oxacillin/Flucloxacillin; TMP/S = Trimethroprim/Sulfamethoxazo); Anaer. = Anaerobier; Ps. aer. = Pseudomonas aeruginosa; β-Streptok. = β-hämolysierende Streptokokken; Enterok. = Enterokokken; Staph. = Koagulase negative Staphylokokken; S. aureus = Staphylokokkus aureus

**Abb. 5.1.1** Empfindlichkeit der häufigsten Keime auf ausgewählte Antibiotika bei Patienten mit DFS und Fußläsionen (Angaben in %), DFS-Schwerpunktstation, N=304)

α-hämolysierenden, und keine Hämolyse die γ-hämolysierenden Streptokokken. Die Streptokokkenstämme der Lancefield-Gruppe D wurden kürzlich zum Teil in Enterokokken umbenannt. Streptokokken der Gruppe A erzeugen eine große Anzahl von Produkten, die für die extrazelluläre Ausbreitung der Bakterien von Bedeutung sind: Streptokinasen, DNasen, Proteasen, hämolyseerzeugende Toxine und pyrogene Endotoxine, so daß häufig ausgedehnte oberflächliche Infektionen der Haut und des Subcutangewebes (Erysipel) resultieren, wenn die Keime in die Haut eindringen. Kultur und Antistreptolysintiter im Serum sind hier wegweisend. Die nekrotisierende Fasciitis ist eine Streptokokkeninfektion, die oberflächliche und/oder tiefe Muskelfaszien befällt. Stämme der Gruppe A können auch Abszesse der Skelettmuskulatur hervorrufen. In beiden Fällen imponiert klinisch der akute fulminante Verlauf.

Vergrünende Streptokokken (S. viridans) lassen sich nicht einer Lancefield-Gruppe zuordnen und besitzen ein α-Hämolysemuster. Sie sind eine heterogene

Gruppe von Keimen, die zur Entstehung von Karies beitragen und Endocarditiden verursachen.

**Enterokokken.** Enterokokken werden bei uns an zweiter Stelle der Häufigkeitsskala gesehen (Tab. 2). Ihre Pathogenität bei DFS ist gesichert. Besondere Beachtung verdient ihre Resistenz gegen Clindamycin und gegen alle Cephalosporine. Ampicillin und Penicillin sind bei klinisch erreichbaren Gewebespiegeln nicht zuverlässig wirksam (Abb. 5.1.1). Einige Stämme produzieren β-Laktamasen und sind damit gegen β-Laktamantibiotika resistent. Ampicillin in Kombination mit einem β-Laktamasehemmer (z. B. Sulbactam) oder Piperacillin-Tazobactam sind ebenso wirksam wie Vancomycin oder Teicoplanin. Trimethoprin-Sulfamethoxazol (TMP-S) sowie Imipenem oder Meronem hemmen 70 bzw. 90 % der Stämme.

**Tabelle 2** Keimarten und Häufigkeit ihres Nachweises aus Fußverletzungen bei stationären und ambulanten Patienten mit DFS (Angaben in % der Kulturen), z. T. multimikrobielle Besiedlung (1−5 Keime pro Wunde)
Zahl der Kulturen: N=365 (Diabetes-Fuß-Schwerpunktstation), N=257 (Diabetes-Fußambulanz).
Keimstatistik: Hygiene Institut des Ruhrgebietes, Dr. Breuer, Prof. Dr. Dickgießer

|  | stationär | ambulant |
|---|---|---|
| Staph. aureus | 20 | 24,5 |
| davon MRSA (%) | 31 | 14 |
| Staph., Koagulase neg. | 22,7 | 16,3 |
| β-hämolysierende Streptokokken | 4,6 | 6,6 |
| S. viridans | 1,3 | 1,5 |
| Enterokokken | 19,1 | 18,6 |
| E. coli | 6,2 | 3,5 |
| Enterobacter | 5,3 | 3,5 |
| Proteus species | 3,9 | 9,7 |
| Pseudomonas aer. | 8,9 | 8,1 |
| Anaerobe | 3,2 | 3,8 |

*Vancomycin-resistente Enterokokken* wurden in den Niederlanden im Darm von Truthähnen gefunden, die als Wachstumsförderer Avoparcin − ein Glycopeptid ähnlich wie Vancomycin − erhalten hatten. Eine Übertragung auf den Menschen ist möglich: 40 % der Züchter waren infiziert, so daß − ähnlich wie bei den MRSA − hier ein neuer Problemkeim aufzukommen scheint. In London fanden sich bei 20 % der Patienten mit vancomycinresistenten Enterokokken gleichzeitig MRSA. Da die Vancomycin- (und Teicoplanin-) Resistenz auf Enterokokken und Staphylokokken übertragbar ist, war das Aufkommen von vancomycinresistenten MRSA zu erwarten und konnte jetzt auch nachgewiesen werden (s. o.).

## 5.1.2.2.2 Gramnegative Bakterien

**Gramnegative Enterobakterien.** Zu dieser Gruppe gramnegativer Bakterien gehören *E. coli, Klebsiella, Serratia, Enterobacter, Proteus und Acinetobacter*. Sie kommen ubiquitär innerhalb und außerhalb des menschlichen Körpers vor und können das menschliche Kolon besiedeln, ohne Krankheiten zu verursachen. Signifikante Infektionen erfordern entweder einen außerordentlich virulenten Erreger, einen geschwächten Wirt (bzw. eine verminderte Abwehrreaktion wie bei Patienten mit schlechter Stoffwechseleinstellung) oder die Kombination von beidem. Die Therapie von gramnegativen Infektionen muß sich daher nicht nur auf die Elimination der Erreger richten, sondern auch auf die Stärkung der Immunantwort u. a. durch Optimierung der Blutzuckereinstellung. Im Krankenhausmilieu verfügen diese Bakterien über eine präselektierte Antibiotikaresistenz und sind schwer zu behandeln. Die Antibiotikaresistenz entsteht häufig durch die Annahme neuer Gene auf DNS-Einheiten, die von einer Bakterienzelle auf eine andere übertragen werden können.

*E. coli* ist ein primär kommensaler Keim des Gastrointestinaltraktes. In infizierten Fußläsionen findet er sich als Teil einer Mischinfektion. *Enterobacter* ist ein opportunistischer Erreger, der Cephalosporinasen produzieren kann, die Cephalosporine der dritten Generation inaktivieren können. *Proteus-Spezies* sind bewegliche Bakterien, die auf nassen Nährböden wachsen können. Sie werden im Boden, Abwasser und Fäces gefunden. Eine Sepsis ist wie bei anderen gramnegativen Bakterien eine schwere Komplikation.

**Pseudomonas.** *Pseudomonas aeruginosa* ist der häufigste menschenpathogene Keim der Pseudomonasgruppe: kleine aerobe Stäbchen, die z. T. einen blaugrünen Farbstoff produzieren können (Pyocyanin). Sie wachsen gern in feuchter Umgebung und können Haut, Respirationstrakt, das äußere Ohr und den Dickdarm gesunder Menschen besiedeln ohne Krankheiten auszulösen. Nach Aufhebung der normalen Hautbarriere und Minderung der Abwehrkräfte des Wirtes können sie jedoch eine maligne Transformation durchlaufen und sich auf der Hautoberfläche ausbreiten sowie tiefer gelegene Gewebeschichten infizieren. Die hämatogene Ausbreitung und Freisetzung systemisch aktiver Toxine kann zu Dissemination in andere Organe und zum Sepsissyndrom führen. Das verantwortliche Exotoxin A wirkt lokal nekrotisierend. Haut- und Weichteilinfektionen lassen sich z. T. durch das blaugrüne Exsudat und den charakteristischen Geruch auf Pseudomonas aer. zurückführen. Im Bereich des Fußes wird besonders Knorpelgewebe der kleinen Gelenke befallen. Die Infektion der Knochen kann sich sowohl am Fuß als auch als metastatische Infektion als vertebrale Osteomyelitis manifestieren.

Gegen Pseudomonas wirksam sind: Aminoglycoside, Cephalosporine der dritten Generation (z. B. Ceftazidim, Cefoperazon etc.), bestimmte Breitspektrumpenicilline (Piperacillin, ggf. in Kombination mit einem β-Laktamaseinhibitor wie Tazobactam oder Ticarcillin), Carbapenem (Imipenem, Meronem), Gyrase-Hemmer (z. B. Ciprofloxacin), (Abb. 5.1.1). Chronische Infektionen erfordern eine lange Therapiedauer, akute Infektionen können kürzer, aber dafür mit höheren Dosen behandelt werden. Nekrotische Gewebe, Fremdmaterial und Eiter müssen im Rahmen eines mechanischen Débridements entfernt werden.

### 5.1.2.2.3 Anaerobe Keime

Anaerobe Bakterien können sich in Anwesenheit von Sauerstoff nicht mehr vermehren, z. T. aber für begrenzte Zeit überleben. Wichtige Reservoire mit natürlichem Vorkommen sind die Schleimhäute des Mundes und des Gastrointestinal-Traktes, der weibliche Genitaltrakt und die Haut des Menschen. Sie verursachen selten allein eine Infektion sondern meist in Symbiose mit anderen Bakterien (Mischinfektion). Die wichtigste Gruppe wird von gramnegativen Bakterien, der Bacteroides-Familie gebildet: Bei Patienten mit DFS vor allem *Bacteroides fragilis*. Sonstige anaerobe Bakterien mit klinischer Bedeutung sind die *Peptostreptococcus-Arten* sowie *Clostridien*.

Anaerobier werden hauptsächlich in abgestorbenem Gewebe sowie Abszeßhöhlen nachgewiesen. Fauliger Geruch des Eiters ist ein dringender Hinweis auf eine solche Infektion, auch wenn keine anaeroben Keime angezüchtet werden können. Typisch ist die Konstellation einer negativen Kultur und dem gleichzeitigen Nachweis von Organismen im Grampräparat, da die Kultur langwierig und schwierig ist. Hauptproblem ist die geeignete Probenentnahme, wobei die Gewinnung von Eiter, Blut und die direkte Gewebeentnahme geeignete Methoden sind.

### 5.1.2.3 Mikrobiologische Befunde bei stationär und ambulant betreuten Patienten

Die häufigsten Keime bei stationären (DFS-Schwerpunktstation) und ambulanten (Fußambulanz) Patienten zeigen Tabelle 2 sowie Abbildung 5.1.2. Die Verteilung der grampositiven und gramnegativen und anaeroben Bakterien auf der Diabetes-Fußschwerpunktstation und der DFS-Ambulanz gibt Abbildung 5.1.3 wieder.

Infektionen 105

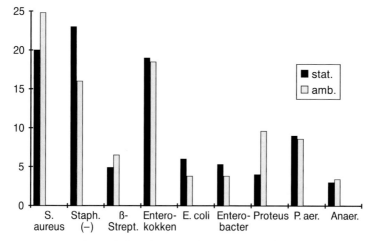

**Abb. 5.1.2** Keimarten und Häufigkeit ihres Nachweises aus Fußverletzungen bei stationären und ambulanten Patienten mit DFS (Angaben in % der Kulturen), z. T. multimikrobielle Besiedlung (1–5 Keime pro Wunde)
Zahl der Kulturen: N=365 (Diabetes-Fuß-Schwerpunktstation), N=257 (Diabetes-Fuß-ambulanz).
Keimstatistik: Hygiene Institut des Ruhrgebietes, Dr. Breuer, Prof. Dr. Dickgießer

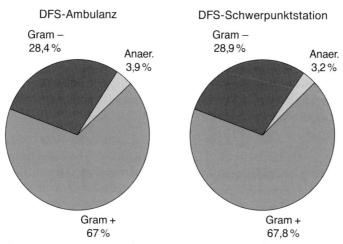

Gram- = grammeyat. Bakterien; Anaer. = Anaerobur

**Abb. 5.1.3** Grampositive und gramnegative sowie anaerobe Keime in der DFS-Ambulanz und der DFS-Schwerpunktstation

### 5.1.3 Klinik

Die bakterielle Infektion einer oberflächlichen, druckbedingten Fußverletzung ist vor allem bei Patienten mit Neuropathie der häufigste Weg zu einer Ausdehnung der Verletzung nach proximal („aufsteigende Infektion") mit Gewebezerstörung, hämatogener Streuung (Endocarditis!), Lymphangitis, Sepsis mit vitaler Bedrohung (z. B. durch Nierenversagen oder disseminierte intravasale Gerinnung). Dabei ist die klinische Entwicklung insbesondere bei Neuropathie typisch und läßt sich daher in verschiedene aufeinander folgende Stadien einteilen:

- Rötung über druckexponierter Region
- Hornhautbildung (Abb. 13 im Anhang)
- Blase unter der Hornhaut (Abb. 13 im Anhang)
- Einriß der Hornhautplatte
- Infektion der Blase
- Weichteilinfektion (Abb. 13, 14 im Anhang)
- Infektion von Knochen und/oder Gelenken (Abb. 18 im Anhang)
- aszendierende Infektion (Vorfußphlegmone), ggf. septische Thrombose der Digitalarterien (Abb. 13, 14 im Anhang)
- Sepsis

Diese Veränderungen verlaufen in unterschiedlichen Zeitfenstern: Eine neuropathische druckbedingte Verletzung (Ulcus, mal perforans) kann über Monate oder Jahre (mit oder ohne bakterielle Besiedlung) ohne weitergehende Folgen bestehen, bis es zu einer progredienten Infektion kommt, die sich dann u. U. in kurzer Zeitspanne (Tage bis Wochen) zu den weiteren katastrophalen Stadien entwickelt. Leider kann der Ablauf für einen ungeschulten Patienten sehr schwer zu erkennen sein, so daß die Diagnose oft sehr verzögert wird.

Etwa 40% der Patienten mit einer beinbedrohenden Infektion leiden an einer schweren paVK, bei der Hälfte in Form einer kritischen Beinischämie (CLI=Critical Limb Ischemia).

Patienten mit arterieller Verschlußkrankheit zeigen in der Regel einen wesentlich schnelleren Verlauf. Hier wird (falls keine Neuropathie vorliegt) das Geschehen am Fuß eher zu einem Leidensdruck führen (Schmerz!), der wiederum eine Vorstellung in der Praxis oder Ambulanz veranlaßt.

Die schlechteste Prognose haben Patienten mit der Kombination aus paVK und Neuropathie.

Auch von den Therapeuten wird die Ausdehnung und Bedeutung der Infektion häufig unterschätzt, so daß die stationäre Einweisung verspätet erfolgt, was u.U. zu höheren Amputationsniveaus führt.

**Tabelle 3** Klinische Zeichen bei beinbedrohender Infektion in 3 verschiedenen Zentren (1=London/GB, 2=Lund/S, 3=Dortmund/D)

|  | Zentrum 1 (N=24) | Zentrum 2 (N=24) | Zentrum 3 (N=19) |
|---|---|---|---|
| Rötung | 24 (100%) | 23 (96%) | 19 (11%) |
| Eiter | 23 (96%) | 7 (29%) | 9 (47%) |
| Temperaturdifferenz | 19 (79%) | 11 (52%) | 8 (47%) |
| Schmerz | 9 (38%) | 8 (33%) | 6 (32%) |
| Schwellung oder Ödem oder Spannung | 24 (100%) | 20 (83%) | 18 (95%) |
| Fieber | 1 (4%) | 8 (33%) | 1 (5%) |

Systemische Zeichen der Infektion wie Leukocytose oder Fieber sind eher selten oder treten erst so spät im Verlauf auf, daß sie nicht zur Diagnosestellung verwandt werden können. Erhöhte Blutsenkungsgeschwindigkeit, erhöhtes C-reaktives Protein im Serum, erhöhtes Fibrinogen im Serum sowie ansteigende Blutzuckerwerte bzw. verminderte Insulinempfindlichkeit sind bessere Marker für eine ausgedehnte Infektion. Lokale Entzündungszeichen sind von unterschiedlicher Bedeutung, wobei die Rötung ein besonders wichtiger Hinweis zu sein scheint. Die Häufigkeit verschiedener klinischer Parameter bei Patienten mit beinbedrohender Infektion zeigt Tabelle 3.

Am häufigsten breitet sich die Infektion zunächst im Bereich des Vorfußes aus. Mittelfuß und Fersenbereich sind deutlich weniger häufig primär betroffen.

Um die Ausdehnung der Verletzung bzw. der Infektion zu beschreiben, benutzen wir eine modifizierte Klassifikation nach Wagner. Trotz verschiedener Kritikpunkte und daraus abgeleiteter Modifikationen ist sie ausreichend genau und reproduzierbar, obwohl sie nicht direkt auf das Ausmaß einer Infektion ausgerichtet ist (s. Kapitel: Inhaltliche und formale Strukturen für eine erfolgreiche Betreuung von Patienten mit Fußverletzungen bei DFS, Tabelle 7). Mit höheren Wagner-Stadien finden sich mehr Anaerobier und gramnegative Keime und weniger grampositive Keime.

Eine *nekrotisierende Fasziitis* beschreibt die Infektion von Subkutangewebe, die sich entlang der Faszien und Sehnen ausbreitet. Die Haut ist zunächst nicht betroffen, wird aber später im Rahmen einer infektbedingten Ischämie nekrotisch. Die für die Hautversorgung zuständigen Blutgefäße thrombosieren im Rahmen der Entzündung und nachfolgenden Vaskulitis. 90% dieser Infektionen werden durch mehrere Keime hervorgerufen. Anaerobe und aerobe Keime wirken zusammen: Gramnegative Keime wie E. coli, Klebsiellen, Proteus und Enterobacter ebenso wie grampositive (Streptokokken). Bei voller Ausprägung liegt die Mortalität bei 20 bis nahezu 40%. Wichtig sind eine frühe chirurgische Intervention und eine breite Antibiose.

### 5.1.4 Therapie
#### 5.1.4.1 Grundlagen

Die Behandlung einer infizierten Fußläsion bei Diabetes mellitus beschränkt sich auf keinen Fall auf die Gabe eines adäquaten Antibiotikums. Wie oben ausgeführt, wird eine klinisch relevante Infektion bei zahlreichen Erregern (besonders anaerobe und gramnegative Bakterien) erst durch eine geschwächte Abwehr des Wirts möglich. Da die zelluläre Abwehr bei schlechter Stoffwechseleinstellung reversibel gestört ist, ist die Nahe-Normoglycämie eine Grundvoraussetzung für eine erfolgreiche Therapie. Auf eine Wiederherstellung der normalen Leukocytenfunktion zielen eine nahe-normoglykämische Blutzuckereinstellung und neue Therapieverfahren wie die Gabe von G-CSF (Granulocyten-Kolonie-stimulierendem Wachstumsfaktor) ab.

Patienten mit milder Infektion ohne Beteiligung tieferer Gewebeschichten können ambulant, die übrigen müssen stationär behandelt werden, insbesondere, wenn eine Osteomyelitis (s. u.) vorliegt.

Die Behandlung gliedert sich in die Phase der empirisch gesteuerten, ungezielten und in die Phase der gezielten Therapie.

Neben einer stadienorientierten lokalen Wundbehandlung mit ausreichender Entfernung von infiziertem und nekrotischem Gewebe, Druckentlastung, nahe-normoglycämischer Blutzuckereinstellung und Revaskularisation (falls nötig) ist allerdings ein strukturiertes Vorgehen zur antimikrobiellen Chemotherapie wichtige Voraussetzung für eine Wundheilung.

Jede Anwendung von Antibiotika muß unter strenger Indikationsstellung erfolgen, da eine direkte Beziehung besteht zwischen der Menge eines in einer bestimmten Einrichtung verbrauchten Antibiotikums und der Anzahl der neu aufgetretenen resistenten Bakterienstämme. Jede Anwendung eines Antibiotikums trägt zur Resistenzentwicklung bei und sollte darum unter den Grundsätzen antimikrobieller Chemotherapie erfolgen:

1. Sollte immer erregerhaltiges Material gewonnen werden;
2. sollte der Erreger und seine Empfindlichkeit gegen Medikamente bestimmt werden;
3. sollte bei bekanntem Erregerspektrum und Resistogramm das Regime mit dem schmalsten noch wirksamen Spektrum gewählt werden (Ausnahmen

s. u.). Die Gabe des Wirkstoffes mit dem schmalsten Spektrum vermindert die Gefahr der Veränderung der Normalflora und damit der Selektion resistenter nosokomialer Erreger (Candida alb., Enterokokken, MRSA);
4. Resistenzentwicklungen (in der Wunde und in der Umgebung) sollten nicht vorkommen;
5. sollte die Wahl des Medikamentes durch seine Pharmakokinetik und sein Nebenwirkungsspektrum bestimmt und
6. bei erfüllten Bedingungen 1–5 das kostengünstigste Mittel gewählt werden. Kostengünstig meint dabei nicht nur die „Anschaffungskosten", sondern auch die Kosten für Anwendung und Entsorgung.

Schwerkranke Patienten resorbieren oral gegebene Antibiotika schlecht – jedenfalls trifft das für Penicilline zu und für andere Mittel gibt es keine Daten. Daher sollte jede Therapie bei schweren Infektionen parenteral durchgeführt oder zumindest begonnen werden. Die Therapiedauer beträgt für Weichteilinfektionen in der Regel 14 Tage, bei Infektion des Knochens 6–8 Wochen.

Der Therapieerfolg läßt sich in Abhängigkeit vom Ausgang der Resistenzprüfung und von der Pharmakokinetik des betreffenden Mittels vorhersagen. Empfindlich sind Bakterien immer dann, wenn die erreichbare maximale Serumkonzentration die minimale Hemmkonzentration (MHK) um mindestens das vierfache übersteigt. Da die Serumkonzentration meist nach drei bis vier Halbwertzeiten die MHK unterschreitet, werden die meisten Medikamente nach dieser Zeitspanne erneut gegeben. Bei der Osteomyelitis behindern Knochensequester die normalen Abwehrvorgänge. Daher werden hier häufig höhere Dosierungen eingesetzt. Auch Abszesse stellen eine Infektionsart mit schlechter Penetrationsmöglichkeit für Antibiotika dar. Deshalb spielt hier die mechanische Behandlung (Drainage) eine wesentliche Rolle.

Eine Kombinationstherapie ist immer dann zu bedenken, wenn eine Behandlung gegen eine Vielzahl pathogener Erreger begonnen werden soll oder wenn zwei Mittel sich in ihren Einzelwirkungen positiv beeinflussen (Trimethoprim und Sulfamethoxazol). Meist läßt sich jedoch keine additive Wirkung erzielen – im Gegenteil müssen Hemmungen der Wirksamkeit bei Kombinationen z. B. von bakteriostatischen und bakteriziden Mitteln bedacht werden (Tetracyclin und Penicillin).

Die Behandlung von Infektionen mit anaeroben Keimen sollte berücksichtigen, daß es sich meist um Mischinfektionen handelt, wobei die unterschiedlichen Keime synergistisch agieren. Damit läßt sich häufig eine Infektion auch dann erfolgreich behandeln, wenn die eingesetzten Antibiotika gegen einige, aber nicht alle Bakterien wirksam sind, da sie – in Kombination mit einer Drainagebehandlung – die abhängigen Beziehungen der Bakterien untereinander stört. Die Resistenztestung bei anaeroben Keimen ist schwierig, die Bedeutung umstritten. Da es sich um Mischinfektionen handelt, sollten die eingesetzten Mittel auch gegen aerobe Keime wirksam sein. Bacteroides sind selten gegen Metronidazol resistent. Allerdings muß dieses Mittel immer in Kombination mit anderen gegen die restlichen Keime der Mischinfektionen wirksame Antibiotika gegeben werden. Weiterhin sind Piperacillin-Tazobactam, Ticarcillin-Clavulansäure, Ampicillin-Sulbactam sowie Clindamycin wirksam.

In der ersten Behandlungsphase ohne bekanntes Keimspektrum und Resistogramm muß die Behandlung auf Antibiotika zurückgreifen, deren Wirkung aus Erfahrung wahrscheinlich ist. Die Auswahl richtet sich nach der Schwere und klinischen Bedeutung der Infektion sowie den vermuteten Keimen. Besonders hilfreich für eine solche Therapieentscheidung ist die Auflistung der Kultur- und Resistenzergebnisse aus einem zurückliegenden Untersuchungszeitraum (Abb. 5.1.1, Tab. 2).

Die Antibiotikatherapie sollte bei Ansammlungen von Eiter durch eine effektive Drainage ergänzt werden. Der Wert der hyperbaren Sauerstofftherapie ist nicht gesichert.

Unser Vorgehen bei infizierten Läsionen läßt sich wie folgt zusammenfassen (siehe Abb. 5.1.4, 5.1.5; 17–21 im Anhang):

1. Exploration der Wunde in jede Richtung mit einem stumpfen Instrument (probe to bone).
2. Entfernen von nekrotischem Gewebe (mechanisch).

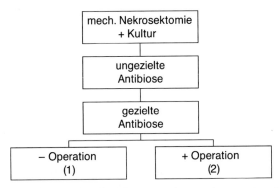

**Abb. 5.1.4** Verzahnung zwischen konservativer und operativer Therapie bei Weichteil- und/oder Gelenk- und Knocheninfektionen bei DFS
(1): – Operation: kontinuierliche klinische Besserung, Patient mit Langzeittherapie einverstanden: konservatives Vorgehen
(2) + Operation: Weichteilinfektion gebessert (weniger als 100.000 Keime/g Gewebe) → Resektion des befallenen Knochens, primärer Wundverschluß

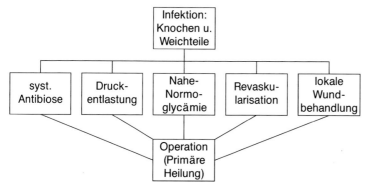

**Abb. 5.1.5** Kombiniertes Vorgehen bei infizierten Läsionen bei DFS

3. Entnahme einer Gewebeprobe aus der Tiefe zur Kultur.
4. Ungezielte, empirisch ausgerichtete Antibiose.
5. Nach 48–72 h: gezielte Antibiose, Richtgrößen:
   – Wirksamkeit (Spektrum so eng wie möglich, so weit wie nötig),
   – Nebenwirkungsspektrum (Abgleich mit Krankheitsspektrum des Patienten. Beispiel: keine nephrotoxischen Substanzen (Aminoglycoside) bei Patienten mit diabetischer Nephropathie),
   – Applikationsform (zunächst parenteral, später ggf. enteral).
6. Kosten.
7. Keine lokalen Antibiotika.

### 5.1.4.2 Ungezielte Antibiose

Die empirische ungezielte Antibiose sollte bei nicht vorbehandelten Patienten vor allem grampositive Keime (Staphylokokken > Enterokokken > Streptokokken) abdecken. Für ambulant behandelte Patienten aus dieser ersten Gruppe ist die Wirksamkeit von Clindamycin (1.200 md/die) in einer prospektiven Untersuchung mit einer Besserungs- bzw. Heilungsrate von 96% dokumentiert. Auch orale Cephalosporine (Cephalexin) zeigten eine ähnliche Rate (86%).

Vorbehandelte Läsionen bzw. Verletzungen mit längerer Laufzeit sind oft zusätzlich mit gramnegativen Keimen infiziert. Hier bietet sich die Kombination aus Betalaktamantibiotikum und Betalaktamase-Hemmer (z. B. Piperacillin/Tazobactam) an. Ein ähnliches Wirkungsspektrum besitzt die Kombination aus Amoxicillin und Clavulansäure. Resistent sind die multiresistenten Staphylokokken (MRSA), Pseudomonas aeruginosa und andere gramnegative Keime, die zur Bildung von Breitspektrum-Betalaktamasen in der Lage sind. Nach einer

**Tabelle 4** Behandlungsempfehlungen für eine ungezielte Antibiose

1. Leichte Infektion (non-limb-threatening), orale Therapie gewünscht: orale Cephalosporine, Clindamycin (vor allem bei Osteomyelitis), Erythromycin, Ciprofloxacin bei Verdacht auf Infektion mit Pseudomonas aer., Ampicillin+Sulbactam, TMP/S, ggf. die Kombination Clindamycin/Ciprofloxacin. Die Indikation zur Antibiose sollte streng gestellt werden.
2. Schwere Infektionen (limb-threatening): Breitspektrumpenicilline mit β-Laktamase-Inhibitor (Piperacillin-Tazobactam, Ampicillin-Sulbactam, Ticarcillin-Clavulansäure, etc.) bei Verdacht auf Infektion mit gramnegativen und grampositiven sowie anaeroben Keimen, hier besonders wegen der Wirkung auf Enterobacter bzw. Pseudomonas aer. die Kombination Piperacillin-Tazobactam. Bei Verdacht auf Mischinfektion mit anaeroben und grampositiven Keimen und insbesondere Knochenbeteiligung Clindamycin. Ceftazidim bei Verdacht auf Infektion mit gramnegativen Keimen.
3. Schwere, lebensbedrohende Infektion: Kombinationsbehandlung aus Imipenem/Cilastatin (oder Meronem) sowie Vancomycin (bzw. Teicoplanin).
4. Die Anwendung von Vancomycin und Teicoplanin muß ansonsten auf Fälle mit Nachweis von klinisch relevanter Infektion mit MRSA beschränkt bleiben.

Gyrase-Hemmer sind Reserveantibiotika, da sich unter Therapie rasch Resistenzen entwickeln können. Aminoglycoside sind nephrotoxisch und werden daher bei Diabetikern nicht empfohlen.

ungezielten Behandlung von fünf Tagen waren unter dieser Therapie in 35% der Fälle die pathogenen Keime eradiziert. Alternative wäre die Behandlung mit Gyrase-Hemmern (z. B. Ciprofloxacin oder Ofloxacin). Bei Monotherapie mit Ofloxacin werden auch bei Knochenbeteiligung klinische Erfolgsraten um 75–80% nach einem Jahr berichtet. Problematisch erscheint hier die hohe Rate von resistenten Staphylokokkenstämmen bzw. die rasche Resistenzentwicklung, so daß die Kombination mit Clindamycin in Erwägung gezogen werden kann.

Die Indikation zu einer Antibiose sollte streng gestellt werden: Zum Teil genügt eine ausreichende Druckentlastung zusammen mit einer Optimierung der BZ-Einstellung, um eine Abheilung zu erzielen.

Bei schweren Infektionen mit vitaler Bedrohung für den Patienten richten wir uns in der empirischen Sofort-Therapie nach der Keimstatistik des letzten Jahres. Das Antibiotikum muß gegen MRSA wirksam sein. Deshalb wird eine Kombinationsbehandlung mit Vancomycin oder Teicoplanin durchgeführt. Weiter müssen alle häufig vorkommenden gramnegativen Keime inklusive Pseudomonas aeruginosa sensibel sein: Hier bieten sich Betalaktamantibiotika in Kombination mit Betalaktamase-Inhibitoren an. Wir verwenden entweder die Kombination Piperacillin/Tazobactam oder Imipenem/Cilastatin. Die Behandlungsempfehlungen für eine ungezielte Antibiose sind in Tabelle 4 zusammengefaßt.

Das Flußdiagramm (Abb. 5.1.4) zeigt die Verzahnung des konservativen und operativen Vorgehens. Ein klinisches Beispiel geben die Abbildungen 17–21 im Anhang. Grundsätzlich lassen sich bessere Operationsergebnisse mit primärer Wundheilung, kürzerer Krankenhausverweildauer und schnellerer Belastbarkeit der Wunde erzielen, wenn in möglichst keimarmen Gebieten operiert werden kann. Wundheilungsstörungen sind immer bei einer Keimzahl > 100.000/g Gewebe zu erwarten. Daher gilt:

> Vor jedem operativen Eingriff mit dem Ziel einer Rekonstruktion: Infektionsbehandlung bis zur Reduktion der Keimzahl auf 100.000/g Gewebe!

## 5.1.5 Therapieversagen

Tabelle 5 gibt die Gründe für ein Therapieversagen an.

Tabelle 5   Ursachen für ein Therapieversagen

1. Zu kurze Therapiedauer
2. Falsche klinische Diagnose
3. Falsche mikrobiologische Diagnose (Keimart und Resistenz)
4. Das Antibiotikum ist
   a) nicht wirksam
   b) wird nicht ausreichend resorbiert
   c) erreicht den Wirkort nicht in ausreichender Konzentration
      – Ischämie
      – nekrotisches Gewebe
      – schlecht durchblutetes Zielgewebe
      – Abszess
      – Fremdkörper

## 5.1.6 Osteomyelitis

Eine Osteomyelitis wird bei etwa 70% der Patienten mit Fußläsionen gefunden. S. aureus läßt sich bei der Osteomyelitis per continuitatem in etwa der Hälfte der Fälle als verantwortlicher Keim identifizieren. Diese Mikroorganismen können auch intrazellulär in Osteoblasten überleben. Auch koagulase-negative Staphylokokken und Streptokokken lassen sich isolieren. Oft handelt es sich um eine Mischinfektion mit gramnegativen (Enterobakterien oder Pseudomonas aeruginosa) und anaeroben Bakterien.

### 5.1.6.1 Pathophysiologie

Die häufigste Abfolge bis zur bakteriellen Besiedlung des Knochens ist die Ausbreitung der Erreger per kontinuitatem aus einer mehr oder weniger knochennah gelegenen Verletzung. Rezidivierende mechanische Traumata (wie bei PNP), Ischämie (wie bei paVK) und Fremdkörper erhöhen die Empfänglichkeit des Knochens. Im Rahmen der zellulären Abwehr versuchen Phagozyten die Infektion einzudämmen und setzen dabei osteolytische Enzyme frei: die entstandenen Osteolysen sind radiologisch gut zu erkennen. Die Knochendurchblutung nimmt durch erhöhten intraossären Druck ab. Der wiederum entsteht durch die Ausbreitung von Eiter in den Gefäßkanälen. Im weiteren Verlauf führt die Ischämie zur Demarkation von Knochenfragmenten (Sequester).

Die Bakterien lagern sich dem geschädigten Knochen dicht an und umgeben sich mit einer Bioschicht (Glycokalix), so daß sie dem Abwehrsystem des Körpers und den Einflüssen einer antimikrobiellen Chemotherapie nur vermindert zugängig sind.

### 5.1.6.2 Klinische Diagnose

Die Diagnose einer bakteriellen Infektion läßt sich anhand klinischer Zeichen (Weichteilschwellung, Rötung, Temperaturdifferenz zur Gegenseite, Deformität, ggf. Gelenkinstabilität, eitriges Sekret) und ggf. zusätzlicher apparativer Untersuchungen stellen. Klinische Zeichen, die mehr als zehn Tage persistieren, lassen eine Osteomyelitis wahrscheinlich werden. Leider bietet letzte diagnostische Sicherheit nur die histologische Untersuchung des betroffenen Knochens, so daß bei Unsicherheit eine Feinnadelbiopsie zur histologischen Diagnostik empfohlen wird. Die gleichzeitige Entnahme von Knochenmaterial zur mikrobiologischen Untersuchung weist die beteiligten Keime und ihre Resistenz oder Sensibilität gegen verschiedene Antibiotika nach. Weniger invasiv ist der Versuch, den Knochen mit einem stumpfen Instrument (z. B. einer Knopfsonde) zu erreichen („probe to bone"). Diese Untersuchung hat eine hohe Spezifität, ist aber nicht sehr sensibel.

### 5.1.6.3 Bildgebende Verfahren

Das *Nativ-Röntgenbild* gibt die Ereignisse am Knochen zeitversetzt mit einer Verzögerung von etwa zwei Wochen wieder: Neben Unterbrechungen der Corticalis finden sich Knochenfragmentationen und -auflösungen sowie periostale Reaktionen (Abb. 18 im Anhang). Die Zeitverzögerung tritt dadurch auf, daß erst 40–70% des Knochens resorbiert sein müssen, bevor die Veränderungen sichtbar werden.

Zusätzliche Möglichkeiten ergeben sich durch die Anwendung von Querschnittsbildern durch *Computertomogramm (CT)* und *Kernspintomographie (NMR)*, aber auch diese haben wie das Nativ-Röntgenbild Schwierigkeiten, eine bakterielle von einer nicht-bakteriellen Ostitis im Rahmen einer diabetischen Osteoarthropathie zu unterscheiden. Vorteile sind ihre sehr gute Auflösung, die frühe Darstellung von periostalen Reaktionen, Zerstörungen der Medulla und der Corticalis, Gelenk- und Weichteilbeteiligung zu Zeiten, in denen das Nativ-Röntgenbild noch keinen pathologischen Befund ergibt. Das CT zeigt besonders die Veränderungen der Corticalis und weist Knochensequester exakt nach. Das NMR ist sensitiver für die Veränderungen des Knochenmarks und der umgebenden Weichteile und zeigt daher die Frühzeichen einer beginnenden Osteomyelitis noch eher als das CT. Allerdings sind die vom NMR aufgezeigten Veränderungen nicht typisch für eine Osteomyelitis: Sie werden bei allen Veränderungen mit Veränderungen am Knochenmark angetroffen, die mit Hyperämie, Ischämie, Ödem und Infiltration durch Zellen einhergehen.

Die höchste Genauigkeit der nicht-invasiven Verfahren besitzt das *Leukocytenszintigramm* in Verbindung mit einem *Biphosphonat-Knochenszintigramm*.

Das *99 mTechnetium-Diphosphonat-Szintigramm* zeigt osteoblastische Aktivität und Knochendurchblutung an. Es ergibt bei Osteomyelitis innerhalb von 24 Stunden einen positiven Befund, vermag aber nicht von anderen Prozessen mit vermehrter Osteoblastenaktivität und Knochendurchblutung (z. B. diabetische Osteoarthropathie) zu unterscheiden. Das *Dreiphasen-Szintigramm* beinhaltet eine initiale Phase, die den Blutfluß im betreffenden Gebiet dokumentiert (Flow-Phase), eine Phase nach 5 Minuten (Blood Pool Phase) und Spätaufnahmen nach 3 Stunden mit rückläufiger Weichteilaktivität sowie ggf. nach 24 Stunden. Bei Weichteilinfektionen finden sich eine diffuse vermehrte Durchblutung und Blutanreicherung. Bei Osteomyelitis sind die Veränderungen mehr herdförmig. Bei normalen Nativröntgenbildern sind Dreiphasen-Szintigramme sensitiv (94%) und spezifisch (95%) für eine Osteomyelitis. Leider nehmen Sensitivität und Spezifität bei allen vorbestehenden Veränderungen mit vermehrtem Knochenumbau (und hier bei Patienten mit Diabetes mellitus am häufigsten der diabetischen Osteoarthropathie) deutlich ab.

**Tabelle 6** Sensitivität und Spezifität für verschiedene Untersuchungen zum Nachweis oder Ausschluß einer Osteomyelitis (Angaben in %), verschiedene Untersucher

| Methode | Sensitivität (richtig positive Befunde) | Spezifität (richtig negative Befunde) |
| --- | --- | --- |
| Nativ-Röntgen | 62 | 64 |
| Tc 99-Szintigramm | 86–94 | 45–95 |
| In 111-Leukocyten-Szintigraphie | 89 | 79 |
| NMR | 99 | 81 |
| Probing to bone | 66 | 85 |

Bei pathologischem Befund können Szintigramme, die eine höhere Entzündungsspezifität (z. B. 111In markierte Leukocyten) haben, infektiöse von nicht-infektiösen Prozessen differenzieren. Nachteil der Szintigramme ist ihre schlechte Auflösung.

Die Anzahl der richtigen Befunde bei Patienten mit bzw. ohne Osteomyelitis für die verschiedenen Untersuchungsverfahren zeigt Tabelle 6.

Da die endgültige Diagnosestellung so schwierig ist, erscheint es angebracht, auch Patienten mit der Verdachtsdiagnose einer bakteriellen Ostitis zu therapieren und nicht die Diagnose durch eine Knochenbiopsie zu erzwingen. Andererseits sind die nicht-invasiven Untersuchungen kostenträchtig und können das Behandlungsergebnis nur wenig verbessern. Die kostengünstigste Untersuchungsmethode ist der Versuch, anläßlich der lokalen Wundversorgung den Knochen mit einem stumpfen Instrument (z. B. Knopfsonde) zu erreichen. Läßt sich der Knochen erreichen („probing to bone"), gehen wir von einer Osteomyelitis aus.

### 5.1.6.4 Therapie

Die Therapie ist konservativ und/oder chirurgisch. Konservative Therapie bedeutet systemische Langzeitantibiose, zunächst in jedem Fall parenteral, später ggf. enteral über 6–8 Wochen sowie komplette Druckentlastung. Die notwendigen Dosierungen liegen im oberen Normbereich. Eine lokale Antibiose wird von uns nicht durchgeführt. Ausnahmen bilden manche Infektionen mit multiresistenten Staphylokokken, wo die lokale Anwendung von Gentamicin (als Kette intraoperativ eingelegt) möglicherweise die systemische Anwendung von Vancomycin oder Teicoplanin ergänzen bzw. ersetzen kann.

**Tabelle 7** Therapieziele bei operativer Intervention bei DFS

1. primärer Wundverschluß
2. gewebeschonendes Vorgehen
3. geringe Zerstörung der Fußarchitektur
4. gutes funktionelles Ergebnis

Die Wahl des Antibiotikums richtet sich nach den nachgewiesenen Keimen bzw. nach dem Antibiogramm. Sind (noch) keine Keime nachgewiesen, bietet sich Clindamycin an, da es sich im Knochen in ausreichender Konzentration anreichert und außerdem im Wirkspektrum die häufigsten Keime abdeckt. Nach der parenteralen Gabe ist hier auch die orale Fortsetzung der Therapie möglich.

Chirurgische Therapie bedeutet die möglichst vollständige operative Entnahme des betroffenen Knochens oder Knochenteils nach Sanierung der Weichteilinfektion (Tab. 7).

Auch ein rein konservatives Vorgehen ist dokumentiert und befürwortet worden. Vorteile könnten die bessere Langzeitfunktion des nicht operierten Fußes und die Möglichkeit eines zumindest teilweise ambulanten Vorgehens sein. Nachteile sind die wenigen bisher dokumentierten Fälle, so daß wir im Regelfall weiterhin ein kombiniertes Vorgehen favorisieren (Abb. 5.1.4, 5.1.5; 17−21 im Anhang).

### 5.1.7 Anhang: Hygienemaßnahmen bei MRSA

Wie oben ausgeführt, sind nahezu alle chronischen Wunden durch Bakterien, z. T. auch Pilze, besiedelt oder klinisch relevant infiziert. Das hat nicht nur Bedeutung für den einzelnen betroffenen Patienten, sondern auch für alle anderen, die in der gleichen Behandlungseinrichtung betreut werden. Um Keimübertragungen unter den verschiedenen Patienten oder auf das behandelnde Personal zu verhindern, sind spezielle Hygienemaßnahmen notwendig. Am intensivsten müssen diese Maßnahmen bei Infektionen mit multiresistenten Staphylokokken (MRSA) sein. Darum werden sie beispielhaft vorgestellt.

MRSA sind eher selten für die Prognose einer Fußverletzung entscheidend. Die Gefahr einer Infektion besteht in der Ausbreitung der Keime auf andere Patienten innerhalb oder außerhalb der Behandlungseinrichtung. Bei immungeschwächten Patienten können dann schwere Infektionen auftreten mit einer Mortalität bis zu 40%. Die Elimination eines einmal erworbenen MRSA-Stammes aus einem Krankenhaus ist nahezu unmöglich: In über 80% bleibt der Keim als endemischer Erreger erhalten.

**Tabelle 8** Hygienemaßnahmen bei MRSA

1. Isolierung im Einzelzimmer mit separater Toilette oder Toilettenstuhl, bei mehreren betroffenen Patienten auch Kohortenisolierung möglich. Information der Besucher, Händedesinfektionsmittel.
2. Für die Behandler: Schutzkittel, Mundsschutz, Handschuhe, Hauben.
3. Pflege mit möglichst kleinem Personenkreis (Bereichspflege). Bei allen Maßnahmen (Pflege, Reinigung etc.) wird der Patient und das Zimmer als letztes versorgt.
4. Händedesinfektion vor dem Betreten und nach dem Verlassen des Zimmers.
5. Verbandwechsel: Verbandwagen verbleibt vor dem Zimmer. Notwendige Utensilien bleiben im Zimmer. Verbände werden als B-Müll entsorgt, Instrumente im Zimmer in geschlossenen Behälter gelegt und erst danach aufbereitet.
6. Geschirr wird in geschlossenen Behältern transportiert und desinfizierend gespült.
7. Bettwäsche wird täglich gewechselt. Die kontaminierte Wäsche wird im Zimmer gesammelt.
8. Abfälle werden im Zimmer entsorgt.
9. Flächendesinfektion als Wischdesinfektion. Keine quaternären Ammoniumverbindungen.
10. Information über MRSA-Infektion an alle Beteiligten.
11. Transporte möglichst vermeiden. Frische Transportliege, die im Anschluß desinfiziert wird. Händedesinfektion des Patienten, Haube und Mundschutz. Schutzkleidung für Begleitung (nach dem Transport wechseln).

Die Maßnahmen gliedern sich in solche zur Patientenisolierung, Schutzmaßnahmen für die Behandelnden, spezielle Maßnahmen bei der Pflege, dem Transport und ggf. Operation der betroffenen Patienten sowie Vorkehrungen zur Desinfektion und Reinigung (Tab. 8).

Die Isolierung ehemals besiedelter Patienten kann aufgehoben werden, wenn in drei aufeinander folgenden, im Abstand von jeweils zwei Tagen entnommenen Abstrichen keine MRSA mehr nachweisbar sind. Personaluntersuchungen werden bei drei und mehr MRSA-Infektionen in einem Bereich notwendig.

Bei Besiedlung der Haut kann die Dekontamination mit lokal angewandten Substanzen wie Chlorhexidin, Octenidin und Polyhexanid versucht werden. Die Sanierung der Nase erfolgt mit Mucipirocin, falls die MRSA darauf sensibel sind.

*Weiterführende Literatur*

Caputo, G., P. Cavanagh, J. Ulbrecht et al.: Assessment and management of foot disease in patients with diabetes. N Engl J Med 331 (1994) 854–860.

Eneroth, M.: Amputation for vascular disease. Diss., Lund Universität (1997).

Eckman, M., S. Greenfield, W. Mackey et al.: Foot infections in diabetic patients. Decision and cost-effectiveness analyses. JAMA 273 (1995) 712–720.

Eliopoulos, G. (Hrsg.): Infections in diabetes mellitus. Inf Dis Clin North Am (1995) 1–221.

Frykberg, R., A. Veves: Diabetic foot infections. Diab Met Rev 12 (1996) 255–270.

Gallacher, S. et al.: Neutrophil bactericidal function in diabetes mellitus: evidence for association with blood glucose control. Diab Med 12 (1995) 916–920.

Goldstein, E., D. Citron, C. Nesbit: Diabetic foot infections. Bacteriology and activity of 10 oral antimicrobial agents against bacteria isolated from consecutive cases. Diab Care 19 (1996) 638–641.

Gough, A., M. Clapperton, N. Rolando et al.: Randomised placebo-controlled trial of granulocyte-colony stimulating factor in diabetic foot infection. Lancet 350 (1997) 855–859.

Grayson, M., G. Gibbons, K. Balogh et al.: Probing to bone in infected pedal ulcers. JAMA 273 (1995) 721–723.

Grayson, M.: Diabetic foot infections. Antimicrobial therapy. Inf Dis Clin North Am (1995) 143–161.

Lew, D., F. Waldvogel: Osteomyelitis. N Engl J Med 336 (1997) 999–1007.

Murray, B.: Can antibiotic resistance be controlled? (Editorial). N Engl J Med 330 (1994) 1229–1230.

Venkatesan, P., S. Lawn, R. Macfarlane et al.: Conservative management of osteomyelitis in the feet of diabetic patients. Diab Med 14 (1997) 487–490.

## 5.2 Stoffwechselmonitoring und -therapie

A. Risse

### 5.2.1 Einleitung
#### 5.2.1.1 Spezielle Probleme beim diabetischen Fuß-Syndrom

Bei Patienten mit diabetischem Fuß-Syndrom bestehen spezifische Problemkonstellationen in bezug auf die Blutzuckerbeeinflussung:

a) Beeinträchtigung der rheologischen Parameter durch Hyperglykämie, einerseits durch hyperosmolar bedingte Dehydratation, andererseits durch glycierungsbedingte Rigidität der Blutbestandteile (Leukozyten, Erythrozyten, Fibrinogen).
b) Hyperglykämisch bedingte Immunsuppression durch Hemmung der Granulozyten-, Makrophagen- und Fibroblastenfunktion.
c) Infektionsbedingte Exzeß-(Insulin-)resistenz bei Patienten mit Typ-2-DM.
d) Instabile Glukosehomeostase bei Patienten mit Typ-1- oder Typ-3c-DM und Insulinresistenz.
e) Ggf. schnell wechselnder Insulinbedarf durch schnell wechselnde Insulinresistenz je nach Grad der bestehenden Entzündung (Abnahme der Resistenz nach Abszeßdrainage, Zunahme der Resistenz bei erneutem Auftreten oder primärer Ausbreitung der Entzündung).
f) Vorliegen zusätzlicher diabetesbedingter oder -assoziierter Organerkrankungen, die bei osmotischen oder glykämischen Veränderungen mit Verschlimmerung reagieren (KHK: Auslösung von Kammerflimmern bei Hypoglykämie; proliferative Retinopathie: Glaskörperblutungen bei Hypoglykämie; hirnorganisches Psychosyndrom: delirante, oder oneiroide Exacerbationen durch Änderungen des Perzeptionsfeldes (stationäre Aufnahme) + hyperglykämisch-hyperosmolar bedingte Exsikkose).

Die Punkte a) und b) sind möglicherweise die Ursache für die denkstil-gebundene Vorurteilsbildung im chirurgischen und angio-chirurgischen Diskurs, daß bei Patienten mit DM „Nähte nicht halten" und daß Minimalresektionen notwendigerweise zu „Salamitaktik" führen.

#### 5.2.1.2 Ziel des Stoffwechselmonitorings

Ziel des Stoffwechselmonitorings ist daher die Verbesserung der Fließeigenschaften des Blutes und die Verbesserung der Leukozyten- bzw. Fibroblastenfunktion.

Welche BZ-Werte hierzu ausreichend oder notwendig sind, ist nicht bekannt. Idealerweise wird aber Nahe-Normoglykämie angestrebt. Die Gefahren einer raschen Senkung des BZ bestehen im Auftreten von Hypoglykämien mit Induktion von Herzrhythmusstörungen bei Patienten mit KHK, bzw. raschen osmotischen Verschiebungen mit Gefahr der Glaskörperblutung bei Patienten mit proliferativer Retinopathie. Hier sind höhere Zielwerte (s. u.) anzustreben.

Für die Festlegung der Zielwerte fehlt jedwelche „Evidenz" im Sinne der „Evidence-based-medicine": ausreichend harte Studien liegen nicht vor. Dies mag am hohen Komplexitätsgrad – mit implizitem hohen Anteil chaotischer Mannigfaltigkeit und entsprechender Binnendiffusion der verschiedenen Parameter – des Problemgegenstandes DFS liegen. Die Therapieoptionen sind daher rein pathogenetisch generiert, allerdings durch die gute Ergebnisqualität gestützt.

Die nachfolgenden Bemerkungen zur Stoffwechselregulierung bei Patienten mit DFS sind geschrieben für Behandler, die bisher keine oder nur geringe Kompetenz in der Insulintherapie besitzen. Sie stellen ein Minimalprogramm der Therapie („Survival-Kit") dar, das nicht unterschritten werden darf, wenn von „Blutzuckereinstellung" gesprochen wird. Sie ersetzen in keinem Fall die weitergehende, vertiefte Beschäftigung mit den Problemen der Insulintherapie, entweder durch das entsprechende Lehrbuch (Renner,1993), persönliche Hospitation in einem ausgewiesenen Zentrum, oder die Hinzuziehung eines Diabetologen, zumindest bei der Behandlung von Patienten mit instabilem Diabetes (z. B. Typ-1- und Typ-3c-DM).

### 5.2.1.3 Pharmakologische Therapie: Insulin

Die Blutzuckerregulation wird grundsätzlich mit Insulin durchgeführt, weil es das einzige Pharmakon ist, das bei den sich u. U. schnell ändernden Resistenzverhältnissen (z. B. nach Abszeßdrainage etc.) ausreichend schnell adaptiert werden kann. Orale Antidiabetika vom Typ des Metformins verbieten sich aufgrund ihres Kontraindikationsspektrums (Ischämie); orale Antidiabetika vom Typ der SH verbieten sich aufgrund der Gefahr prolongierter Hypoglykämien nach verminderter Insulinresistenz. OAD vom Typ der Acarbose sind nicht geeignet, weil sie die initial ausgeprägte Insulinresistenz nicht adäquat beherrschen können.

### 5.2.1.4 CSII und ICT

Das Insulin wird idealerweise mittels Insulinpumpen (CSII) appliziert, weil hier die sich ändernden Resistenzverhältnisse im Tages- und Nachtverlauf am besten coupiert werden können. Ausreichend ist auch eine intensivierte Insulintherapie mit Insulinspritzen. Eine konventionelle Insulintherapie mit zweimaliger Applikation von Mischinsulinen verbietet sich in den meisten Fällen, weil eine ausreichende basale Insulinisierung in der Nacht, insbesondere bei Patienten mit Typ-1- oder Typ-3c-Diabetes nicht gelingt.

### 5.2.2 Struktur- und Prozeßvoraussetzungen

Damit die Möglichkeit intendierter und zielgerichteter Blutzuckerbeeinflussung in einer Abteilung/auf einer Station gegeben sind, müssen bestimmte Merkmale der Struktur- und Prozeßqualität vorhanden sein, die im weiteren in ihren Minimalstandards dargestellt werden. Eine checklistenartige Zusammenfassung findet sich in Tab. 2+3.

**Tabelle 2** Strukturelle Voraussetzungen zur Durchführung einer Insulintherapie

1. Blutzuckermessung auf der Station
2. Möglichkeit zu sofortiger Korrektur aktuell gemessener Werte
3. Standardisierte, regelmäßige BZ-Messungen pro Tag:
   Vor den Mahlzeiten + mind. ein Nachtwert: 3:00 Uhr
4. Halbgraphische Blutzuckerdokumentation am Patientenbett
5. BE-Liste der Küche auf der Station
6. Führung der Diabetestherapie einschl. aktueller Dosisanpassung in die Hand der erfahrenen Schwester anhand der schriftlich fixierten Algorithmen

**Tabelle 3** Voraussetzungen der Prozeßqualität

1. Grundkenntnisse der intensivierten Insulintherapie im Team
2. Beschränkung auf *ein* Normalinsulin/Insulinanalogon und *ein* Verzögerungsinsulin für alle therapeutischen Interventionen
3. Schriftliche Fixierung der prandialen, basalen und Korrekturalgorithmen im Patientenprotokoll
4. Handlungsplan zur Ketoazidosediagnostik und -therapie
5. Handlungsplan zur Hypoglykämiediagnostik und -therapie
6. Überwiegende Anwendung kausaler Korrekturen Symptomatische Korrekturen nur bei Ketoazidose
7. Zuordnung des Patienten in seine diagnostische Gruppe, schriftliche Fixierung in der Kurve: z. B. Typ-3c-DM: Ketoazidosegefahr!

### 5.2.2.1 Regelmäßige Blutzuckermessungen auch in der Nacht

Ausreichende Erfassung der Blutzuckerschwankungen im Tages- und Nachtverlauf durch ausreichende, standardisierte Blutzuckermessungen und hinreichende Blutzuckerdokumentation, die eine zeitgerechte Änderung der Therapiealgorithmen ermöglicht. Hierzu ist die standardisierte BZ-Messung vor jeder Mahlzeit sowie bei Patienten mit Typ2-DM und stabiler Stoffwechsellage mindestens ein BZ-Wert im Nadir des BZ-Verlaufes (2:00−4:00), bei Patienten mit Typ-1-, oder -3c-DM und instabiler Stoffwechsellage, mindestens zwei BZ-Werte in der Nacht (0:00 Uhr + 4:00 Uhr) unabdingbar.

### 5.2.2.2 Blutzuckermessung auf der Station

Zur entsprechenden der Änderung der infektbedingten Insulinresistenzsituation angepaßten, zeitgerechten Modifikation der Therapiealgorithmen ist die Blutzuckermessung auf der Station notwendig. Ausreichend sind hier BZ-Messungen mittels Teststreifen durch eine in dieser Messung erfahrene Schwester. Allerdings verstößt dieses Vorgehen gegen das deutsche Eichgesetz. Juristisch einwandfrei ist allein die BZ-Messung mittels qualitätsgesicherter „Naßchemie", d. h. Laborgeräten, die auf DDG-zertifizierten Diabetesstationen vorhanden sein müssen.

### 5.2.2.3 BZ-Dokumentation am Patientenbett

Zur geschmeidigen Kommunikation der Probleme ausreichender Blutzuckerregulation ist die entsprechende Dokumentation notwendig: die gemessenen BZ-Werte sollten − am Patientenbett verbleibend − in halbgraphischer Darstellung protokolliert werden. Hierdurch wird eine zeitsparende Diskussion über Zielwerte und Therapiemodalitäten zwischen diabetologisch versierter Schwester, dem involvierten ärztlichen Therapeuten und dem Patienten während der Visite möglich. Die patientenbezogene Dokumentation und Diskussion erhöht gleichzeitig die Transparenz der Therapieentscheidungen und vermindert konsekutiv das Angstpotential des Patienten. In unserer Abteilung findet das halbgraphische Protokollheft für Typ-1-Diabetiker der Firma NovoNordisk (von dort zu beziehen) ausschließliche Anwendung.

### 5.2.2.4 Erforderliche Kenntnisse des Behandlungsteams

Basale Kenntnisse und Erfahrungen in der Handhabung einer intensivierten Insulintherapie sowohl seitens der behandelnden Schwestern als auch der involvierten Ärzte sind eine weitere Grundvoraussetzung der Therapie. Das unter funktionellen Gesichtspunkten applizierte Insulin muß in seiner Wirkkinetik (Normalinsulin/Insulinanalogon vs. Basalinsulin), und seinem teleologischen Implikat von allen beteiligten Therapeuten gekannt werden (siehe: Intensivierte Insulintherapie unter Abschnitt 5.2.3). Diese Kenntnisse setzen einen hohen Professionalisierungsgrad des gesamten Teams voraus. Die zusätzlich notwendige Bezugsetzung zum aktuellen (Insulin-)Resistenzgrad stützt eine Argumentation für die Steuerung der Insulintherapie durch entsprechend geschulte Schwestern. Hier bietet sich als Minimalvoraussetzung der Nachweis einer „Diabetesassistentin/DDG", als diabetologische Standardvoraussetzung der Nachweis eines „Diabetologen/DDG" und einer „Diabetesberaterin/DDG" mit entsprechendem schriftlichen Curriculum für das gesamte Team an.

Eine entscheidende Voraussetzung zur Blutzuckerbeeinflussung ist die im Team etablierte, integrale Kenntnis des Unterschiedes zwischen „symptomatischer" zu „kausaler" Korrektur von BZ-Werten (s. u.). Ob eine intensivierte Insulintherapie mittels Spritzen oder mittels Insulinpumpen durchgeführt wird, ist beliebig und abhängig von den Bedürfnissen und der Logistik der Behandlungseinheit.

### 5.2.2.5 Definition der Zielwerte der Therapie

Für den einzelnen Patienten müssen sowohl die Zielwerte als auch die entsprechenden Algorithmen der Insulintherapie im Behandlungsteam (idealerweise schriftlich im BZ-Protokoll) festgelegt sein.

### 5.2.2.6 BE-Plan der Küche auf die Station

Zur Beurteilung der prandialen Algorithmen (s. u.) muß sowohl bei Ärzten als auch bei Schwestern eine Vorstellung über die pro Mahlzeit des Patienten vorhandenen Broteinheiten bestehen. Hierzu bedarf es eines auf der Station vorhandenen BE-Planes der Küche, der die entsprechende BE-Menge pro Mahlzeit dokumentiert. In der Beschaffung dieser einfachen Dokumentation liegt erfahrungsgemäß die größte Schwierigkeit für nicht-spezialisierte Behandlungseinheiten.

### 5.2.2.7 Notfallcurricula

Für akute stoffwechselbedingte Notfälle muß ein Handlungsplan vorgehalten werden, um blinden Aktionismus zu vermeiden:
– hyperglykämische Entgleisungen bei Typ-2-Diabetikern;
– hyperglykämische (ggf. ketoazidotische!) Entgleisungen bei Typ-1-, bzw. Typ-3c-Diabetikern;
– Hypoglykämien.

### 5.2.2.8 Erkennung und Behandlung der diabetischen Ketoazidose

Die Diagnostik und Primärbehandlung von ketoazidotischen Entgleisungen nach einer Operation muß sowohl für den Aufwachraum als auch für die nachbetreuende Allgemeinstation operationalisiert sein (routinemäßige Urinacetonmessung bei allen Patienten. In der Konstellation: hoher BZ + Urinaceton positiv: sofortige Anordnung einer Blutgasanalyse, anschließend: Benachrichtigung des Stations- oder Dienstarztes). Zusammenfassung: siehe Tabelle 4.

**Tabelle 4** Bemerkungen zur Vermeidung, bzw. Erkennung einer Ketoazidose

1. Patienten mit Typ-1- und Typ-3c-DM müssen *immer* Basalinsulin spritzen (auch im Nüchternzustand, z. B. in der Nacht vor einer Operation)
2. Bei hohen BZ-Werten: grundsätzlich Aceton im Urin bestimmen (Ketostix)
3. Bei hohen BZ + Urinaceton positiv: Blutgasanalyse anfordern
4. Bei jedem Erbrechen: Urinaceton + BZ + ggf BGA bestimmen
5. Erbrechen bedeutet potentiell: Lebensgefahr
6. Direkt nach jeder Operation: BZ + Urinaceton bestimmen

### 5.2.2.9 Behandlung der Hypoglykämie

Für hypoglykämische Notfälle müssen entsprechende, definierte, schnelle BE-Mengen an definiertem, also allen Teammitgliedern bekanntem Ort bereitgehalten werden (Strukturqualität). Diese BE müssen je nach aktuell gemessenem BZ-Wert und dem intendierten Blutzuckeranstieg in ihrer Menge angemessen (siehe Abschnitt 5.2.3.7) appliziert werden (Prozeßqualität). Es muß für alle Teammitglieder verbindlich geklärt sein, daß sich bei bewußtlosen Patienten eine orale Gabe von BE verbietet (Aspirationsgefahr).

### 5.2.2.10 Probleme des therapeutischen Diskurses: Denkstilgebundene Struktur- und Prozeßqualität

Die Vor- und Konstanthaltung der o. g. strukturellen und prozessualen Qualitätsmerkmale erfordert eine entsprechende therapeutische Ideologie: Ärzte (z. B. auch Chirurgen) und Schwestern müssen den Diabetes als eine wichtige, den Therapieerfolg beeinflussende und nur durch seriöse Qualität zu beherrschende Erkrankung ansehen und ihre individuelle Handlungsstrategie von dieser Ideologie ableiten.

## 5.2.2 Definitionen (Zusammenfassung: siehe Tabelle 1)
### 5.2.2.1 Intensivierte, konventionelle Insulintherapie (ICT) syn.: Funktionelle Insulintherapie

Funktionelle Insulintherapie kennzeichnet eine Therapiestrategie, bei der Insulin in Anlehnung an die Funktion der gesunden Bauchspeicheldrüse appliziert wird. Hierzu wesentlich ist die radikale gedankliche Trennung von Insulingaben für

**Tabelle 1** Definitionen

**1. Zielwert:**
Der Zielwert gibt den Blutzuckerwert an, der *vor* dem Essen erreicht werden soll.
Ideal: 100 mg/dl
Unteroptimal: z. B. 140 mg/dl, oder 160 mg/dl, bei
Koronarer Herzerkrankung, proliferativer Retinopathie, Brittle-Typ-DM.

**2. Prandialer Algorithmus („Index"):**
Der „Index" gibt an, wieviel Normalinsulin pro BE gespritzt werden muß.
Ausgangsindex: 1:1 (= 1IE Insulin pro 1 BE)
Mögliche Modifikationen:
z. B. 2:1 (= 2IE Insulin pro 1 BE)

**3. Basaler Algorithmus (Nüchtern-Substitution):**
Der basale Algorithmus gibt an, wieviel Verzögerungsinsulin morgens und spät am Abend (22:00 Uhr) gespritzt werden muß, auch wenn der Patient überhaupt keine Nahrung zu sich nimmt.
Ausgangs- (Orientierungs-)dosis für Verzögerungsinsulin (NPH-Insulin):
10 IE morgens – 0–0 – 10 IE um 22:00 Uhr
Der basale Algorithmus ist abhängig von der aktuellen Resistenzsituation (Grad der Entzündung des DFS) des Patienten und kann innerhalb von Stunden wechseln.

**4. Korrekturalgorithmus:**
Der Korrekturalgorithmus gibt an, um wieviel mg/dl 1 (eine) IE Normalinsulin/Insulinanalogon, den BZ senkt.
Ausgangsalgorithmus: 1IE senkt um 50 mg/dl
Bei hochgradiger Resistenz (z. B. Sepsis) kann der Korrekturalgorithmus: 1IE senkt den BZ nur um 10 mg/dl betragen.
Berechnung der Insulindosis zur symptomatischen Korrektur:
hierzu sind     1. der aktuelle BZ
                2. der Zielwert
                3. der Korrekturalgorithmus
notwendig.
*Berechnungsbeispiel:*
Aktueller BZ: 300 mg/dl; Zielwert: 100 mg/dl; Korrekturfaktor: 50 mg/dl
300 mg/dl − 100 mg/dl = 200 mg/dl: 50 mg/dl = 4
Es müssen also 4 IE Normalinsulin/Insulinanalogon gespritzt werden.

den Nüchternbedarf des Patienten („Basal-Substitution") von Insulingaben für den Fall, daß der Patient eine beliebige, von ihm gewünschte Menge an Kohlenhydraten zu sich nimmt („Prandial-Substitution"). Entscheidend für Patienten mit Typ-1- und Typ-3 c-Diabetes ist, daß auch in Phasen längerer Nahrungskarenz (Nacht vor und am Morgen vor der Operation) das basale Insulin weiter appliziert werden muß, um eine Ketoazidose zu verhindern. Das basale Insulin muß in seiner Dosis so appliziert werden, daß es – dem jeweiligen Resistenzgrad des Patienten entsprechend – auch bei längeren Fastenzeiten den BZ weder ansteigen läßt noch senkt.

### 5.2.2.2 Zielwert

Der Zielwert gibt an, welcher BZ *vor* dem Essen oder im Nüchternzustand erreicht werden soll. Der Zielwert beträgt idealerweise 100 mg/dl. Bei Patienten mit KHK, oder proliferativer Retinopathie ist er aus den o. g. Gründen auf 140 mg/dl oder 160 mg/dl zu erhöhen. Bei Patienten mit sehr instabiler Glukosehomeostase (Typ-1-DM mit langer Laufzeit; Typ-3c-Diabetiker) oder eingeschränkter diabetologischer Kompetenz des Behandlungsteams ist der Zielwert zur Vermeidung von Hypoglykämien ebenfalls entsprechend zu erhöhen.

### 5.2.2.3 Basaler Insulinalgorithmus

Der basale Insulinalgorithmus gibt die Menge an Verzögerungsinsulin an, die der Patient im Nüchternzustand benötigt. Üblicherweise wird das basale Insulin als NPH-Insulin (Verzögerungsinsulin) zweimal oder bei Patienten mit instabiler Glukosehomeostase, dreimal appliziert, wobei das Abendinsulin möglichst spät (im Krankenhaus um ca. 22:00–23:00 Uhr) gegeben wird.

Der durchschnittliche Basalbedarf eines Probanden beträgt 1 IE Insulin/Std. (= 2 × 12 IE NPH-Insulin/Tag). Abhängig vom Infektionsgrad, d. h. der Ausdehnung der Fuß-Läsion, sind jedoch, insbesondere bei Patienten mit Typ-2-DM, erheblich höhere Dosen des Basalinsulins (z. B. 3 × 40 IE NPH-Insulin) notwendig.

### 5.2.2.4 Prandialer Insulinalgorithmus („Index")

Der prandiale Algorithmus gibt an, wieviele Einheiten eines Normalinsulins (NI) oder eines Insulinanalogons (IA), für *eine* zum Essen vorgesehene Berechnungseinheit („BE") gebraucht werden.

**Index = Einheiten Insulin pro 1 (einer) BE**

Zur Berechnung des „Index" ist also die Kenntnis der BE-Menge pro Mahlzeit unabdingbare Voraussetzung (siehe 5.2.2.6.). Durchschnittlich werden pro *einer* ingestierter BE *eine* Einheit NI oder IA benötigt. Der Index wäre in diesem Falle 1:1. Auch unter physiologischen Bedingungen kann der Index im Tagesverlauf schwanken, wobei morgens der prandiale Insulinbedarf am höchsten ist, mittags am geringsten. Physiologische prandiale Insulinalgorithmen lauten z. B. wie folgt: morgens: 2:1 — mittags: 0,5:1 — abends: 1,5:1 (jeweils NI oder IA pro 1BE). Unter (Insulin-) Resistenzbedingungen (Infektion durch DFS) können die prandialen Indices erheblich steigen, z. B. auf: 3:1, 4:1, oder 5:1 etc.

### 5.2.2.5 Korrekturalgorithmus

Der Korrekturalgorithmus gibt an, um wieviel mg/dl der Blutzucker gesenkt wird, wenn 1 (!) IE NI oder IA appliziert wird. Unter physiologischen Bedingungen senkt 1IE NI (bzw. IA) den aktuellen BZ um 50 mg/dl. Entsprechend dem jeweiligen, aktuellen Resistenzgrad des Patienten (= Ausmaß der Entzündung), d. h. ggf. im Tagesverlauf wechselnd, senkt 1IE NI (IA) den BZ nur um 30 mg%, 20 mg% oder weniger. Auch die Festlegung des Korrekturalgorithmus muß täglich, ggf. stündlich, empirisch modifiziert werden.

Aus der Bezugsetzung von festgelegtem Zielwert und aktuell gemessenem Blutzuckerwert, bei definiertem Korrekturalgorithmus, wird die aktuell zu applizierende Menge an NI (IA) berechenbar:

Ein Beispiel:
Zielwert:                = 100 mg/dl
Korrekturalgorithmus:    1IE pro 50 > Zielwert
Aktueller BZ:            z. B. 300 mg/dl
Berechnung:              300 mg/dl − 100 mg/dl = 200 mg/dl
Zielwertberechnet:       200 mg/dl : 50 mg/dl = 4 IE

Zur Korrektur auf den Zielwert werden also 4IE Normalinsulin/Insulinanalogon benötigt. Bei gleichem Zielwert (100 mg/dl) und gleichem aktuellem BZ (300 mg/dl) wären z. B. bei einem durch floride Entzündung bedingten Korrekturalgorithmus von 1IE pro 10 mg/dl > Zielwert, bereits 20 IE NI (IA) (300−100 = 200:10) notwendig gewesen.

Alle drei Algorithmen (basaler, prandialer und Korrekturalgorithmus) sind je Patient und fluktuierender Resistenzsituation — interindividuell und im Tagesverlauf schwankend — jeweils täglich neu zu definieren (BZ-Protokoll am Krankenbett!).

### 5.2.2.6 Spritz-Eß-Abstand (SEA)

Der Spritz-Eß-Abstand gibt an, wie lange der Patient vor dem Essen das prandiale Insulin spritzen sollte. Der empfohlene SEA beträgt bei Normalinsulinen ca. 30 min. Das Insulinanalogon lispro (Humalog) kann direkt zum oder während des Essen(s) gespritzt werden.

Bei BZ-Werten, die über dem definierten Zielwert liegen, sollte der SEA verlängert werden. Bei BZ-Werten, die unterhalb des Zielwerte liegen, sollte der SEA entsprechend verkürzt, oder das Insulin in gleicher Dosis nach dem Essen gespritzt werden.

### 5.2.2.7 Kausale vs. symptomatische BZ-Korrektur

Das Vorgehen bei erhöhten BZ-Werten spiegelt die diabetologische Kompetenz des Behandlungsteams und ist entscheidend für das Gelingen einer längerfristigen, optimierten Blutzuckerregulation.

#### 5.2.2.7.1 Kausale BZ-Korrekturen

bezeichnen Interventionen mit Insulin, die eine „zu erwartende" BZ-Abweichung antizipieren und mittels vorlaufender Insulindosisanpassung verhindern („Vorausehende" Insulingabe). Kausale Korrekturen setzen eine strukturierte, regelmäßige BZ-Messung zu definierten Zeiten sowie die Kenntnis der Insulinkinetik und des Resistenzgrades des Patienten voraus. Im praktischen Vorgehen werden die gemessenen BZ-Werte des Vortages und der Nacht bewertet und anschließend die Algorithmen des Tages neu bestimmt.

#### 5.2.2.7.2 Symptomatische BZ-Korrekturen

bezeichnen die Intervention mit Insulin auf eine bereits eingetretene Abweichung vom Zielwert (Insulingabe *nach* BZ-Messung). Symptomatische Korrekturen sind immer unteroptimal und kennzeichnen überwiegend eine unstrukturierte BZ-Messfrequenz oder die fehlende Professionalität des Behandlungsteams. Sollten symptomatische Korrekturen überhaupt nötig sein − z. B. in der Initialphase einer Therapie bei unbekanntem Insulinbedarf, so sollten diese bei Normalinsulin nicht in kürzeren Abständen als vier Stunden (Insulinanaloga: zwei Stunden) erfolgen. Eine Ausnahme besteht bei Ketoazidose: Hier müssen unverzüglich symptomatische Korrekturen vorgenommen werden, und zwar im

Abstand von 2 Stunden. Die Korrekturen haben so lange zu erfolgen, bis der Urin acetonfrei ist. Bei einem pH-Wert < 7,1 muß die Therapie auf einer Intensivstation erfolgen.

### 5.2.2.8 Wirkkinetik der Insuline

Die Blutzuckerbeeinflussung setzt die entsprechende Kenntnis der Art und der Handelsnamen der Insuline und vor allem ihrer Wirkkinetik voraus.

Für den stationären Gebrauch empfiehlt es sich, das Spektrum der benutzten Insuline auf jeweils *ein* Präparat (eine Firma) zu beschränken:

#### 5.2.2.8.1 Normalinsulin

(Syn: Altinsulin-, kurzwirksames, „Essens"-Insulin)

| | |
|---|---|
| Handelsnamen: | Actrapid (Novo-Nordisk) |
| | Huminsulin Normal (Lilly) |
| | Berlinsulin H (Berlin-Chemie) |
| | H-Insulin Normal Hoechst (Hoechst) |
| | H-Tronin (Hoechst) |
| Insulinanalogon: | Humalog (Insulin-lispro/Firma Lilly) |

Alle sog. „kurzwirksamen" Insuline wirken länger als vermutet. Die Wirkdauer beträgt dosisabhängig 2–10 Stunden. Als Faustregel kann gelten, daß 12 IE „kurzwirksames" Insulin bereits ca. 10 Stunden blutzuckersenkend wirken! Das einzige kurzwirksame Insulin, daß auch bei Dosissteigerung im mittleren Bereich seine kurze Wirksamkeit beibehält, ist das Insulinanalogon „lispro" (HUMALOG). Ob sich hieraus im stationären Bereich eine verbesserte Steuerbarkeit der Insulintherapie im Sinne einer erhöhten Therapiesicherheit auch bei diabetologisch nicht versierten Teams ergibt, ist durch Studien nicht belegt.

#### 5.2.2.8.2 Verzögerungsinsulin

(Syn.: Basalinsulin, Langzeitinsulin, „Nüchtern"-Insulin)

| | | |
|---|---|---|
| Handelsnamen: | Protaphan | (NovoNordisk) |
| | Berlinsulin H Basal | (Berlinchemie) |
| | Basal-H Insulin Hoechst | (Hoechst) |
| | Huminsulin Basal | (Lilly) |

Alle Verzögerungsinsuline wirken – dosisabhängig – kürzer als erwartet. Daher ist insbesondere die Insulinisierung in der Nacht bei Patienten mit Typ-1-

oder Typ-3c-DM schwierig. Die in den Firmenprospekten angegebenen Wirkzeiten von ca. 12 Stunden beziehen sich auf eine Testdosis von > 40IE. Für den Routinegebrauch auch unter stationären Bedingungen ist daher zu empfehlen, die letzte Dosis des NPH-Insulins möglichst spät (> 22:00 Uhr) zu applizieren.

Sog. Mischinsuline, d. h. fixe Kombinationen aus Normal- und Verzögerungsinsulin sollten unter stationären Bedingungen keine Verwendung finden.

### 5.2.2.9 Insulinpräparationen

Die o. g. Insuline werden in zwei verschiedenen Präparationen geliefert:

U100 − Insulin: 1 ml der Suspension enthalten 100 IE Insulin,
U40 − Insulin: 1 ml der Suspension enthalten 40 IE Insulin.

Entsprechend diesen Präparationen gibt es unterschiedliche Insulinspritzen, die mit der jeweiligen Konzentration (U40 − U100) gekennzeichnet sind. Insuline für Insulin-Pens haben alle die Konzentration U100.

Fatal ist die Verwechslung der zugehörigen Spritzen: wird z. B. aus einer Penpatrone (U100) in eine Spritze für U40-Insuline aufgezogen und dann gespritzt, erhält der Patient die 2,5-fache Dosis des Insulins!

### 5.2.3 Praktische Umsetzung

Die praktische Umsetzung einer adäquaten Blutzuckerbeeinflussung erfordert ein ausgereiftes diabetologisches Curriculum mit entsprechendem Professionalisierungsgrad des Behandlungsteams (= Beschränkung des Behandlungsspektrums der Abteilung, Mindestfallzahl, dezidierte Weiterbildung). Da dies in wenigen Fällen als Strukturvoraussetzung gegeben ist, wird im folgenden ein einfaches Vorgehen für Krankenhäuser ohne bisherige Fokussierung auf Diabetes Mellitus bzw. die Blutzuckersteuerung bei Patienten mit akuten Erkrankungen aufgezeigt. Der Vorschlag zum Vorgehen ist hierarchisch gestuft und beginnt mit strukturellen, später therapeutisch unteroptimalen, aber sicheren Schritten.

Die weitere diabetologische Spezialisierung bis hin zu einer unter diabetologischen Gesichtspunkten ausreichenden Therapieplanung und -durchführung wird in ihren Möglichkeiten am Ende skizziert.

### 5.2.3.1 Praktische Umsetzung: basale Strategien

− Regelmäßige BZ-Messungen *auf der Station*:
  Vor den Hauptmahlzeiten + nachts um 3:00 Uhr.

- Dokumentation der BZ-Werte, halbgraphisch, am Patientenbett.
- BE-Plan auf die Station: verabreichte BE/Mahlzeit je nach verordneter BE-Tagesmenge.
- Wahl je *eines* Normalinsulins/Insulinanalogons und *eines* Verzögerungsinsulins für die Behandlungseinheit.
  Ausschluß von sog. Mischinsulinen zur Behandlung des DFS.
  Etablierung der Splittung der Mischinsuline des Patienten in Normal- und Basalinsulin bei Aufnahme.
- Operationalisierung der Notfallintervention: Hypoglykämien:
  Vorhaltung der entsprechenden BE-Mengen.
  Etablierung einer routinemäßigen Urin-Aceton-Messung bei erhöhten BZ-Werten.
- Etablierung einer Routine zur Algorithmenbildung:
  Prandialer Algorithmus („Index"): 1IE/1BE
  Basaler Algorithmus:(8:00) 12 IE − 12IE (22:00)
  Anpassung der Algorithmen für den Folgetag
- Operationalisierung der Notfallintervention: Hyperglykämien:
  Urinaceton-Messung
  Korrekturalgorithmus: 1IE/50 mg/dl > Zielwert.

### 5.2.3.2 Praktische Umsetzung: Fortbildungsstrategien

**Seminare und Hospitationen.** Die Praxis intensivierter Insulintherapie, insbesondere unter erschwerten Bedingungen (hochgradige Instabilität bei Typ-3c-Patienten, Exzeßresistenz bei Sepsis etc.), kann nur durch kontinuierliche Fortbildung und nur in der Arbeit als Team erworben werden. Für Ärzte und Teams organisiert die Firma NovoNordisk, Deutschland, verschiedene Wochenendseminare, auf denen die oben skizzierten Probleme vertieft und in kleinen Gruppen diskutiert werden können:

| | |
|---|---|
| ICT-Seminare: | Renner, München |
| DFS-Seminare: | Reike, Delecke |
| Propädeutik-Seminare: | Risse, Dortmund |

*Weiterführende Literatur*

Howorka, K.: Funktionelle, nahe-normoglykämische Insulinsubstitution. Springer Verlag, Berlin 1989.
Jörgens, V.: Praxis der Insulintherapie. Springer Verlag, 3.Auflg., Berlin 1989.
Renner, R.: Intensiviert konventionelle Insulintherapie des Typ-1-DM. NovoNordist Verlag, Mainz 1993.

## 5.3 Operative Revaskularisation

T. Fährenkemper

### 5.3.1 Einleitung

Der Begriff „Diabetischer Fuß" enthält mehr, als der mit Diabetesfragen weniger befaßte Leser zunächst vermutet. Es ist gleichsam die Summierung der Folgeschäden, die ein Diabetiker überhaupt erleiden kann. Häufig steht als auslösende Ursache das neuropathische Ulcus im Vordergrund, das auf dem Boden der diabetischen Polyneuropathie entsteht und das für die meisten Diabetiker jeglichen Schmerz als Warnsymptom vermissen läßt. Hinzu kommt sehr oft eine Erkrankung des Gefäßsystems mit Einengungen oder Verschlüssen der großkalibrigen, häufiger aber vor allem der kleineren Gefäße an den Unterschenkeln und Füßen (sog. Makroangiopathie) und vor allem der kleinsten Blutleiter der Endstrombahn (sog. Mikroangiopathie). Nicht zu vergessen sind schließlich auch diabetes-assoziierte Veränderungen des Fußskelettes, die durch Veränderung der Fußgeometrie und der Belastungszonen die Situation weiter verschlimmern.

Hochrechnungen für Deutschland zeigen, daß jährlich etwa 28.000 Fußamputationen wegen des diabetischen Fußes durchgeführt werden. Die Amputationsrate bei Diabetikern ist etwa fünfzigmal größer als bei Nichtdiabetikern [1]. Mehr als ein Viertel aller Kosten, die durch Diabetiker im Krankenhaus verursacht werden, entstehen durch den diabetischen Fuß mit langer Liegezeit, Langzeitverabreichung von Antibiotika, Amputation und anschließender prothetischer Versorgung.

Obwohl die moderne Gefäßchirurgie bei gefäßbedingter Ursache des diabetischen Fußes heute bewährte, bis zum Unterschenkel und Fuß reichende Verfahren zur Gefäßrekonstruktion anbieten kann, gehören zu frühe, zu hohe und sogar unnötige Extremitätenamputationen ohne vorherige Gefäßdiagnostik heute immer noch zum klinischen Alltag. Die Zahl unnötiger Amputationen beläuft sich in Deutschland nach jüngeren Schätzungen jährlich auf etwa zehntausend!

Dabei sind durch Gefäßoperationen diabetische Fußläsionen auf angiopathischer Basis in vielen Fällen zur kompletten Abheilung zu bringen oder — bei bereits eingetretener akraler Nekrose — Durchblutungsverhältnisse zu erzielen, die es gestatten, unter größtmöglichem Fuß- bzw. Extremitätenerhalt nur die abgestorbenen Gewebsanteile zu entfernen (sog. Grenzzonenamputation).

Operationen der Bauchschlagader, der Beckenschlagadern und der Oberschenkelschlagadern gehören heute zum Standardrepertoire jeder Gefäßchirurgie, Eingriffe an Unterschenkel- und vor allem an Fußarterien gelten heute aber vielerorts immer noch als technisch undurchführbar.

Mit zunehmender Annäherung an die Fußgefäße werden die Anforderungen an das indikatorische und operativ-technische Know-how des Gefäßchirurgen zwar immer größer, und gleichzeitig wächst die Gefahr des Mißerfolges; dies darf aber nicht dazu führen, daß „lieber gleich abgeschnitten" wird, weil vermeintliche „Inoperabilität" besteht. Revaskularisationen der distalen Unterschenkel und sogar der Fußgefäße sind mit subtiler Technik möglich und weisen beachtliche Ergebnisse und Laufzeiten auf (s. u.).

Die Deklaration der europäischen Gesundheitsminister von St. Vincente [2] im Jahre 1989, die hohe Amputationsquote beim Diabetiker innerhalb von fünf Jahren auf die Hälfte zu reduzieren, ist keine Utopie. Sie muß Herausforderung sein, den „diabetischen Fuß" als ein komplexes Krankheitsbild zu verstehen, der die beteiligten Disziplinen endlich zusammenarbeiten läßt. Die Gefäßchirurgie ist gefordert, durch Ausschöpfung aller Revaskularisationsmöglichkeiten ihren Teil dazu beizutragen.

### 5.3.2 Muß, kann und darf operiert werden?

Bei der Indikationsstellung zur Operation hat die Drei-Punkte-Regel nach Vollmar nach wie vor Gültigkeit:

1. Muß operiert werden?
2. Kann operiert werden?
3. Darf operiert werden?

Ob eine Operationsindikation zu stellen ist, hängt nur von der klinischen Symptomatik ab. Die entspechende Einteilung der peripheren arteriellen Gefäßerkrankungen in vier Schweregrade nach Fontaine gilt als eine allgemein akzeptierte Richtschnur für die Operationsindikation.

| Stadium | Beschwerden | OP-Indikation |
| --- | --- | --- |
| Stadium I | keine | keine |
| Stadium II | Claudicatio | relativ |
| Stadium III | Ruheschmerzen | absolut |
| Stadium IV | Gewebsuntergang | absolut |

Bei Beschwerdefreiheit (Stadium I) ist keine Operationsindikation zu stellen, auch wenn klinische Untersuchungen unter Umständen schon Gefäßveränderungen ergeben. Auch ein nachgewiesener Gefäßverschluß bedarf bei Beschwerdefreiheit keiner Therapie.

In diesem Stadium der Erkrankung muß aber zur Vorbeugung von Spätschäden das evtl. vorhandene Risikoprofil korrigiert werden, d. h. Verzicht auf Rauchen, Blutdruckeinstellung, optimale Diabetes- und Fettstoffwechseleinstellung etc.

Das Stadium II oder auch die sog. Schaufensterkrankheit beinhaltet zwar noch keine zwingende Behandlungsnotwendigkeit, in manchen Fällen ist eine operative Behandlung aber sinnvoll. Bei einer schmerzfreien Gehstrecke von mehr als 200 m (sog. Stadium II a) kann die Gehstrecke zum einen durch Korrektur des Risikoprofils, zum anderen durch ein intensives Gehtraining verbessert werden, sofern die Gefäßveränderungen bzw. Verschlüsse die Arteria femoralis superficialis betreffen. Eine Behandlung mit Vasoaktiva kann die Behandlung unterstützen. Im Stadium II a sollte keine Operationsindikation gestellt werden.

Gleiches gilt prinzipiell bei einer Gehstrecke unter 200 m (sog. Stadium II b), in manchen Fällen ist aber durch Beeinflussung des Risikoprofils und Gehtraining nicht immer eine zufriedenstellende Gehstrecke zu erzielen. In dieser Situation sollten dann rekanalisierende Verfahren in Erwägung gezogen werden, vor allem bei Verschlüssen oder Stenosen der Beckenschlagadern, die mangels vorhandener und trainierbarer Kollateralkreisläufe keine wesentliche Verbesserung durch die vorgenannten Therapiemaßnahmen zulassen.

Das Stadium III signalisiert durch Ruheschmerzen eine kritische periphere Durchblutung und damit den drohenden Verlust der betroffenen Extremität. Das Stadium IV ist durch den bereits eingetretenen Gewebsuntergang gekennzeichnet. Operative Maßnahmen sind jetzt zum Extremitätenerhalt zwingend notwendig. Der diabetische Fuß auf der Basis einer Makroangiopathie ist praktisch immer dem Stadium IV zuzuordnen.

Ob operiert werden kann, beinhaltet vor allen Dingen die Frage nach Lokalisation und nach Ausmaß der Gefäßeinengungen oder Verschlüsse. Eine präzise Angiographie muß klären, ob für das zu revaskularisierende Areal anschlußfähige Gefäße und ein genügend großes Abstromgebiet vorhanden sind, ohne welches die Rekonstruktion mangels ausreichenden Blutflusses zum Scheitern verurteilt wäre.

Ob schließlich operiert werden darf, hängt vom Allgemeinzustand und der operationsbedingten Gefährdung des Patienten durch zusätzliche Erkrankungen ab. Präoperativ muß natürlich eine manifeste Herzinsuffizienz erst rekompensiert, ein entgleister Diabetes mellitus muß eingestellt, Störungen des Gasaustausches durch begleitende Infekte der Luftwege oder auch Nierenfunktionsstörungen müssen präoperativ behandelt werden, um den Patienten in den bestmöglichen Zustand für eine Operation zu bringen. Eigene Erfahrungen zeigen aber, daß nur wenige Patienten hinsichtlich allgemeiner Voraussetzungen bei den heute gängigen anästhesiologischen und intensivmedizinischen Möglichkeiten von einer Operation ausgeschlossen werden müssen.

### 5.3.3 Gefäßchirurgische Rekonstruktionsprinzipien

Die Gefäßrekonstruktion bei der paVK erfolgt „von oben nach unten", d. h. aortoiliacale Verschlüsse haben bei der Korrektur Vorrang vor femoralen oder cruralen Verschlußprozessen usw. Ohne genügenden zentralen Zustrom sind alle peripheren Rekonstruktionen zum Scheitern verurteilt. Eine hochgradige Stenose der Beckenstrombahn muß zur Verbesserung des Profundaeinstromes demnach vor einem gleichzeitig vorliegendem Verschluß der A. femoralis superficialis korrigiert werden. In den Stadien II b und III läßt sich so häufig sogar eine infrainguinale Gefäßrekonstruktion vermeiden und die Beschwerdesymptomatik in das nächstgünstigere Stadium zurückführen. Analoges gilt für die Ober- und Unterschenkeletage, d. h. die femoropopliteale Strombahn hat bei der Rekonstruktion Priorität vor den Unterschenkelgefäßen (s. o.). Im Stadium IV ist es allerdings erforderlich, nicht nur die zentralen, sondern auch die peripheren Verschlüsse zu korrigieren, um akrale Läsionen abheilen zu lassen oder hinreichende Durchblutungsverhältnisse für eine Grenzzonen- oder Minoramputation zu schaffen (Abb. 5.3.1a−c, 22a+b im Anhang).

Auf die Beachtung dieser überaus wichtigen Rekonstruktionsprinzipien kann nicht genug hingewiesen werden, da häufig den Verschlußprozessen der infrainguinalen Strombahn unter Nichtbeachtung zentraler Stenosen oder Verschlüsse die ganze Aufmerksamkeit gilt.

### 5.3.4 Gefäßchirugische Rekonstruktionstechniken

Bei den klassischen Rekonstruktionstechniken der Gefäßchirurgie werden die Endarteriektomie (Abb. 23 im Anhang) und das Bypassverfahren unterschieden. Endoluminale, als vermeintlich konservativ eingestufte, Verfahren gehören aber genauso zum Rüstzeug des Gefäßchirurgen und werden bei Mehretagenprozessen zunehmend auch intraoperativ eingesetzt.

Bekanntestes Beispiel für die Endarteriektomie ist die Carotisoperation mit anschließendem Venenpatchverschluß. Diese Technik läßt sich im aortoiliacalen Stromgebiet auch längerstreckig gut einsetzen und bietet bei gleichen Langzeit-

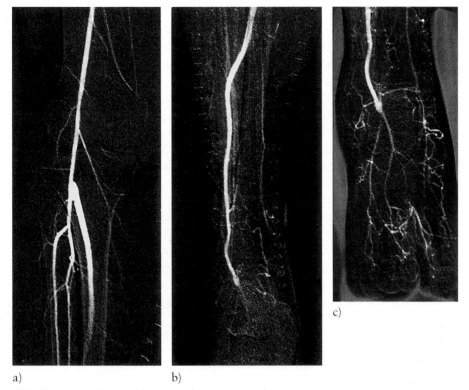

a)  b)

**Abb. 5.3.1** Popliteopedaler Venenbypass (zentrale Anastomose infragenual) zur A. dorsalis pedis; die Hauptstämme der Unterschenkelarterien verdämmern in Höhe des distalen Unterschenkeldrittels.

ergebnissen den Vorteil, auf Implantate mit höherer Infektgefahr verzichten zu können — sie ist in dieser Etage aber technisch auch deutlich schwieriger als das Bypassverfahren (Abb. 23 im Anhang). Rekonstruktionen der proximalen Oberschenkelgefäße erfolgen dagegen typischerweise durch Endarteriektomie, die Profundaplastik sei hier angesichts ihrer Bedeutung als wichtigstes Beispiel noch einmal genannt. Kurzstreckige Verschlüsse der distalen Arteria femoralis superficialis, typischerweise in Höhe des Adduktorenkanals, eignen sich ebenfalls, sofern nicht den endoluminalen Techniken — allerdings mit schlechteren Langzeitergebnissen — der Vorzug gegeben wird.

Für langstreckige femoropopliteale Verschlüsse oder perlschnurartige, multiple Stenosen sollte das Bypassverfahren gewählt werden. Endarteriektomie und auch die PTA disponieren unter diesen Bedingungen durch verfahrensbedingte Erzeugung langer und damit äußerst thrombogener Oberflächen zu frühen Verschlüssen und damit oft zu deletären Verläufen.

Distal des Kniegelenkes hat aus meiner Sicht die Endarteriektomie kaum noch Berechtigung. Hier dominiert das Bypassverfahren (Abb. 5.3.1a−c und Abb. 22a+b im Anhang). Autologe Vena saphena magna besitzt als Bypassmaterial höchste Priorität, da mit ihr die besten Langzeitergebnisse erzielt und mit resorbierbarem Nahtmaterial Rekonstruktionen sogar im infizierten Gebiet durchgeführt werden können. Da die Venenklappen den Blutstrom herzwärts richten, ist entweder die komplette Venenentnahme mit Bypassanlage in umgekehrter Position (sog. reversed bypass) oder die Ausschaltung der Venenklappen mit sog. Valvulotomen unter Beibehaltung der orthograden Venenposition erforderlich. Wird die Vene nur zentral und peripher im jeweiligen Anastomosenbereich mobilisiert und ansonsten im Gewebeverband belassen, handelt es sich um einen sog. „in-situ-Bypass", der zentral und peripher eine physiologische Lumenkongruenz besitzt, und damit hämodynamisch günstigere Verhältnisse aufweist. Dieser Vorteil wird aber mit einer nicht zu unterschätzenden Gefahr der Venenverletzung bis hin zur Unbrauchbarkeit bei der Klappenausschaltung erkauft. Schließlich kann man die Vene komplett entnehmen und trotzdem orthograd nach Klappendestruktion implantieren − dies erlaubt vor allem größere Freiheiten bei der Bypassführung, die bei fibularen und anterioren Bypasses von Vorteil sein kann.

### 5.3.5 Gefäßrekonstruktionen beim Diabetiker

Die Makroangiopathie des Diabetikers tritt frühzeitiger als die des Nichtdiabetikers auf und ist häufiger mehr peripher lokalisiert. Sie ist jedoch im Gegensatz zu früher vielfach geäußerten Ansichten bei Beachtung der o. g. Prinzipien in gleicher Weise gefäßchirurgisch bzw. endoluminal therapierbar. Eine nicht selten anzutreffende Besonderheit ist der sog. Querschnittsverschluß der Unterschenkelarterien, d. h. offene Becken-, Oberschenkel- und Kniekehlengefäße, Verschlüsse bzw. langstreckige Stenosen aller drei Unterschenkelarterien sowie durchgängige cruropedale Gefäßabschnitte der Arteria tibialis anterior oder posterior.

Auch finden sich gehäuft Verschlüsse der Arteria tibialis anterior und posterior bei noch guter, kaum veränderter Arteria fibularis mit Einspeisung der Fußrücken- und Plantargefäße über kräftige Kollateralen.

Bei diesen Verschlußkonstellationen kommen kurzstreckige Venenbypasses zur Anwendung. Um periphere Anschlußmöglichkeiten sicher diagnostizieren zu können und um Patienten nicht voreilig von rekonstruktiven Maßnahmen auszuschließen, kommt hinsichtlich der Beurteilung der Operabilität einer präzisen Angiographie mit Darstellung auch kurzer distaler Segmente an Unterschenkel und Fuß eine kaum zu überschätzende Bedeutung zu (s. o.). Bei der Überprüfung peripherer Anschlußmöglichkeiten am Fußrücken und in der Knöchelregion leistet die Duplexsonographie mit Kompressionsversuch der zu anastomosierenden Empfängerarterie gute Dienste, da die Mediasklerose nicht selten ein unüberwindliches Hindernis bei der Naht der millimeterdünnen Gefäße darstellt.

Eine weitere Besonderheit stellt die Situation nicht mehr zur Rekonstruktion geeigneter Unterschenkelgefäße in Kombination mit einem femoropoplitealem Verschluß, aber Erhalt eines isolierten Popliteasegmentes mit Abgang zahlreicher kleiner Gefäße dar. Das isolierte Popliteasegment hat gerade beim Diabetiker die Wertigkeit einer Unterschenkelarterie und kann mit gutem Erfolg revaskularisiert werden [3].

### 5.3.6 Revaskularisation vor Amputation

Die Amputation nekrotischer Areale darf erst nach Verbesserung und Stabilisierung der Durchblutungssituation erfolgen. Wird umgekehrt verfahren, reichen die Perfusionsverhältnisse nicht aus, und die nicht einsetzende Stumpfheilung führt zur nächsthöheren Amputation („Salamitechnik").

In aller Regel wird eine offene Grenzzonenamputation auf Zehen- und Vorfußniveau vorgenommen. Bei distalen plantaren Nekrosen, die eine primäre Stumpfdeckung nicht mehr zulassen, hat sich in den letzten Jahren zunehmend die offene transmetatarsale Vorfußamputation mit Heilung per secundam oder späterer plastischer Deckung bewährt.

### 5.3.7 Erfolgsaussichten

Technisch durchführbare Operationen allein nützen wenig, wenn der Erfolg nur von kurzer Dauer ist. Die Standardverfahren der aortoiliacalen Gefäßrekonstruktionen haben bei einer Letalität von 3–4% eine primäre Fünfjahresoffenheitsrate von über 90%, man darf also mit Recht von guten Langzeitergebnissen sprechen. Bei Verschlüssen sind nach kleineren Korrekturoperationen Laufzeiten von 15 und 20 Jahren keine Seltenheit.

Rekonstruktionen der femoropoplitealen Strombahn haben ebenfalls eine gute Langzeitprognose. Die Beinerhaltungsrate aller Patienten, die aufgrund einer extremitätenbedrohenden paVK eine infrainguinale Gefäßrekonstruktion bekamen, beträgt nach 5 Jahren etwa 66%. Die Beinerhaltungsrate bei cruralen Gefäßrekonstruktionen aus gleicher Indikation betrug nach 5 Jahren immerhin noch 51%. Andererseits sterben durchschnittlich 52% aller Patienten, die wegen einer extremitätenbedrohenden paVK infrainguinal gefäßoperiert werden, innerhalb eines Zeitraumes von 5 Jahren postoperativ [4].

Schweiger et al. [5] beschrieben für popliteopedale Bypasses beim Diabetiker eine Beinerhaltungsrate von 77% nach 5 Jahren bei einer Überlebensrate von 75% nach 6 Jahren.

Eckstein et al. [6] publizierten, daß bis zu zwei Dritteln der Fälle ein drohender Extremitätenverlust bis zum Tode durch Anlage pedaler Bypasses zu verhindern war.

Zu einem ähnlichen Ergebnis kommt die Zwischenanalyse einer eigenen Studie über popliteocrurale und -pedale Bypasses zum Extremitätenerhalt beim Diabetiker (noch unveröffentlicht).

### 5.3.8 Kosten

Gupta et al. [7] publizieren für US-amerikanische Verhältnisse: „Die Kosten eines aggressiven Vorgehens zum Extremitätenerhalt sind hoch, im Mittel $19.000 für femoropopliteale und $29.000 für femorocrurale Bypasses. Diese Zahlen beinhalten alle Arzt-, Krankenhaus- und Rehabilitationskosten einschließlich solcher für Nachoperationen. Anderseits belaufen sich die mittleren Gesamtkosten für die Amputation mit gescheiterter Rehabilitation und dauernder Pflegebedürftigkeit in Heimen oder Hilfsbedürftigkeit zu Hause [26% bei *unterschenkelamputierten* Patienten!) auf $27.000. Der Beinerhalt ist damit fraglos teuer, aber keinesfalls die weniger attraktive Alternative zur Amputation."

Der Verzicht auf Verstümmelung mit weitreichenden Folgen für das Selbstwertgefühl des Kranken und seine Akzeptanz im Familien- und Freundeskreis sind bei der reinen Kostenanalyse nicht berücksichtigt. Diese Faktoren müssen aber ungeachtet jeglicher Kostendiskussion ganz im Vordergrund chirurgischen bzw. gefäßchirurgischen Handelns stehen.

### 5.3.9 Zusammenfassung

Hinsichtlich der so oft ausgesprochenen, vemeintlichen „Inoperabilität" peripherer Verschlußprozesse beim Diabetiker ist zwingend ein Umdenken erforderlich. Bei Beachtung der vorgestellten Rekonstruktionprinzipien und -techniken können die Zielsetzungen der Deklaration von San Vincente erreicht und sogar weit übertroffen werden. Bleibt zu hoffen, daß die gesundheitspolitischen Weichenstellungen so erfolgen, daß das sinnvoll Machbare zum Nutzen der Patienten auch in Zukunft umgesetzt werden kann.

*Literatur*

[1] Mehnert, H.: Der diabetische Fuß — eine vermeidbare Komplikation beim Diabetes mellitus? Klinik-Magazin, Sonderausgabe: Der Diabetische Fuß 2 (1997) 1.
[2] Diabetes care and research in Europe: the Saint Vincent declaration. Diabet. Med. 7 (1990) 360.
[3] Raithel, D.: Das isolierte Popliteasegment — eine Alternative zum kruralen Bypass. In: Hepp, W., J. H. Palenker: Femorokrurale Arterienverschlüsse, S. 175–179, Steinkopff-Verlag, Darmstadt 1992.
[4] Veith, F. J. et al. (Hrsg.): Vascular Surgery: principles and practice, 2nd ed. S. 438 ff, Mc Graw-Hill Inc., NY 1995.
[5] Schweiger, H., W. Lang, G. Weinzierl: Pedale Revaskularisation bei peripherem Verschlußtyp — ein sicheres Verfahren zum Extremitätenerhalt. Vasa-Supp. 42 (1993) 51.
[6] Eckstein, H. H., N. Maeder, J. R. Allenberg: Pedale Bypass-Operationen bei kritischer Extremitätenischämie. Vasa-Supp. 42 (1993) 54.
[7] Gupta, S. K., F. J. Veith, E. Ascer et al.: Cost factors in limb-threatening ischemia due to infrainguinal arteriosclerosis. Eur J Vasc. 2 (1988) 151.

## 5.4 Wundheilung und lokale Wundbehandlung

H. Reike

### 5.4.1 Wundheilung

Eine rational näherungsweise begründete lokale Behandlung chronischer Wunden setzt Kenntnisse über die biologischen Vorgänge der Wundheilung voraus. Darum sollen in diesem Kapitel zunächst die ungestörte Wundheilung und mögliche Störfaktoren vorgestellt werden, um dann daraus therapeutische Maßnahmen ableiten können.

#### 5.4.1.1 Einleitung

Wundheilung ist ein äußerst komplexer biologischer Vorgang, der aus verschiedenen ineinandergreifende Phasen besteht und in verschiedenen Wundarten unterschiedlich abläuft. In dieser Übersicht soll und kann das gesamte Phänomen nicht in allen Einzelheiten dargestellt werden. Stattdessen soll eine grobe Zusammenfassung versucht werden, die es ermöglicht, die zahlreichen therapeutischen Möglichkeiten strukturiert zu nutzen. Dazu ist die Betrachtung der physiologischen Vorgänge der Wundheilung äußerst nützlich. Neben der Kategorisierung dieser Vorgänge in verschiedene Phasen und ihrer Beschreibung stellt sich auch die Frage, wie diese biologischen Vorgänge koordiniert werden und welche Störgrößen eine optimale Wundheilung verhindern. Daher werden auch die Koordinatoren der Wundheilung, die Wachstumsfaktoren und ihre Wirkungen zur Sprache kommen.

Grundsätzlich wird die *Regeneration* des verletzten Gewebes durch Zellen des gleichen Typs und der *bindegewebige Ersatz (Fibroplasie)* unterschieden. Während die erste Form zu einer nahezu vollkommenen Heilung führt, wird bei der zweiten Form eine Narbe gebildet. Daneben spielen bei der Wundheilung das Wachstum und die Differenzierung unterschiedlicher Zellen sowie ihre Bewegung im Gewebe (Migration) und die Interaktion zwischen Zellen und extrazellulärer Matrix eine Rolle. Der Wundverschluß erfolgt durch Epithelialisierung und Kontraktion des Granulationsgewebes: Dadurch ist die Barriere zum äußeren Milieu wiederhergestellt und das Gewebe gegen Austrocknung sowie dem ungehinderten Eindringen von Fremdpartikeln (z. B. Bakterien) geschützt. Die Synthese der Extracellulär-Matrix (ECM) verleiht dem neuen Gewebe zunehmende Belastbarkeit.

### 5.4.1.2 Wundarten und Arten der Wundheilung

*Primäre Wundheilung* findet sich in sauberen, nicht infizierten Wunden, wo die Wundränder aneinander adaptiert sind, wie zum Beispiel nach chirurgischen Inzisionen. Es resultiert eine minimale Narbenbildung.

Größere Gewebedefekte mit nicht aneinander anliegenden Wundrändern heilen *sekundär*. Im Vergleich zur primären Wundheilung ist hier die Entzündungsphase (s. u.) ausgedehnter, es entsteht mehr Granulationsgewebe und die Wunde kontrahiert sich am Ende. Diese Art der Wundheilung spielt bei Verletzungen im Rahmen des DFS die Hauptrolle.

### 5.4.1.3 Phasen der Wundheilung

Die Einteilung der Wundheilung in verschiedene Phasen erfolgt zur anschaulicheren Beschreibung, entspricht aber so nicht der Realität. Vielmehr handelt es sich um eine Vielzahl simultan ablaufender feinabgestimmter Prozesse. In den unterschiedlichen Phasen überwiegen allerdings bestimmte Vorgänge (Abb. 5.4.1), so daß eine solche Einteilung insbesondere dann hilfreich ist, wenn bestimmte Vorgänge durch Therapiemaßnahmen unterstützt werden sollen oder wenn geklärt werden soll, warum eine therapeutische Intervention nicht hilft oder gar schadet.

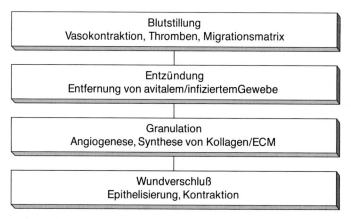

**Abb. 5.4.1** Biologische Vorgänge bei der sekundären Wundheilung.

### 5.4.1.3.1 Entzündung (siehe Abb. 24 im Anhang)

Die Entzündungsphase ist das erste Stadium der Wundheilung. Nach einer Verletzung kommt es zu einer Vasokonstriktion der betroffenen Gefäße, zu einer Aktivierung der Gerinnungs- und Komplementkaskade. Die Aktivierung der Gerinnungskaskade führt letztendlich zur Bildung von Fibrin aus Fibrinogen, das nach Vernetzung ein stabiles Gerinnsel bildet. Die Thrombocyten des ausströmenden Blutes aggregieren und werden aktiviert: sie setzen zahlreiche biologisch aktive Substanzen frei. Sowohl einzelne Bestandteile der Gerinnungskaskade als auch die von Blutplättchen freigesetzten Mediatoren aktivieren Endothelzellen und Fibroblasten. Fibrin (und Fibronektin) bilden eine provisorische Matrix, auf der die ersten Zellen in die Wunde einwandern. Im Anschluß an die Vasokonstriktion erweitern sich kleine Gefäße am Wundrand und neutrophile Granulocyten, später Monocyten wandern in die Wunde ein. In diesem Moment herrschen in der Wunde mit einem Mangel an Sauerstoff und Glukose und einem Überschuß an $CO_2$, Kalium, Laktat und einer Azidose einzigartige Bedingungen. Die Monocyten konvertieren zu Makrophagen und phagocytieren ebenso wie zuvor die Neutrophilen Fremdkörper, abgestorbenes Gewebe und Bakterien. Außerdem sezernieren sie verschiedene Wachstumsfaktoren, die wiederum auf Endothelzellen, Fibroblasten und Epithelzellen des umliegenden Gewebes wirken. Das Ergebnis ist eine Aktivierung der reparativen Funktionen dieser Zellen mit zunehmender Angiogenese und Proliferation der Fibroblasten: die nächste Phase der Wundheilung beginnt.

### 5.4.1.3.2 Granulation/Proliferation (siehe Abb. 25, 26 im Anhang)

Granulationsphase oder Proliferationsphase umschreiben die biologischen Vorgänge, die zur Auffüllung des durch die Verletzung entstandenen Gewebedefektes führen. Dieser Defekt ist bei Wunden im Rahmen eines DFS am ehesten durch eine bakterielle Gewebezerstörung verursacht: nekrotisierende Infektion, ggf. zusätzlich erweitert durch eine chirurgische Wundreinigung: Nekrosektomie. Ausgehend von den Endothelzellen randständiger Gefäße wird durch Teilung und Migration dieser Zellen ein neues Kapillarbett gebildet. Auf der Fibrin- und Fibronektinmatrix wandern Fibroblasten ein und synthetisieren eine neue ECM. Granulationsgewebe findet sich in größtem Ausmaß bei sekundär heilenden Wunden. Die vorherrschenden Zelltypen sind Fibroblasten, Endothelzellen und Makrophagen, ansonsten ist dieses Gewebe eine lockere Matrix, gebildet aus Kollagen, Fibronektin und Hyaluronsäure, auf der Fibroblasten in die Wunde einwandern. Diese Matrix wird durch Fibroblasten umgebaut und dient als Netz für die ungeordnete Ablage von Kollagenfasern. Gleichzeitig werden

Kollagenfasern abgebaut, wobei die Balance zwischen Synthese und Abbau zugunsten der Faserneubildung gehalten wird. In der Wunde überwiegen zunächst neueingesprossene Kapillaren. Deshalb ist die Wundfarbe in diesen Stadium blutrot. Das dichte Kapillarnetz und die Fibroblasteninfiltrate werden im weiteren Verlauf zum großen Teil durch Kollagenfasern ersetzt. Die Festigkeit des Wundgewebes nimmt langsam zu und erreicht nach 3 Wochen etwa 30% der Ausgangsbelastbarkeit. Die maximale Endbelastbarkeit beträgt etwa 80% des Ausgangswertes.

### 5.4.1.3.3 Epithelisierung und Wundkontraktion (siehe Abb. 27, 28 im Anhang)

Direkt nach einer Verletzung verändern sich die Epidermis und die Keratinocyten (Stachelzellen) am Wundrand. Die Epidermis verdickt und die Basalzellen am Wundrand wandern über den Wunddefekt, wobei bestimmte Glycoproteine als Schiene fungieren. Sie teilen sich so lange nicht mehr, bis die epidermale Kontinuität wiederhergestellt ist. Allerdings teilen sich die verbleibenden Basalzellen der wundrandnahem Region und ihre Tochterzellen wandern weiter über die Wunde und bilden eine Schicht über der Wundmatrix. Die Basalmembran wird aufgebaut (aus Laminin und Typ IV-Kollagen) und die Keratinozyten erhalten ihre gewöhnliche vertikale Schichtung zurück. Erneut werden die untersten Zellen mittels Hemidesmosomen an der Basalmembran fixiert. Fremdkörper und nekrotisches Gewebe können von den Keratinocyten unterwandert und damit im weiteren Verlauf abgestoßen werden.

*Kontraktion*

Die Hautkontinuität über einer Wunde wird nicht durch Regeneration wiederhergestellt, sondern dadurch, daß intakte Haut im Rahmen der Wundkontraktion vom Rand her über den Defekt gezogen wird. Diese Haut besitzt alle normalen Anhangsgebilde und einen normalen Faseraufbau. Nur der restliche Bereich wird durch Narbengewebe ohne Anhangsgewebe geschlossen. Zuständig für die Wundkontraktion sind Myofibroblasten, mesenchymale Zellen mit den Eigenschaften von glatten Muskelzellen, die von den Fibroblasten der Wunde abstammen. Mittels einer speziellen Ankopplungsvorrichtung, dem *Fibronexus*, verbinden sie ihr Zytoskelett mit der Extrazellulärmatrix. Damit ist die Zellmembran zwischen intrazellulären Aktin-Mikrofilamenten und extrazellulärem Fibronektin aufgehängt. Die Wundkontraktion wird somit durch die Kontraktion der Aktin-Bündel der Myofibroblasten eingeleitet und durch Verbindungen der Zellen untereinander und der Zellen mit der Extrazellulärmatrix auf die Wundränder übertragen.

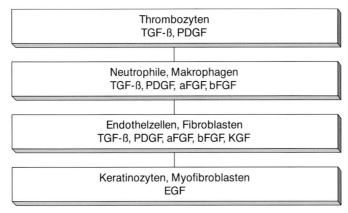

**Abb. 5.4.2** Wachstumsfaktoren: Ursprungs- und Zielzellen.

### 5.4.1.4 Koordination der Wundheilung: Wachstumsfaktoren (Abb. 5.4.2)

Die Regulation und Koordination der verschiedenen biologischen Vorgänge im Rahmen der Wundheilung wird durch Wachstumsfaktoren erreicht. Diese Polypeptide werden in der Wunde durch unterschiedliche Zellen synthetisiert und wirken entweder auf die Ursprungszelle selbst (autokrin) oder auf Nachbarzellen (parakrin) oder auf längere Distanz, um neue Zellen in das Wundareal anzuziehen (Chemotaxie). Die biologische Wirkungsweise der zahlreichen Faktoren überlappt sich teilweise. Im Moment sind weder die Gesamtzahl der Wachstumsfaktoren noch alle ihre Effekte genau bekannt. Die wichtigsten sollen hier kurz vorgestellt werden:

*Transforming Growth Factor-β (TGF-β)*

TGF-β beeinflußt alle Phasen der Wundheilung. Die topische Anwendung in Zellkulturen führt zu Transformationen ähnlich denen, die durch Viren hervorgerufen werden. TGF wird nach der Synthese an Eiweiß gebunden und ist dann biologisch nicht aktiv. Diese „Speicherform" wird durch lokale Faktoren oder Makrophagen aktiviert. Synthetisiert wird TGF von Thrombocyten, Makrophagen und Fibroblasten. Es wirkt autokrin und stimuliert seine eigene Synthese. In auto- und parakriner Aktion verstärkt es die Fibrosierung der Wunde, indem es einerseits die Produktion von Kollagen durch die Fibroblasten anregt und gleichzeitig die extrazellulären Kollagenasen hemmt. Außerdem unterstützt es die *Angioneogenese* und wirkt chemotaktisch auf Fibroblasten, Monocyten und Makrophagen.

*Platelet Derived Growth Factor (PDGF)*

Sofort nach einer Verletzung setzen Thrombocyten PDGF frei. Dieser Wachstumsfaktor wirkt chemotaktisch und mitogen auf Neutrophile, Makrophagen und Fibroblasten und bewirkt deren Anreicherung in der Wunde. Im weiteren Verlauf synthetisieren Makrophagen, Fibroblasten und Endothelzellen PDGF. PDGF wirkt auf Fibroblasten und stimuliert die Produktion von ECM-Bestandteilen wie Adhäsionsproteinen und Glukosaminoglykane (GAG) sowie Kollagenasen, so daß dieser Faktor eine bedeutsame Rolle im *Remodeling* spielt.

*Fibroblast Growth Factor (FGF)*

Fibroblast Growth Factor existiert als saurer und basischer FGF (aFGF und bFGF) und wird von Endothelzellen und Makrophagen synthetisiert. Gespeichert wird FGF in der Basalmembran der Haut. Er wird bei Verletzungen mit anschließender Degradation dieser Membran freigesetzt. FGF wirkt chemotaktisch auf Endothelzellen und Fibroblasten und stimuliert Endothelzellen zur Mitose sowie zur Ausbildung neuer Kapillaren − spielt also eine wesentliche Rolle bei der *Angioneogenese*.

*Epidermal Growth factor (EGF) und Keratinocyte Growth Factor (KGF)*

EGF wird von Keratinocyten synthetisiert und wirkt autokrin, KGF wird von Fibroblasten hergestellt und wirkt parakrin auf Keratinocyten. EGF verstärkt die Sekretion von Kollagenasen durch Fibroblasten und steigert damit den Gewebeumbau (*Remodeling*).

### 5.4.1.5 Extrazelluläre Matrix (ECM)

Die Zellen jeden Organs sind umgeben von der extrazellulären Matrix (ECM). Diese Matrix besteht aus miteinander vernetzten Eiweißen und Polysacchariden. Hauptbestandteil ist Kollagen (s. u.), weitere sind Proteoglycane und Adhäsionsglycoproteine sowie Integrine.

Proteoglycane sind Makromoleküle mit einem Proteinkörper, an den Glukosaminoglykanketten gebunden sind. Alle diese Moleküle sind polyanionisch und bilden eine elektrisch geladene, hydratierte Umgebung, die die Zellwanderung erleichtert. Dabei bewegen sich die Zellen auf einem Netz von ECM-Molekülen wie Laminin oder Fibronektin. Mit sogenannten Integrinen-Rezeptoren der Zelloberfläche, die mit dem Zytoskelett der Zelle verbunden sind, binden die Zellen an diese Adhäsionsmoleküle. Damit besteht eine Verbindung zwischen der ECM-Matrix, dem Zytoskelett der betreffenden Zelle und den umgebenden Zellen.

Die ECM ist also ein Netzwerk aus Glykoproteinen und Proteoglykanen, das verschiedene Wachstumsfaktoren enthält und für die an der Wundheilung beteiligten Zellen wie Fibroblasten und Keratinozyten als Gerüst dient, auf dem sie in die Wunde einwandern und an dem sie sich verankern können.

### 5.4.1.6 Remodeling

Das Endergebnis der Wundheilung ist bei Säugetieren die Ausbildung einer Narbe, ein im Vergleich zum umgebenden Gewebe funktionell minderwertiges Resultat. Narbengewebe besteht vor allem aus Kollagenfasern, die bereits ab dem dritten Tag nach einer Verletzung von Fibroblasten sezerniert werden. Kollagen spielt in allen Phasen der Wundheilung eine Schlüsselrolle. Zu Beginn führt die Exposition von Kollagen-Fibrillen zur Aggregation und Aktivierung der Thrombozyten. Der Abbau von Kollagenfasern durch Kollagenasen der Neutrophilen führt zu Fragmenten, die wiederum Fibroblasten in das Wundgebiet anziehen. Neugebildetes Kollagen wird dann die Grundlage der neuen ECM. Die Kollagensynthese hält je nach Ausdehnung der Wunde mehrere Wochen an und wird durch Wachstumsfaktoren (PDGF, FGF und Zytokine (IL-1, TNF)) stimuliert. Die Kollagene geben der Wunde strukturelle Integrität und Festigkeit. Je nach Aminosäurensequenz lassen sich 16 Typen unterscheiden. Obwohl sich in der Haut von Erwachsenen Typ I-Kollagen findet, entsteht im frühen Granulationsgewebe zunächst das für die embryonale Haut charakteristische Typ III-Kollagen. Im Laufe der folgenden Umbauvorgänge (s. u.) wird Typ III-Kollagen durch Typ I-Kollagen ersetzt. Kollagen wird als unreife Vorform in Fibroblasten synthetisiert und noch in der Zelle hydoxiliert. Diese Reaktion ist abhängig von der Anwesenheit von Vitamin C, Eisen, Sauerstoff und Alpha-Ketoglutarat. Nach Sekretion in den Extrazellularraum erfolgt eine stabile Vernetzung der Kollagenmoleküle untereinander. Da Kollagenmoleküle aus einer Dreifach-Helix bestehen, findet sich eine intra- und intermolekuläre Vernetzung, die wesenlich für die ausgeprägte Festigkeit der Kollagenfasern ist. Die Steuerung der Kollagensynthese ist noch nicht völlig geklärt: Wachstumshormone, Laktat- und Sauerstoffkonzentration spielen eine Rolle. Die Sauerstoffspannung nimmt im Wundbereich von den Rändern zur Mitte hin ab. Eine Hypoxie bewirkt eine Lakatat-Akkumulation in der Zelle und Laktat stimuliert die Kollagen-Synthese.

### 5.4.2 Lokale Wundbehandlung
### 5.4.2.1 Einleitung

Therapeutische Maßnahmen an der Verletzung des Fußes müssen immer in ein Gesamttherapiekonzept eingebettet und auf definierte Therapieziele hin ausgerichtet sein. Zu einer erfolgreichen Lokaltherapie gehören als Grundvoraussetzungen die nahe-normoglycämische Blutzuckereinstellung, eine effektive Druckentlastung, eine ausreichende Durchblutung sowie eine Minderung einer eventuellen bakteriellen Infektion, entweder durch die körpereigene Abwehr, durch eine externe systemische Antibiose oder lokale bakterienhemmende Maßnahmen.

Eine nicht ausreichende Durchblutung mit einer trockenen, nicht infizierten Läsion schließt eine Lokaltherapie aus, wenn eine Revaskularisation nicht möglich ist (stabile Nekrose), da diese den Zustand der Wunde insgesamt nur verschlechtern würde.

Die Art der Intervention orientiert sich an den im Moment vorherrschenden biologischen Bedingungen. Da das biologische Ereignis „Wundheilung" auch beim Stoffwechselgesunden sehr komplex ist und sich aus verschiedenen, zeitgleich ablaufenden biologischen Vorgängen zusammensetzt, ändern sich die Bedürfnisse einer Wunde dauernd. An die Therapeuten werden hohe Ansprüche gestellt, den wesentlichen biologischen Vorgang zu erkennen und wirksam zu unterstützen. Neben einer weitreichenden Erfahrung und Übersicht gehört Geduld zu den notwendigen Eigenschaften der Therapeuten.

Die biologischen Vorgänge der Wundheilung selbst und insbesondere die Steuerung dieser Vorgänge sind bisher nur unvollständig verstanden. Die meisten Erkenntnisse wurden unter künstlichen Bedingungen in vitro gewonnen und es ist unklar, ob in vivo ähnliche oder die gleichen Ergebnisse gefunden werden. Aufgrund dieser schwierigen Lage ist eine rational begründete Lokaltherapie schwer umzusetzen und es überwiegen die althergebrachten Hausrezepte, wobei der Begrif „Haus" sich auf die jeweilige Abteilung, Praxis o. ä. bezieht. Dabei ist die Anwendung eines einzigen Mittels für eine Wunde in ihren verschiedenen Stadien eigentlich regelhaft wenig wirksam oder sogar kontraproduktiv. Im Gegensatz dazu steht die unkritische Anwendung der modernsten auf dem Markt erscheinenden Lokaltherapeutika. Besonders anfällig für eine solche unkritische Anwendung scheinen die Wachstumsfaktoren, die wie oben beschrieben, zwar als Regulatoren der Zellaktivitäten und damit der biologischen Vorgänge für die Erforschung der Wundheilung von großer Bedeutung sind, deren therapeutischer Nutzen aber noch nicht richtig eingeschätzt werden kann.

### 5.4.2.2 Störungen der Wundheilung

Auch ohne weitere Störfaktoren kann die Wundheilung bei Diabetikern im Vergleich zu Nicht-Diabetikern behindert sein. Obwohl in den beiden Diabetestypen 1 und 2 unterschiedlich ausgeprägt, läßt sich bereits in frühen Stadien des Krankheitsverlaufes eine funktionelle Mikroangiopathie auch im Weichteilgewebe des Fußes nachweisen. Neuropathie und paVK beeinflussen die mikrovaskuläre Funktion ebenfalls: Es kommt zu einer gestörten vaskulären Autoregulation und einer Verminderung der Hyperämie-Reaktion auf gesteigerten Durchblutungsbedarf. Zusätzlich kommt es zu einer Neigung zu Mikrohämorrhagien in das Weichteilgewebe mit dem Ergebnis einer gestörten Wundheilung und einer Behinderung der Infektabwehr. Die histologische Untersuchung von Gewebe aus Fußläsionen zeigt dementsprechend nekrotisches, bakteriell infiziertes Wundgewebe mit massiver Infiltration von Entzündungszellen. Wandverdickung der großen Gefäße mit Lumeneinengung bis hin zum Verschluß (ausgeprägter bei neuroischämischen Läsionen) und sog. *capillary cuffs* (Ablagerungen von Kollagenfasern, z. T. auch Laminin, Fibronektin und Fibrin um die Kapillaren herum) (ausgeprägter bei neuropathischen Läsionen) sind weitere histologische Befunde aus Fußläsionen bei Diabetikern.

Sollten trotz optimaler lokaler Behandlung Wundheilungsstörungen auftreten bzw. persistieren, müssen bei Patienten mit Diabetes mellitus zuerst folgende Faktoren als mögliche Ursache in Rechnung gestellt werden:

1. Infektion von Weichteilen und/oder Knochen,
2. erhöhter Druck auf das Gewebe,
   von innen (z. B. durch Knochen bei Fußdeformität)
   von außen (z. B. durch mangelnde Ruhigstellung, Schuhwerk, etc.)
3. nicht ausreichende Durchblutung,
4. unteroptimale Blutzuckereinstellung.

Weitere allgemeine Störfaktoren der Wundheilung zeigt Tabelle 1.

**Tabelle 1** Störfaktoren der Wundheilung

| Systemisch | Lokal |
|---|---|
| Alter | Ischämie |
| Proteinmangel (Hypalbuminämie) | Infektion |
| Anämie (HK < 15%) | Hämatombildung |
| Mangel an Eisen, Zink | Nekrotisches Gewebe |
| Vitaminmangel (A, B, C, E) | Fremdkörper |
| Cortisontherapie | Druckbelastung |
| Immunsuppressive Therapie | venöse Insuffizienz |
| Chemotherapie | Lokale Bestrahlung |
| NSAR | Trauma |
| Urämie | Gewebespannung |
| Übergewicht | Nahtmaterial |
|  | Operationsdauer |
|  | Erfahrung des Operateurs und Art der Operation |
|  | Ödem |

### 5.4.2.3 Stadienorientierte Therapieziele

Um die biologischen Vorgänge im Rahmen der Heilung chronischer Wunden systematisch unterstützen zu können, haben wir eine Stadieneinteilung dieser Vorgänge etabliert. Diese Stadien lassen sich zwar durch die physiologischen Vorgänge begründen, umfassen aber bei weitem nicht ihr ganzes Spektrum. Sie stellen vielmehr den Versuch dar, die Vielfalt der Vorgänge so zusammenzufassen, daß eine näherungsweise rational begründete Therapie möglich wird. Als Regel kann gelten, daß die unterschiedlichen Therapieoptionen in verschiedenen Stadien indiziert sind und daß die Anwendung einer bestimmten Therapieform in einem falschen Stadium die Wundheilung sogar behindern und verzögern kann. Als Beispiel seien die Applikation von Jodgaze im Stadium der Proliferation oder die Anwendung von Hydrokolloid-Verbänden im Entzündungsstadium genannt.

Das erste Stadium der Wundheilung ist das der *lokalen Entzündung*. Die Wunde ist gekennzeichnet durch abgestorbenes und bakteriell infiziertes Gewebe. Neutrophile Granulocyten und später Makrophagen entfernen die avitalen und infizierten Gewebebestandteile. Die Wunde wird für das Wachsen des Granulationsgewebes vorbereitet.

Dieses *Granulationsgewebe* läßt sich als körniges Gewebe von blutroter Färbung erkennen. Es besteht aus im Rahmen der Angioneogenese neu eingesprossenen Gefäßen sowie Fibroblasten, die Kollagenfasern synthetisieren und auch mittels Kollagenasen abbauen, so daß permanente Umbauvorgänge resultieren. Die Balance des Umbaus geht zugunsten der Synthese, führt jedoch zu einer an den tatsächlich auf die Wunde einwirkenden Kräfte ausgerichteten Faserstruktur (Remodeling). Wir fassen diese verschiedenen Vorgänge unter dem *Stadium der Proliferation* zusammen. Der Gewebedefekt wird zunehmend aufgefüllt, die umgebende Weichteilinfektion ist rückläufig und auch die Keimbesiedlung in der Wunde selbst ist stark vermindert. Eine Keimzahl von unter $10^{5/g}$ Gewebe wird erreicht, so daß chirurgische lokal-rekonstruktive Maßnahmen erfolgversprechend werden. Nekrotisches Gewebe ist entfernt.

Das dritte und letzte Stadium ist das der *Wundkontraktion und Epithelisierung*. Die Rekonstruktion zwischen innerem und äußerem Milieu schützt die Wunde vor Austrocknung und erneuter Keimbesiedlung von außen. Dieses Ziel wird durch die vom Wundrand ausgehende Epithelisierung erreicht. Das Epithel ist als zartes, blaßrosa Häutchen auf der Wunde sichtbar und geht von intakten Zellen der Basalschicht des randständigen Epithels aus. Auch von Hautanhangsgebilden kann eine Epithelisierung ausgehen, ebenso wie von iatrogen eingebrachten Epithelinseln oder Keratinocyten.

In allen Stadien der Wundheilung führen wir eine feuchte Wundbehandlung durch, da die fehlende Barriere zwischen innerem und äußerem Milieu zum Austrocknen der Wunde führt. Ausnahmen sind stark sezernierende Wunden und Wunden im Stadium der Epithelisierung bzw. Wunden nach Transplantation von Haut.

### 5.4.2.4 Strukturierte lokale Wundbehandlung
#### 5.4.2.4.1 Stadium I (siehe Abb. 24 im Anhang)

Ziel der Behandlung ist die Entfernung von abgestorbenem Gewebe (Nekrosektomie) und die Behandlung der Wundinfektion.

**Nekrosektomie.** Nekrosen werden mechanisch abgetragen – entweder in kleinen Schritten am Krankenbett in täglichen Sitzungen oder im Operationssaal in einer Sitzung. Welches Vorgehen bevorzugt wird, hängt vom Zustand der Wunde (ausgedehnte Nekrose – einzeitiger Eingriff im Op), von der Ausprägung einer eventuellen sensiblen Neuropathie (sensible Neuropathie mit aufgehobenem Schmerzempfinden – keine Narkose notwendig – Nekrosektomie am Bett möglich), vom Zustand des Patienten, vom Patientenwunsch und von den Fähigkeiten der Behandler ab. Das Vorgehen entspricht dem Vorgehen bei septischen Operationen zum Beispiel in der Handchirurgie. Obwohl von chirurgischer Seite immer wieder darauf hingewiesen wird, daß die Ausdehnung der Infektion und der Nekrosen regelhaft das vom äußeren Aspekt erwartete Ausmaß übertrifft, empfehlen wir doch eine gewebeschonende sparsame Resektion. Sollte sich dann im weiteren Verlauf ein Gewebeareal als nicht vital erweisen, kann es immer noch reseziert werden. Andererseits erschweren ausgedehnte Nekrosektomien später möglicherweise eine funktionelle Rekonstruktion des Fußes. Das gilt u. E. besonders für Guillotinen-Operationen oder Resektionen ganzer Quadranten des Fußes. In diesen Fällen mit ausgedehnter Infektion und Nekrose bevorzugen wir ein abgestuftes Vorgehen mit konservativer Infektbehandlung vor mechanischer Resektion. Eiter muß in jedem Fall drainiert werden.

Das tägliche Débridement am Krankenbett erfolgt mittels Schere, Pinzette, Skalpell, ggf. auch mit dem „scharfen Löffel". Dazu gehört auch die regelmäßige Entfernung von randständigen Hyperkeratosen. Diese treten besonders ausgeprägt bei neuropathischen Läsionen auf und müssen bis zur völligen Abheilung der Wunde abgetragen werden.

Neben der mechanischen Nekrosektomie besteht die Möglichkeit einer enzymatischen Wundreinigung. Diese Mittel könne wirksam sein, vorausgesetzt sie werden gezielt eingesetzt. Wichtige Mittel zur enzymatischen Wundreinigung faßt Tabelle 2 zusammen.

**Tabelle 2** Enzyme zur Wundreinigung

| Handelsname | Name | Angriffspunkt |
|---|---|---|
| | B. subtilis-Protease | Proteine |
| | | Fibrin |
| | Clostridiopeptidase A | Kollagen |
| | Clostridienbegleitpeptidasen | Polypeptide |
| Fibrolan | Desoxyribonuklease * | Nukleoproteine |
| Fibrolan | Plasmin (Fibrinolysin) * | Fibrin, Faktor I, V, VIII |
| Varidase | Streptodornase | Nukleoproteine |
| Varidase | Streptokinase | Fibrin |
| | Trypsin * | Proteine, Fibrin, Penicillinase |
| Iruxol | Kollagenase | Kollagen |

* enthält Rindereiweiß

**Infektbehandlung.** Jede chronische Wunde kann mit Bakterien besiedelt sein, ohne daß diese sich störend auf die Wundheilung auswirken (Kolonisation). Andererseits sind bakterielle Infektionen von Weichteilen und/oder Knochen mit die häufigsten Ursachen für Wundheilungsstörungen und Nekrosen. Als Nährboden für Bakterien dient vor allem abgestorbenes Gewebe. Deshalb ist eine subtile Nekrosektomie die beste Infektionsprophylaxe. Die lokale Anwendung von Antibiotika wird nicht mehr durchgeführt, da die häufigsten Erreger von Wundinfektionen gegen die meisten lokal verwendeten Antibiotika (Aminoglycoside, Tetracycline, Sulfonamide) teilweise oder völlig resistent sind. Lokal angewandte Antibiotika führen rasch zu Resistenzbildung, Allergisierung und erreichen vor allem die für die Infektionskrankheit bedeutsamen Keime in tiefen Gewebsschichten nicht. Eine Ausnahme könnte die lokale Antibiose mit Gentamicin bei Infektion mit methicillinresistenten Staphylokokken (MRSA) sein.

Ziel der lokalen Behandlung der bakteriellen Infektion ist die Verminderung der Keimzahl durch Minimierung der Neubesiedlung, Reduktion des Nährbodens und ein wachstumshemmendes Wundmilieu. Lokale Desinfektionsmittel wirken bakterizid, lokale Antiseptika bakteriostatisch. Beide hemmen nicht nur die Proliferation der Bakterien, sondern auch der humanen Zellen und können damit in gewisser Weise auch die Wundheilung behindern. Gentianaviolett und Brilliantgrün erschweren die Beurteilung der Wunde stark und behindern die Granulation nahezu komplett. Quecksilberhaltige Mittel verhindern durch die substanzeigene Farbgebung ebenfalls die Beurteilung der Wunde.

PVP-Jod in Form von Jodoform-Gaze, direkt in die Wunde eingebracht und kontinuierlich mit Ringer-Lösung gespült, erlaubt eine feuchte Wundbehandlung mit einem bakterienhemmenden Wundmilieu. Dazu wird ein Katheter direkt auf die Jodoform-Gaze plaziert und an ein Spülsystem angeschlossen (Perfusor-Spritze mit Ringer-Lösung) (siehe Abb. 24 im Anhang). Die Spülmenge hängt von der Größe der Wunde ab und liegt bei mindestens 0,4 ml/h. Bei ambulanten Patienten wird die Jodgaze mit Ringer-Lösung befeuchtet und dann mit Fettgaze bedeckt, um ein Verdunsten der Lösung zu minimieren. Allerdings muß hier auf den Spüleffekt verzichtet werden. Alternative ist ein mit Octenidin (Octenisept®) getränktes Reservoir, aus dem dieses Antiseptikum kontinuierlich abgegeben wird. Vorteil des Octenisept scheint eine weniger ausgeprägte Hemmung der Zellteilung zu sein.

Sollen Fibrinmoleküle und DNA in der Wunde gespalten werden, können Streptokinase und Streptodornase (Varidase®) in die Spülflüssigkeit gegeben werden.

---

**Lokale Wundbehandlung im Stadium I**

Verbandwechsel alle 12–24 h
mechanische Nekrosektomie
feuchte Wundbehandlung mittels Ringer-Lösung
Applikation über Trägermedium (Tender-Wet®) oder als kontinuierliche Dauerspülung
lokale Antisepsis mittels Jod-Gaze (Jodoform®) oder Octenisept®
sterile Wundauflage (Kompressen)
Wickel
ggf. Watteverband

---

#### 5.4.2.4.2 Stadium II (siehe Abb. 25, 26 im Anhang)

Ziel der Behandlung ist die Förderung des Wachstums von Granulationsgewebe. Granulationsgewebe besteht aus neu einsprossenden Gefäßen und Fibroblasteninfiltraten. Kollagenfasern werden durch Fibroblasten synthetisiert und immer wieder umgebaut. Der rote, körnige Aspekt läßt das Gewebe rasch erkennen, auch bei beginnender Granulation in einer ansonsten nekrotischen Wunde. Somit sind die Übergänge zwischen den einzelnen Stadien fließend und es gehört zu den schwierigsten Entscheidungen, die lokale Behandlung in den Übergängen erfolgreich an das führende Stadium anzupassen. Tatsächlich können auch verschiedene Areale einer Wunde verschiedenen Stadien zugeordnet werden und erfordern dann eine lokal unterschiedliche Behandlung.

*Granulationsanregend* wirken Zuckergranulat oder Honig. Heparin kann die Wundheilung beschleunigen, möglicherweise durch Aktivierung der Kollagensynthese der Fibroblasten. Wachstumsfaktoren haben in dieser Phase ihre Indikation, können aber bislang in Unkenntnis der genauen Zusammenhänge (s. o.) noch nicht mit ausreichender Erfolgsaussicht eingesetzt werden. Auch lokal appliziertes Normalinsulin hat ähnliche Eigenschaften wie Wachstumsfaktoren. Ebenfalls lokal appliziert wird Phenytoin-Puder, das die Granulation fördern soll.

Die bereits begonnene Granulation wird durch ein spezielles Milieu unterhalten: Feuchtigkeit, Wärme (37 °C), ausreichendes Angebot von Nähr- und Sauerstoff, eine ausgewogene extrazelluläre Konzentration von Elektrolyten, Druckentlastung und eine minimale Bakterienanflutung von außen.

Wir erreichen dies Milieu näherungsweise durch kontinuierliche Spülung der Wunde mit Ringer-Lösung über einen in der Wunde liegenden Katheter, der an eine Infusionspumpe angeschlossen ist. Optimalerweise ist die Lösung auf 37 °C angewärmt. Die Spülflüssigkeit wird von der Wundauflage mitsamt Wundsekret aufgesogen und verdunstet nach außen. Alternativen in diesem Stadium sind die Okklusiv-Verbände.

**Okklusiv-Verbände (Polymer-Verbände).** Polymerverbände sollen die Leistung der intakten Haut nachahmen. Zu den Polymer-Verbänden zählen die semipermeablen Folien, die Polymer-Schäume, die Hydrogele, die Faserpolymere (Alginat-Verbände) und die Hydrokolloide. Den meisten dieser Polymer-Verbände ist das Prinzip der geschlossenen Wundbehandlung eigen: Es handelt sich mit Ausnahme der Alginate um Okklusiv-Verbände. Dabei zeigt sich, daß zumindest die neueren dieser Okklusivsysteme keine höhere, eher eine niedrigere Infektionsrate mit sich bringen, während sie gleichzeitig eine feuchte Wundbehandlung ermöglichen. Die Okklusion nach Außen vermindert die Anflutung von Bakterien. Vorteilhaft insbesondere für die ambulante Betreuung ist die Tatsache, daß solche Verbände je nach Ausmaß der Exsudation mehrere Tage belassen werden können. Allerdings können sich auch in den feuchten Kammern unter Okklusiv-Verbänden Bakterien unter guten Wachstumsbedingungen vermehren und zu einer zunehmenden Weichteil- und/oder Knocheninfektion führen. Wir benutzen Okklusiv-Verbände daher bei infizierten Wunden nicht und belassen solche Verbände auch nur für maximal 48 Stunden.

*Folien* sind selbstklebende, elastische, dünne (< 0,2 mm) Polyurethan-(PU)-Wundauflagen. Sie sind von innen nach außen durchlässig für Gas und gleichzeitig an der Außenseite wasserdicht.

*Hydrokolloid-Verbände* bilden eine feuchtigkeitsdichte Kammer. Auf eine äußere Polyurethanfolie ist als innere Schicht eine Masse aus verschiedenen Substanzen in Sol-Form aufgetragen (Beispiel: Carboxymethylzellulose, Gelatine, Pektin). Daneben sind Hydrokolloid-Zubereitungen auch als Puder oder Paste ohne Folie erhältlich. Im Bereich der Kontaktfläche bildet sich nach Absorbtion des Wundexudates ein Gel, das mit der Feuchtigkeitsaufnahme immer weiter anschwillt und sich in die Wundhöhle ausdehnt. Es kann dadurch — je nach Ausmaß der Exsudation — zu einer Druckbelastung im Wundbereich kommen; bei venösen Ulcerationen ein gewünschter Nebeneffekt. Außerdem entsteht durch das Gel ein Absorbtionsgradient für lösliche Stoffe, der den Abtransport von toxischen Substanzen und Bakterien ermöglicht. Die Polyurethanfolie macht die Wundauflage wasserfest.

Hydrokolloidverbände scheinen die Proliferation des Granulationsgewebes zu fördern und die Wundheilung zu beschleunigen. Nach Ablösen der Wundauflage entleert sich eine gelartige, übelriechende Flüssigkeit, die komplett entfernt werden muß, damit die Wunde exakt beurteilt werden kann. Hydrokolloid-Wundauflagen sind ungeeignet bei infizierten Läsionen, wobei die Unterscheidung zwischen Infektion und Kolonisation hier von besonderer Bedeutung ist. Beispiele: Comfeel®, Cutinova Hydro®, Hydrocoll®, Sonstige.

*Hydrogel-Wundauflagen* bestehen aus vernetzten Polymeren, die wie ein Schwamm auf eine Polyurethan (PU)-Folie aufgetragen sind. Der gelatinöse Anteil besteht aus Wasser (>90%) und Polyethylenoxid.
Beispiele: NU-Gel®, Hydrosorb®, Hydrosorb-Plus®, Cutinova®, Sonstige.

*Schäume* aus Polyurethan, z. T. auf eine selbstklebende semipermeable Folie aufgebracht, haben zur Wundseite hin eine hydrophile Oberfläche, die Wundsekret aufnehmen soll. Gase und Dämpfe werden nach außen durchgelassen, gleichzeitig verhindert eine hydrophobe Außenschicht ein Austrocknen der Wunde.

*Alginate* werden aus Meeresalgen extrahiert. Sie bestehen aus in dünnen Platten gelieferten Fasern. Sie können relativ große Mengen an Wundsekret aufnehmen. Ihr Wirkmechanismus zur Granulationsförderung ist unklar. Die Verbandwechsel sind unproblematisch, eventuell in der Wunde verbliebene Fasern werden absorbiert. Sie können auch in tiefen Wunden und Fistelgängen verwandt werden. Für trockene Wunden sind sie nicht geeignet. Beispiele: Sorbalgon®, Algosteril®, Sonstige.

**Neue Therapieansätze.** In problematischen Fällen mit tiefen Gewebedefekten und nur langsam progredienter Granulation konnten wir das Auffüllen des Gewebedefektes durch Applikation von *Fibrinkleber* beschleunigen. Dieser wurde im weiteren Verlauf von Granulationsgewebe durchbaut, die Wunde war vor dem Austrocknen und vor einer Bakterienbesiedlung geschützt.

Eine weitere Möglichkeit bei verzögerter Granulation ist die Anwendung sogenannter COLDEX®-Verbände. Dabei wird ein sekretaufnehmender Schwamm auf der Wundfläche fixiert, die Wunde breitflächig mit einer semipereablen Folie abgedeckt und unter einen kontinuierlichen Unterdruck gesetzt.

Eine künstliche EC-Matrix wird als Alginin-Glycin-Aspartatpeptid (RGD) – Matrix angeboten. Sie soll als Gerüst für Fibroblasten, Endothelzellen und Keratinozyten dienen, auf dem diese in die Wunde einwandern können. Im Vergleich zu NaCl-Lösung als lokale Behandlung war die Wundheilung bei neuropathischen Läsionen um den Faktor 4 beschleunigt.

---

**Lokale Wundbehandlung im Stadium II**

Verbandwechsel alle 24–48 h
Hyperkeratosen abtragen
keine lokale Antisepsis
feuchte Wundbehandlung mittels Ringer-Lösung
Applikation über Trägermedium (Tender-Wet®) oder als kontinuierliche Dauerspülung
alternativ: Okklusive Wundauflagen
sterile Wundauflage (Kompressen)
Wickel
ggf. Watteverband

---

5.4.2.4.3 **Stadium III** (siehe Abb. 27, 28 im Anhang)

Ziel der Behandlung ist der rasche Wundverschluß mittels Epithels sowie eine ausreichende Belastbarkeit der Wunde.

Im weiteren Verlauf nimmt die Wund-Sekretion immer weiter ab und ein Epithel schiebt sich vom Wundrand über das Granulationsgewebe. Hier empfehlen sich nichtverklebende Wundauflagen (z. B. Fett-Gaze). Sollte die Sekretion ausgeprägt sein, so sind auch hier absorbierende Wundauflagen notwendig.

**Hauttransplantationen.** Ist das Stadium der Granulation erreicht und macht das Auffüllen des Gewebedefektes Fortschritte, sollte in jedem Fall eine Hauttransplantation in Erwägung gezogen werden: Die Barriere nach Außen ist rasch wieder hergestellt, die Wunde vor dem Austrocknen geschützt, die Verbände sind weniger aufwendig, die Wundheilung schneller abgeschlossen und das Spätergebnis belastungsstabiler. Je nach Dicke des Transplantates werden Reverdin-, Thiersch-, Spalthaut-, Vollhauttransplantate sowie gestielte Lappen unterschieden (Abb. 5.4.3). Ziel der *Reverdin-Transplantate* ist die Implantation mehrerer Epithelinseln auf die Wunde, um eine Epithelisierung nicht nur vom Rand her,

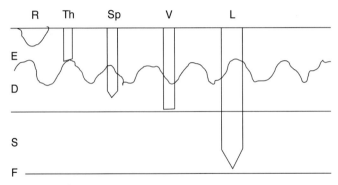

**Abb. 5.4.3** Hauttransplantate
R=Reverdin, Th=Thiersch, Sp=Spalthaut, V=Vollhaut, L=gestielter Lappen, E=Epidermis, D=Dermis, S=Subcutis, F=Faszie.

sondern auch von den Transplantatinseln her zu erreichen. *Spalthaut-Transplantate* bestehen nicht aus der gesamten Hautdicke wie Vollhauttransplantate. Die gewünschte Schichtdicke wird vor der Entnahme festgelegt (meist 0,3– 0,45 mm) und dann Epidermis und ein Teil der Dermis entnommen. Die Entnahmestelle heilt in der Regel problemlos ab. Auf der Transplantat-Unterseite finden sich zahlreiche eröffnete Blutgefäße, so daß sie auch auf problematischen Wundarealen anheilen. Um einen ungestörten Abfluß des Wundsekretes zu erreichen, werden die Transplantate mit zahlreichen iatrogenen Öffnungen versehen, so daß sie eine netzartige Struktur erhalten (*mesh graft*).

Hauttransplantate benötigen eine optimale Blutversorgung. Deshalb ist nicht infiziertes (Keimzahl unter $10^5$ pro Gramm Gewebe) Granulationsgewebe mit seiner reichen Kapillarbildung eine optimale Unterlage für eine solche Transplantation. Knochen, Knorpel oder Sehne sowie nekrotisches Gewebe lassen kein Transplantat angehen. Sind die nekrotischen Anteile entfernt und die bradytrophen Gewebe mit Granulationen bedeckt, ist allerdings eine Hauttransplantation möglich. *Vollhauttransplantate* benötigen ein noch besser perfundiertes Bett, da sie selbst auf der Unterseite relativ wenig eröffnete Blutgefäße besitzen. Außerdem sind sie empfindlicher gegen eine bakterielle Infektion. Daher werden sie in der Regel bei den hier besprochenen Wunden nicht eingesetzt.

> Je infizierter der Defekt, um so dünner muß das Transplantat sein.

Ausgedehnte Gewebedefekte können durch *muskulokutane Transplantate* mit mikrochirurgisch hergestellten arteriellen und venösen Perfusionsverhältnissen oder durch *gestielte Transplantate* von anderen Körperteilen gedeckt werden.

**Neue Entwicklungen.** Alternativ zur konventionellen Hauttransplantation und bisher bei den hier beschriebenen Läsionen noch kaum erprobt ist die plastische Deckung einer Wunde nach Anzüchtung von Epidermis aus patienteneigenen Zellen der äußeren Haarwurzel (outer root sheath-Zellen), die die Rolle der Keratinozyten der Hautanhangsgebilde in der Wundheilung übernehmen sollen. Erfahrungen über Möglichkeiten und Nebenwirkungen haben wir mit dieser Therapie bislang nicht.

Ein anderes Produkt der Sparte „Tissue Engineering" stellt die artifiziell hergestellte Dermis (Dermagraft®) dar. Dermagraft besteht aus humanen Fibroblasten, die auf einem Polyglactin-Netzwerk kultiviert werden. Während sie sich auf diesem Netzwerk vermehren, synthetisieren sie Kollagen, Fibronektin, Glukosaminoglykane, Wachstumsfaktoren und andere Proteine und stellen so eine metabolisch aktive Ersatzdermis her, die auf chronische Wunden transplantiert werden kann. Erste Erfahrungen liegen mit dieser Substanz auch bei Patienten mit Problemläsionen bei DFS vor.

Eine in der Behandlung von Verbrennungswunden erprobte Neuerung ist die Mischung von Fibrinkleber mit kultivierten Keratinozyten. Erfahrungen in der Behandlung von Läsionen bei DFS liegen bislang nicht vor.

Die zunehmende Wundkontraktion kann durch Adaptation der Wundränder mittels Klebestreifen (z. B. Steri-Strips®) unterstützt werden. Außerdem wird die Wunde insgesamt belastungsstabiler.

---

**Lokale Wundbehandlung im Stadium III**

Verbandwechsel alle 24−48 h
Hyperkeratosen entfernen
keine lokale Antisepsis
trockene Wundbehandlung: Fettgaze
ggf. Adaptation der Wundränder mittels Steri-Strips®
ggf. Hauttransplantation
sterile Wundauflage (Kompressen)
Wickel
ggf. Watteverband

---

*Weiterführende Literatur*

Adzick, N. S.: Wound healing. Biologic and clinical features. In: Sabiston, D. C. (Hrsg.): Textbook of Surgery. The Biological Basis of Modern Surgical Practice. S. 207−220, 15th edition, Saunders, Philadelphia 1997.

Bader, D. L.: Pressure sores-clinical practice and scientific appproach. S. 165–175, Mac-Millan Press, London 1990.

Cohen, I. K., R. F. Diegelmann: Wound healing. In: Greenfield, L. J. (Hrsg.): Surgery. Scientific principles and practice. S. 148–170, J. B. Lippincott Comp., Philadelphia 1993.

Robertson, J. C., SO'N. Daunt, M. Nur: Tissue viability-wound healing and the diabetic. Practical diabetes 3 (1986) 14–19.

Übersicht: Lokale Wundbehandlung. Arznei-telegramm 9 (1992) 88–90.

Hutchinson, J. J., M. McGuckin: Occlusive dressings: A microbiologic and clinical rewiew. Am J Infect Cont. 18 (1990) 257–268.

Ferguson, M. W. J., S. E. Herrick, M.-J. Spencer et al.: The histology of diabetic foot ulcers. In: The diabetic foot. Proceedings of the second international symposium on the diabetic foot, 10–12 May 1995, Noordwijkerhout, the Netherlands. Diabetic medicine 13 Suppl S1 (1996) 30–33.

Mazzotta, M. Y.: Nutrition and wound healing. J Am Pod Med Ass 84 (1994) 456–462.

Choate, Ch. S.: Wound dressings. A comparison of classes and their principles of use. J Am Pod Med Ass 84 (1994) 463–469.

## 5.5 Der diabetische Fuß: Ursachen – Prophylaxe – konservative und operative Therapie

B. Greitemann

Trotz zunehmender Beachtung der Folgeerscheinungen des Diabetes mellitus am Fuß, trotz Fortschritten in Diagnostik und Therapie bleiben die Probleme, die durch Ulcerationen am Fuß des Diabetikers verursacht werden, eine der fordernsten Erkrankungsbilder für die moderne orthopädische Chirurgie. In allen Industriestaaten ist der Diabetes mellitus immer noch eine Hauptursache für durchgeführte nichttraumatische Amputationen an den unteren Extremitäten. Dabei ist der Diabetes mellitus mit einer Auftretenshäufigkeit in der Bevölkerung von 2–5% eine Volkserkrankung. Geschätzt wird, daß etwa 5–10% aller Diabetiker, in manchen Populationen sogar bis 25%, im Laufe der Erkrankung eine Amputation erleiden. Nach neueren Veröffentlichungen [25] liegt die geschätzte Anzahl an Amputationen aufgrund des Diabetes mellitus in Deutschland zwischen 22.000 und 28.000 jährlich. Trotz einiger ermutigender Veröffentlichungen über Reduktionen der großen Amputationen durch Einführung von Diabetes Fuß-Ambulanzen [7, 16, 17] scheint dennoch das Hauptziel der St. Vincenz-Deklaration, nämlich die Anzahl großer Amputationen in Europa bis zum Jahrhundertwechsel bis auf die Hälfte zu reduzieren nicht erreicht zu sein. Dies ist einerseits dadurch bedingt, daß speziell im Bereich der operativen Fächer die Besonderheiten des diabetischen Fußes bei der operativen Technik oft zu wenig berücksichtigt werden, andererseits aber auch dadurch, daß im Bereich der internistischen Diabetes-Ambulanzen oft

Tabelle 1  Epidemiologische Daten zum Diabetesfuß

| Diabetes mellitus | |
|---|---|
| Morbidität | 2–5% |
| Anteil an allen Amputationen | 37,5–70% |
| Gangrän-/Amputationsgefahr | 40–70× |
| (im Vergleich zur Normalpopulation) | |
| Zahl der amputierten Diabetiker | 25% |
| Zahl der Amputierten im Durchschnitt/Jahr | 25.000–28.000 |

noch zu wenig interdisziplinär gedacht wird, daß vielfach die prophylaktischen Möglichkeiten einer orthopädischen Schuhversorgung nicht gekannt und somit auch nicht genutzt werden, und daß in Unkenntnis moderner extremitätenerhaltender amputationschirurgischer Eingriffe das Hinzuziehen eines in diesem Bereich erfahrenen Operateurs zu lange hinausgeschoben wird, aus Angst vor dem Skalpell. Dies führt allerdings letztendlich dann dazu, daß kleine amputationschirurgische Eingriffe nicht mehr möglich sind, sondern nur noch Majoramputationen.

### 5.5.1 Diagnostik

Eine entsprechende klinische Betreuung dieses hoch diffizilen Patientengutes sollte in einer straff organisierten Fußambulanz erfolgen, bei der interdisziplinär ein Diabetologe, Pflegepersonal, sowie fakultativ ein Neurologe, ein Gefäßchirurg, Chirurg oder Orthopäde hinzugezogen werden können. Wichtig ist die Beteiligung eines orthopädischen Schuhmachers im Sinne der Prophylaxe. Aus meiner Sicht ist es dennoch unabdingbar, daß der in der Ambulanz verantwortliche Arzt zumindest im Team einen ärztlichen Kollegen hat, der sich mit der schuh-technischen Versorgung in diesem Gebiet profund auskennt, um die orthopädieschuhtechnische Versorgung mit zu überwachen.

Im Rahmen der klinischen Untersuchung achtet man insbesondere auf die Inspektion des Schuhwerkes, auf Schuhsohlenabrieb, Schweißspuren in den Einlagen bzw. auf Ausbeulungen im Bereich des Oberleders. Dies gibt bereits erste wichtige Hinweise auf das dynamische Druckgeschehen des Fußes im Schuh. Bei der Inspektion des Fußes selbst achtet man jeweils im Stand (!) auf die Ausbildung der Fußgewölbe sowie die Stellung des Rückfußes, es schließt sich die Inspektion der Fußsohle einschließlich der Nägel und Zehenzwischenräume (!) an. Bei der Störung der Schweißsekretion kommt es sehr häufig in den Interdigitalräumen zu Pilzinfekten, auch im Nagelbereich, die der Beginn einer Amputation sein können. Bei der Inspektion und Palpation der Fußsohle können frühzeitig Fettgewebs- und Myoatrophie, vorspringende Knochenareale oder Ulcerationen erkannt werden. Es schließt sich eine orientierende neurologische Untersuchung mit Prüfung des Berührungs-, Schmerz- und Temperaturempfindens sowie insbesondere der Vibrationsempfindung an. Für letzteres eignet sich als genauste Untersuchungsmethode die Filamentuntersuchungsmethode nach Semmes-Weinstein. Bei entsprechender Problematik, verursacht durch knöcherne Prominenzen bzw. bei Ulcerationen, sind Röntgenaufnahmen des Fußes in mindestens zwei, besser in drei Ebenen *stehend* zu erstellen (a.p., seitlich, halbschräg). Die digitalisierte Aufnahmetechnik bietet − falls vorhanden − den

Vorteil der besseren Darstellung der Weichteile. Trotz der teilweise vorhandenen Mediasklerose kommt dennoch bei der orientierenden Untersuchung der Palpation der arteriellen Pulse sowie auch der Dopplerunterschung der Arterien eine entsprechende Bedeutung bei. Man muß hierzu allerdings wissen, daß die Doppler-Ultraschalluntersuchung den Status der größeren Arterien und nicht der Hautkapillaren messen kann und von daher einen begrenzten Wert hat. Der sicher mit beste Aussagefaktor im Hinblick auf die periphere Durchblutung ist die Messung des peripheren Sauerstoff-Partialdruckes ($TCPO_2$), der auch Hinweise auf die Wundheilungschancen gibt. Die angiographische Untersuchung des Gefäßstatus sollte sehr bewußt bedacht werden. Falls ein akuter Arterienverschluß vorliegt, ist sie sicher unumgänglich, ansonsten sollte sie insbesondere zur Abklärung der Möglichkeiten einer evtl. gefäßchirurgischen Zuflußverbesserung dienen. Man muß sich allerdings bewußt sein, daß gerade bei chronischen Verschlüssen häufig Strecken weit unterhalb des Verschlusses durch entsprechende Kollateralen noch ausreichend versorgt werden können. Von daher kommt der klinischen Beurteilung in der Regel eine erheblich höhere Bedeutung zu (Hauttemperatur, Hautverfärbungen, Behaarung etc.). Beim Verdacht auf eine Osteomyelitis führen Laborparameter teilweise nicht weiter, ergänzende Hinweise können durch Röntgenveränderungen (frühestens etwa 1–2 Wochen nach Auftreten des Infektes), eine Leukozytenszintigraphie (teilweise durch mangelhafte Perfusion der Areale am Fuß problematisch), über eine Kernspintomographie (nicht leicht beurteilbar, da beispielsweise differentialdiagnostisch schwierig, speziell wenn neuropathische Fußveränderungen mit Ödem vorliegen) erhalten werden.

### 5.5.2 Prophylaktische Therapie

*Diabetes-Ambulanz und Schulung*

Sicher eine der wesentlichen Aufgaben in der prophylaktischen Betreuung des Diabetikers ist die regelmäßige Betreuung und Überwachung des Patienten im Rahmen einer Diabetes-Fußambulanz. Der Diabetiker kann durch die begleitende Retinopathie oftmals eben auch seinen Fuß nur sehr schlecht inspizieren, dies wird hier durch das betreuende Team mitübernommen. Des weiteren sollte eine intensive Schulung des Patienten im Umgang mit der Erkrankung, gerade im Hinblick auf den Fuß erfolgen. Hierzu sind leicht merkbare Maßregeln im Hinblick auf Schuhversorgung, Wäsche bzw. Hygiene unabdingbar und sollten häufig mit dem Patienten besprochen werden.

**Tabelle 2** 20 Regeln für Diabetikerfüße

*Stoffwechsel*
1. Bestmögliche Einstellung des Stoffwechsels.
2. Selbständige Kontrolle des Zuckerspiegels.
3. Diätetische Disziplin.

*Fußpflege*
4. Ihre Füße bedürfen besonderer Beachtung, kontrollieren Sie häufiger die Gefühlsempfindung der Füße.
5. Täglich Füße und Fußsohlen kontrollieren (Spiegel), auch die Zehenzwischenräume. Bei Sehproblemen Hilfe von Angehörigen.
6. Pflegen Sie mehrmals täglich die trockene Diabetikerhaut durch rückfettende Salben.
7. Mindestens 1 x täglich Füße mit lauwarmem Wasser waschen.
8. Fußbäder nicht länger als 3 Minuten, um Aufweichen zu vermeiden.
9. Schwielen vom Fachmann abtragen lassen, evtl. mit weichem Bimsstein selbst oder durch Angehörige.
10. Nagelpflege nur bei guter Sehfähigkeit selbst, sonst zur Fußpflege.
11. Zehennägel gerade feilen, lediglich den Nagelrand zur Nachbarzehe etwas abrunden.
12. Laufen Sie nicht barfuß.
13. Bei Fußpilzbefall Hautarzt aufsuchen. Auch täglich Strümpfe wechseln, Schuhe desinfizieren.
14. Bei Bettlägerigkeit alle vorstehenden Knochenanteile gut abpolstern.
15. Bei Fußfehlstellungen Orthopäden zwecks Einlagenversorgung oder Schuhzurichtungen aufsuchen.
16. Bei offenen Wunden *immer* Vorstellung bei einem Arzt, der sich mit der Behandlung diabetischer Füße auskennt.

*Schuhversorgung*
17. Schuhe für Diabetiker müssen dem Fuß Platz lassen. Kein Druck durch Nähte im Schuh, enge Schuhe oder enges Oberleder.
18. Schuhe 1−2 × täglich wechseln.
19. Schuhe vor dem Anziehen auf Druckstellen, Nähte oder kleine Steine austasten.
20. Neue Schuhe abends kaufen (Füße dicker angeschwollen) und genügend lange im Laden anprobieren − kein Druck!

*Schuhversorgung*

Viele Ulcerationen am diabetischen Fuß lassen sich durch eine prophylaktisch angepaßte und stadienadaptiert verwendete korrekte Schuhversorgung vermeiden. Ich gehe soweit, daß ich der Meinung bin, daß sicher die Hälfte aller Amputationen durch korrektes und frühzeitiges Anpassen entsprechend adaptierten Schuhwerkes nicht auftreten muß. Je nach Stadium der Erkrankung gibt es verschiedene Möglichkeiten:

- Schuhzurichtungen am Konfektionsschuh,
- industriell vorgefertigte Diabetikerschuhe mit Einlagen und Schuhzurichtungen am Schuh,
- orthopädischer Maßschuh.

Unabhängig davon, welche Versorgungsmöglichkeit man wählt, ist darauf hinzuweisen, daß Schuh und Einlage jeweils eine Einheit sein müssen. Im Hinblick auf die Schuhversorgung sind folgende Forderungen von entscheidender Bedeutung:

Der Schuh muß eine genügende Weite und Platz für Einlage und Fuß haben, es darf nicht zu Druckerscheinungen kommen. Es muß insbesondere im Zehenbereich genügend Reserveraum an der Vorderkappe bestehen, die Hinterkappe soll im Fersenbereich den Fuß fest, aber nicht zu fest fassen, um eine Rückfußstabilität zu gewährleisten. Auch im Oberleder muß genügend Aufbauhöhe möglich sein. Der Schuh selbst sollte aus weichem, aber witterungsbeständigem Material bestehen, im Innenschuh sollte ebenfalls eine Vollauskleidung mit weichem Leder ohne störende Nähte vorhanden sein. Die Atmungsaktivität des Schuhs ist Grundvoraussetzung. Vorsicht mit harten, steifen Vorderkappen.

### a) Schuhzurichtungen am Konfektionsschuh

Im Hinblick auf die stadienadaptierte Versorgung reichen Versorgungen am Konfektionsschuh oftmals bei leichteren Veränderungen aus. Hierzu zählen insbesondere erkennbare Atrophien im Sohlenbereich mit Schwielenbildungen, sich im Frühstadium entwickelnde Fußdeformitäten wie Krallen- oder Hammerzehen. Überlicherweise erforderlich ist dann eine Weichbettungseinlage in Sandwichbauweise mit Materialien unterschiedlicher Shorehärten. Hierdurch können belastbare Flächen des Fußes im Rahmen der Einlagenversorgung belastet werden und somit eine ausreichende Stabilität des Fußes erhalten bleiben, druckempfindliche Stellen können durch weichere Materialien entlastet werden. Ziel ist eine Druckverteilung großflächig auf den Fuß, insbesondere im Bereich belastbarer Flächen sowie eine Entlastung druckempfindlicher Flächen. Allein eine weiche Einlage reicht nicht aus. Hierbei schwimmt der Fuß ohne ausreichende Stabilität häufig und es treten wiederum Druckstellen auf. Dementsprechend ist auch der vollständige Verzicht auf evtl. Abstützungen im Sinne von queren Abstützungen oder kleineren Pelotten nicht unbedingt sinnvoll, da hierdurch dann zu entlastende Bereiche nicht genügend entlastet werden. Stützende Pelotten oder Abstützungen dürfen allerdings keinesfalls zu Druckerscheinungen führen.

Bei höhergradigen Veränderungen des Fußskelettes, insbesondere im Bereich der Mittelfußköpfchen, ist am Konfektionsschuh die Sohlenversteifung unverzichtbar, die immer mit einer Mittelfuß- oder Ballenrolle (je nach Lokalisation der Veränderungen) kombiniert werden muß, um den Fuß in der Abstoßphase vor

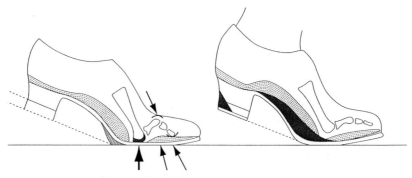

**Abb. 5.5.1** Mittelfußköpfchenbelastung in der Abstoßphase [26].

Druckspitzen zu schützen. Auf die Angleichung der Höhe der Gegenseite ist zu achten. Um eine entsprechende Entlastung druckempfindlicher Stellen zu erreichen, ist dem Orthopädieschuhmacher das Röntgenbild zu demonstrieren. Gegebenenfalls sind im Sohlenbereich ein Keilabsatz, eine Fersenrolle oder Absatzverbreiterungen sinnvoll.

b) **Industriell vorgefertigter Diabetikerschuh**
Von der Industrie werden unterschiedliche Schuhmodelle angeboten, die besonders für Diabetiker vorgefertigt sind. Diese werden, da sie nicht im Hilfsmittelverzeichnis enthalten sind, noch nicht generell von den Kassen erstattet: Bei entsprechender ärztlicher Begründung sind aber viele Kassen bereit, eine derartige Versorgung zu übernehmen, da hierdurch in aller Regel Folgekosten vermieden werden können. Diese Schuhe zeichnen sich dadurch aus, daß sie eine genü-

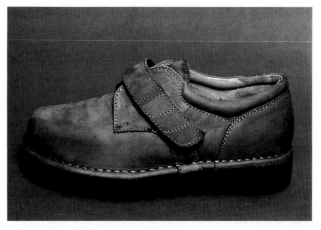

**Abb. 5.5.2** Industrieller Diabetikerschuh.

gende Breite und Aufbauhöhe haben, in aller Regel eine flexible, weiche Vorderkappe und daß die bereits genannten Anforderungen an entsprechendes Schuhwerk bereits erfüllt sind. Die Sohlen sind für Sohlenbearbeitungen vorbereitet. In einem derartigen Schuhwerk besteht gegenüber Konfektionsschuhen noch ein erhöhter Sicherungsgrad, so daß sich eine derartige Versorgung bei stärkergradigen Deformitäten anbietet.

c) **Orthopädische Maßschuhe**
Sind die Füße des Diabetikers mit normalem Konfektionsschuhwerk oder industriell vorgefertigten Schuhen aufgrund der Fehlstellungen und Deformitäten nicht mehr versorgbar, so bleibt die Versorgung mit orthopädischen Maßschuhen, in denen wiederum alle bereits angesprochenen Zurichtungen mitangebracht werden können. Dieser Schuh wird nach Gispabdruck von einem entsprechenden versierten, zertifizierten orthopädischen Schuhmacher maßgefertigt.

Generell muß im Hinblick auf das Tragen des Schuhwerks beim Diabetiker empfohlen werden, daß mindestens alle 5 Stunden das Schuhwerk zu wechseln ist, und daß der Diabetiker selbst (falls noch möglich) die Füße häufig inspiziert. Im Hinblick auf die orthopädie-schuhtechnische Versorgung des Diabetikers sind hohe Ansprüche zu stellen, d. h. auch was die Verantwortung des verordnenden Arztes bzw. Orthopädieschuhmachers von der technischen Seite her betrifft (vergleiche Urteil des OLG Oldenburg 1991) [14].

## 5.5.3 Konservative Therapie

Bei auftretenden Ulcerationen unter der Fußsohle sollte primär zunächst die konservative Therapie genutzt werden. Auch dies muß wieder stadienadaptiert erfolgen, wobei sich in der Praxis die Einteilung nach Wagner bewährt hat.

Bei einem Malum perforans Grad I, d. h. einem oberflächlichen Ulcus, ist zunächst eine bakterienarme Wundregion erforderlich. Hierzu hat sich zunächst die Anwendung von PVP-Jodpräparaten und in der Folgezeit nach Wundsäuberung die enzymatische Wundreinigung bewährt. Allerdings muß man sich im klaren sein, daß Jodpräparate im Hinblick auf die Wundheilung ebenso toxisch sind, wie die Verwendung von Wasserstoffperoxyd (Störung der Fibroblastenproliferation). Unterstützt wird diese primäre Wundreinigung durch vorsichtiges chirurgisches Debridement mit Entfernung von sämtlichen nekrotischen Gewebsanteilen. Insbesondere ist der immer entstehende breite Calluswall um das Ulcus herum zu reduzieren, um weitere Druckspitzen unter der Fußsohle zu vermeiden. In der Folgezeit können dann granulationsfördernde Maßnahmen im Sinne feuchter Kochsalzverbände, Hydrocolloidverbände oder ähnliche Ma-

**Tabelle 3** Einteilung des Malum perforans nach Wagner

| | |
|---|---|
| Stadium 0 | Gefährdeter Fuß |
| Stadium I | Oberflächliche Ulceration |
| Stadium II | Tiefere Ulceration die gesamte Hautschicht betreffend |
| Stadium III | Freiliegendes Sehnengewebe, Verbindung zum Knochen oder Gelenk |
| Stadium IV | Gangrän |

terialien Verwendung finden. In jüngster Zeit finden auch Hyaluronsäurepräparate Anwendung. Bei sauberem Granulationsgewebe im Wundgrund kann auch die Behandlung mit Kunsthautpräparaten (beispielsweise Epigard, Syspurderm) durchgeführt werden und hierdurch die Verbandswechselintervalle gestreckt werden. Die umgebende Haut wird gegen Feuchtigkeit mit Salben oder Tinkturen geschützt. Eine systemische Antibiose mit Breitspektrumcharakter sollte aus unserer Sicht nur bei tieferen Infekten notwendig sein, nicht beim banalen oberflächlichen Malum perforans. Beim Diabetiker liegt in aller Regel eine Mischinfektion, häufig mit Colikeimen, vor. Bewährte Präparate in dieser Hinsicht sind Clindamycin bzw. Ciprofloxacin.

Zusätzlich zur lokalen Wundbehandlung sollte in jedem Falle eine Entlastung des Ulcus erfolgen. Die immer wieder propagierte Totalentlastung des Patienten im Sinne von stationärer Bettruhe ist allerdings bei entsprechender Kenntnis der konservativen Möglichkeiten nicht notwendig. Der Patient wird hierdurch im Hinblick auf seine diabetogene Stoffwechsellage nur zusätzlich beeinträchtigt. Im anglo-amerikanischen Bereich hat der sog. „total contact cast" eine weite Verbreitung gefunden. Diese Gipstechnik muß allerdings sehr subtil und gekonnt erfolgen, um nicht durch Druckstellen erneute Schädigungen zu erzeugen. Sie ist daher nur sehr spezialisierten Zentren vorbehalten. Einfacher und sicherer ist entweder die Behandlung mit einem Vorfußentlastungsschuh, bei dem nur im Fersenbereich (wenn hier keine Ulceration besteht) belastet wird. Der Nachteil dieser Versorgung ist, daß es durch die fehlende Unterstützung des Vorfußes teilweise zur Entwicklung von Fehlstellungen kommt. Zudem „kippt" der Vorfuß über die Abstützungskante. Besser in dieser Hinsicht ist die Versorgung mit einem sog. Zweischalengips oder einer Zweischalenorthese. Hierbei wird ein Rundgips entsprechend geschalt, die Schale wird mit Filz oder Neoprenmaterial ausgepolstert, so daß keine Druckstellen entstehen können. Die Schale wird mit angebrachten Klettverschlüssen so gestaltet, daß der vordere Teil jeweils abgenommen werden kann, um die Wunde leicht zu inspizieren. Mit einer derartigen Versorgung, bei der dann ein Abrollabsatz untergeschäumt wird, kann der Patient vollbelastend mobilisiert werden.

## 5.5.4 Operative Therapie

Beim fortgeschrittenen Malum perforans Grad III und IV liegt immer ein fortschreitender Infekt, der oftmals bereits die tiefen Bursae, die Sehnenanteile oder die Knochenstrukturen mitbeteiligt hat, vor. Von daher ist eine Röntgendiagnostik in diesen Fällen unerläßlich. Hier wird auch systemisch antibiotisch behandelt. Um eine Abheilung des Ulcus zu erreichen, ist in diesen Fällen mindestens die operative Abtragung des ursächlich zugrunde liegenden druckausübenden Knochenanteiles indiziert im Sinne sogenannter Ostektomien.

### 5.5.4.1 Vorgehen bei Ostektomien

In der Schnittführung wird generell darauf geachtet, daß alle Zugänge lediglich von der Dorsalseite oder von den Seiten her erfolgen, um operationsbedingte Narben auf der Fußsohle, die wiederum ein Locus minoris resistentiae sind, zu vermeiden. Unter Schonung der Durchblutung werden nekrotische Gewebsanteile entfernt und der Knochen zur Planta pedis hin abgerundet bzw. geglättet. Im häufigst vorkommenden Fall, den sogenannten Zuckerstangen-Mittelfußköpfchen (Abb. 5.5.1), spießen diese in der Abrollphase des Fußes in die Fußsohle und führen bei fehlender Schuhversorgung zu einer inneren Ulceration. Es ist möglich, ohne eine Amputation des Fußes eine Sanierung durch die sogenannte Mittelfußknochenresektion [6] zu erreichen. Hierzu können über ventral gelegene Zugänge einzelne Strahlen oder auch die gesamte Mittelfußknochenreihe entfernt werden. Entscheidend ist dabei, daß nicht im Bereich der Mittelfußköpfchen reseziert wird, sondern an den Basen, da sich sekundäre Zuspitzungen, die häufig nach der alleinigen Köpfchenresektion wieder auftreten, nicht mehr ergeben. Hierdurch ist eine Rezidivprophylaxe gegeben. Die Knochenkanten müssen dabei sowohl in der a.p. – als auch in der medial-lateral Ebene sorgfältig abgerundet werden. Vorteil der Operation ist, daß es sich nicht um eine Amputation handelt, daß keine Nerven durchtrennt werden, somit auch keine Phantom- oder Neuromschmerzen entstehen, und daß die plantare Auftrittsfläche größer bleibt, als bei einer Amputation in diesem Bereich. Innerhalb relativ kurzer Zeit heilen die Ulcerationen ohne wesentliche Narbenbildungen auf der Fußsohle ab. Nachuntersuchungen von Drescher und Wetz 1990 [8], Baumgartner und Greitemann 1994 [3] zeigten hoch positive Ergebnisse (siehe Abb. 29 a, b, c im Anhang).

### 5.5.4.2 Vorgehen bei Infekten

Bei akut auftretenden Infekten mit den klinischen Zeichen Rötung, Schwellung und Eiterabfluß sollte schnellstmöglich eine operative Revision mit Eröffnung,

Entfernung allen nekrotischen, infizierten Gewebes erfolgen. In der Vordiagnostik ist ggf. eine entsprechende Szintigraphie oder ein MRT durchzuführen. Auch bei der Entfernung von osteomyelitisch infizierten Knochenanteilen ist Sorge zu tragen, daß möglichst kein plantarer Zugang gewählt, daß die Knochenkanten zur Plantarseite hin abgerundet sind, und daß Resektionen im diaphysären Bereich der Mittelfußknochen nicht erfolgen, sondern im Basisbereich. Die lokalantibiotische Therapie kann durch Einlegen von antibiotikahaltigen Collagenschwämmen (beispielsweise Sulmycin) oder antibiotikahaltigen Ketten (beispielsweise Gentamicin-Pallacos) unterstützt werden. Beide Therapien haben ihre Vor- und Nachteile [11]. In Einzelfällen ist beim diabetischen Fuß auch eine Infektbehandlung durch die traditionelle Technik mit Incision und Gegenincision möglich, allerdings nur unter der Voraussetzung, daß in den Folgetagen jeweils mindestens täglich eine genaue Wundinspektion durch den Operateur selbst, der den Vorbefund kennt, erfolgt. Dadurch, daß aufgrund der Infektresistenz des Diabetikers Infekte teilweise fulminant „explodieren", ist dieses Vorgehen allerdings nicht ungefährlich, gerade wenn die langen Beugesehnen mitbeteiligt sind, die oft gern Leitschiene zum Fortschreiten des Infektes bis zum Unterschenkel sind.

### 5.5.4.3 Charcot-Gelenk

Die osteoarthropathischen Veränderungen im Rückfußbereich führen insbesondere zu Destruktionen am Talus und Calcaneus mit daraus resultierenden Rückfußfehlstellungen. Es kommt gern zu Ulcerationen entweder an der Lateral- oder Medialseite des Rückfußes mit auftretendem Infekt bei der eigentlich regelmäßig vorhandenen hochgradigen serösen Schwellung. Werden derartige Veränderungen nicht frühzeitig durch entsprechendes protektives knöchelübergreifendes Schuhwerk oder eine Innenschuhorthese versorgt, kommt es zu schnell fortschreitenden Fußdeformitäten. Hier hat sich die Resektion der nekrotischen Knochenareale im Sinne einer Ostektomie von Teilen des Talus bzw. Calcaneus und anschließendes Aufeinanderstellen der Tibia auf den Calcaneus bewährt. Der Versuch der Arthrodesierung zwischen Tibia und Calcaneus ist mit einer hohen Pseudarthroserate belastet [20, 21, 24]. Da häufig bei derartigen Veränderungen Infektsituationen mitspielen, hat sich bei uns die externe Fixation gegenüber einer internen Fixation bewährt. Ich persönlich bevorzuge hierbei einen unilateralen rigiden Fixateur (beispielsweise Orthofix-Fußteil). Innere Osteosynthesen haben den Nachteil, daß es insbesondere bei entstehenden Pseudarthrosen zu sekundären Druckulcerationen durch Osteosynthesematerial auf der Fußsohle kommen kann. Um eine knöchern feste Arthrodese zu erreichen sind teilweise lange Ruhigstellungen (4–5 Monate) mit Fixateur externe erforderlich,

Ursachen – Prophylaxe – konservative und operative Therapie    175

was wiederum eine erhöhte Infektgefahr beinhaltet. Baumgartner präferierte die Entfernung des Fixateurs bereits kurz nach dem Eingriff (etwa 2–3 Wochen nach Eingriff) unter Inkaufnahme einer straffen Pseudarthrose. In der postoperativen Phase werden diese Patienten mit einer Innenschuhorthese versorgt und können mit der straffen Pseudarthrose vollbelastend laufen, sogar barfuß (siehe Abb. 30 a, b im Anhang).

### 5.5.5 Amputationen

Amputationen sind trotz aller Vorsichtsmaßnahmen nicht immer zu umgehen. Dennoch sollte man vor Indikationsstellung zur Amputation zunächst ein gefäßchirurgisches Konsil einholen, um zuflußverbessernde Techniken nicht zu versäumen. Diese sind dann ggf. vor der Amputation durchzuführen, um so evtl. peripherer amputieren zu können. Bewährt hat sich hier insbesondere der in situ-Bypass [18]. Gerade im Hinblick auf die Tatsache, daß es beim diabeti-

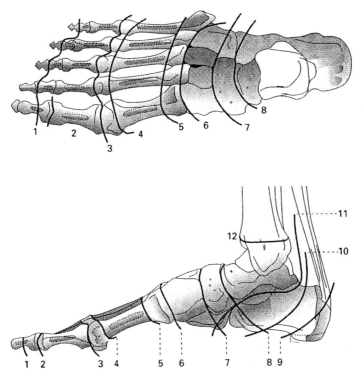

Abb. 5.5.3   Amputationslinien am Fuß [27].

schen Fuß häufig zu einem bilateralen Befall kommt, sollten allerdings die Amputationen so sparsam und peripher wie eben möglich durchgeführt werden im Sinne einer sogenannten Grenzzonenamputation. Dies ist beim diabetischen Patienten sogar besser möglich als beim Makroangiopathiker, da die periphere Durchblutung beim Diabetiker, wie bereits dargestellt, teilweise im Sinne einer Hyperperfusion gar nicht so schlecht ist. Im Hinblick auf die Grenzzonenamputationen muß man dennoch mit einer höheren Revisionsrate (in der Regel 20 – 30%) rechnen. Dennoch ist das Wort der „Salamitechnik" hier völlig fehl am Platze.

Im Hinblick auf die operative Technik ist eine möglichst atraumatische Amputationstechnik mit Schonen der proximalen Weichteile, sorfältigem Abrunden der Knochenkanten im Hinblick auf die spätere orthopädietechnische Versorgung sowie einen spannungsfreien Wundverschluß zu achten. Der Operateur, der sich mit derartigen Amputationen beschäftigt, muß über detaillierte Kenntnisse

a) sämtlicher möglicher Amputationshöhen
b) der späteren orthopädieschuhtechnischen bzw. prothesentechnischen Belastungsanforderungen

verfügen.

Im folgenden werden kurz die einzelnen Amputationshöhen beschrieben.

### 5.5.5.1 Zehenamputation

Im Zehenbereich dominieren insbesondere Zehenkuppenschädigungen, verursacht durch den Druck des Schuhwerkes, meist bei zu klein gewähltem Schuh.

Tabelle 4  Mögliche Amputationshöhen untere Extremität

| | |
|---|---|
| Zehenexartikulation | Syme |
| transmetatarsal peripher | Unterschenkel lang |
| MFK-Resektion | Unterschenkel Burgess |
| transmetatarsal proximal | Unterschenkel Brückner |
| Lisfranc | Knieexartikulation |
| Bona-Jäger | transcondyläre Amputation |
| Chopart | Oberschenkel |
| Kalkanektomie partiell / total | Hüftexartikulation |
| Kalkanektomie + Talektomie | Hemipelvektomie/Hemicorporektomie |
| Pirogow | |

Vorgehen: Racketförmiger Hautschnitt, meist Exartikulation im Grundgelenk, dann keine Abrundung des Knochens nötig; Sehnen scharf in Amputationshöhe durchtrennen und zurückschnellen lassen. Spannungsfreier Hautverschluß, wenn notwendig nur mit Steri-Strip.

### 5.5.5.2 Transmetatarsale Amputation

Bei der transmetatarsalen Amputation ist das Fußgleichgewicht meist noch erhalten, d. h. ein plantarer Auftritt ohne Fußfehlstellung möglich. In der späteren Versorgung ist daher teilweise sogar eine sogenannte Vorfußprothese verzichtbar und es muß lediglich ein entsprechender Schuhvorderkappenaussteifungsersatz vorhanden sein, damit der Schuh sich nicht verformt.

Vorgehen: Ventralseitiger Hautschnitt, schräg verlaufend über der geplanten Resektionslinie im Bereich der Metatarsalebasen; plantarer Schnitt mit langem plantaren Lappen, vorgezogen bis zur Höhe der Zehengrundgelenke. Knochenresektion in Höhe der Metatarsalebasen mit halbbogenförmigem Schnitt von MFK V zu MFK I verlaufend mit Abrundung der Knochenkanten, zur Fußsohle ebenfalls leicht schräge Resektionsebene von etwa 45°. Schonung der digitalen Arterie. Entfernung aller nekrotischen Muskelareale des Musculus plantaris, Herumschlagen des plantaren Sohlenlappens nach proximal und spannungsfreie Hautnaht nach Einlegen von Easy flows.

### 5.5.5.3 Lisfranc-Amputation/Bona-Jäger-Amputation

Die Exartikulation im Lisfrancgelenk ist eine Erweiterungsmöglichkeit der transmetatarsalen Amputation. Die Lisfrancgelenklinie selbst ist allerdings nicht gerade oder bogenförmig, sondern etwas unregelmäßig konturiert und es muß auf jeden Fall eine transossäre Begradigung der Amputationslinie erfolgen. Ansonsten gleiches Vorgehen wie bei der transmetatarsalen Amputation. Bei der Bona-Jäger-Amputation handelt es sich wiederum um eine etwas zurückgezogene Amputationslinie, die sich durch die Cuneiforme und das Cuboid erstreckt. Sowohl bei der Lisfranc-Amputation als auch bei der Bona-Jäger-Amputation kommt es bereits zu sekundären Fehlstellungen des Fußes durch Übergewicht der Supinatoren und Plantarflektoren.

### 5.5.5.4 Chopart-Amputation

Die Chopart-Amputation ist die Amputation in den Chopart'schen Gelenklinie. Sie ist technisch relativ einfach durchführbar, hat postoperativ aber das gravierende Problem, daß es zu einer Equinus-/Supinatusfehlstellung kommen kann. Dennoch ist sie höheren Amputationshöhen in aller Regel vorzuziehen. Möglich ist ein fischmaulförmiger Zugang mit gleichlangem plantaren und ventralen Lappen, wobei allerdings die Narbe im Belastungsbereich zu liegen kommt. Vorzuziehen ist deshalb wiederum ein längerer plantarer Lappen, nach vorne herumgeschlagen. Im Hinblick auf die sekundäre Fehlstellung besteht die Möglichkeit der Sehnenplastik nach Marquart. Hier ist allerdings festzustellen, daß gerade beim durchblutungsgestörten Diabetiker durch das eingebrachte Nahtfremdmaterial und durch das bradytrophe Sehnengewebe doch teilweise Probleme auftreten. Diesen Eingriff kann man ggf. mit einer primären Achillessehnenverlängerung kombinieren, was allerdings beim Diabetiker ebenfalls wieder problematisch ist. Besser bewährt hat sich aus meiner Sicht die transtalartranscalcanare primäre Abrundung des Knochens im Sinne einer Schlittenkufe. Kommt es dann sekundär zu einer Spitzfußstellung so ist der Knochen hier dennoch abgerundet und durch die breite spongiöse voll entbelastbar, so daß eine prothetische Versorgung unproblematisch ist.

### 5.5.5.5 Pirogoff-Amputation

Die Pirogoff-Amputation im Sinne der Exartikulation des Talus, der Resektion der Malleolengabel und der Unterstellung des Calcaneus unter die Tibia ergibt einen voll endbelastungsfähigen, kräftigen Stumpf mit langem Hebelarm, der sich hervorragend für trauma- oder tumorbedingte Amputationen eignet. Bei durchblutungsgestörten Patienten bzw. beim Diabetiker ist diese Amputationsform allerdings insofern problematisch, als daß die oftmals begleitende Osteoarthropathie eine verzögerte Durchbauung bedingt und dadurch eine längere Ruhigstellung erfordert. Vom klinischen Endergebnis handelt es sich allerdings um einen sehr wertvollen amputationstechnischen Eingriff, wobei von der prothesentechnischen Versorgung noch Probleme bestehen. Bei der Pirogoff-Amputation ist der Verlust an Aufbauhöhe des Fußes etwa 3 cm, durch den später unterstellten Prothesenfuß resultiert teilweise eine leichte Überlänge des betroffenen Beines mit der Notwendigkeit zum Höhenausgleich auf der Gegenseite. Durch moderne Fußpaßteile sind diese Probleme aber lösbar.

### 5.5.5.6 Syme-Amputation

Bei der Syme-Amputation handelt es sich um eine Exartikulation im Sprunggelenk. Es resultiert ebenfalls ein voll endbelastbarer Stumpf. Probleme bei der Syme-Amputation ergeben sich aus folgenden Bereichen: a) große Wundhöhle mit Neigung zur Infektion, b) Verschiebung des Weichteilmantels, insbesondere der Fersenhaut unter dem Stumpfende.

Die Syme-Amputation ist ein amputationschirurgisch sehr anspruchsvoller Eingriff. Besondere Bedeutung kommt hierbei der Schonung der medialseitigen arteriellen Versorgung zu. In aller Regel handelt es sich bei Eingriffen, die zur Syme-Amputation führen, um Zustände, bei denen Infekte vorliegen. Von daher verursacht insbesondere die große Wundhöhle doch teilweise Probleme. In diesen Fällen hat sich aus meiner Sicht das zweizeitige Vorgehen nach Wagner bewährt. Hierbei wird primär lediglich eine Exartikulation vorgenommen und die betroffene Wundhöhle mit antibiotikahaltigen Ketten oder Schwämmen aufgefüllt, manche Kollegen verwenden auch Fibrinkleber hierzu. Bei der Primäroperation werden die Knöchelspitzen nicht reseziert, es kommt somit auch nicht zu einer wesentlichen Blutung in die Höhle des entfernten Calcaneus. Hierdurch ist eine geringere Infektanfälligkeit gegeben. In einem sekundären Eingriff läßt sich dann leicht die Resektion der Knöchelgabel und gleichzeitige Entfernung evtl. eingebrachter Ketten ermöglichen, allerdings unter Inkaufnahme eines zweiten Eingriffs.

Bei unproblematischer Wundsituation ist von daher ein einzeitiges Vorgehen vorzuziehen, wobei der „Dom" der distalen Tibia nicht entknorpelt wird und belassen werden kann, um eine möglichst geringe Blutung in die Resektionshöhle zu ermöglichen. Der Weichteilmantel des Fettpolsters, d. h. der plantare Fersenlappen, der nach ventral herumgeschlagen wird, sollte nicht durch Spickdrähte zu fixieren versucht werden. Viel wichtiger ist eine entsprechende korrekt angepaßte postoperative Gipsversorgung und Wundnachbehandlung. Aus der Schale heraus können die Verbandswechsel täglich durchgeführt werden, ohne daß das Sohlenpolster verschoben wird. Nach entsprechender Abheilung und narbiger Anbindung ergibt sich ein *voll endbelastbarer*, hochwertiger Amputationsstumpf. Die anfänglich bestehenden „Eselsohren" sollten belassen werden aus Durchblutungsgründen. Sie atrophieren in kürzester Zeit (siehe Abb. 31 a, b im Anhang).

### 5.5.5.7 Calcanektomie

Bei entsprechenden Ulcerationen im Fersenbereich, einem arteriellen Endstromgebiet, heilen Wunden nur unter spannungsfreiem Wundverschluß ab. Hier sind dann Teilresektionen des Calcaneus, teilweise auch unter Inkaufnahme des Achillessehnenansatzes notwendig.

Vorgehen: Excision der Ulcusränder, sorgfältiges Abrunden schlittenkufenförmig des dorsalen Calcaneus bis ein spannungsfreier Hautverschluß möglich ist, Drainage, Hautverschluß.

Bei einer Resektion der Achillessehne ist im späteren Verlauf eine Innenschuhorthesenversorgung notwendig oder die Versorgung mit einem knöchelübergreifenden orthopädischen Schuh, da die Achillessehnenfunktion entfällt.

### 5.5.5.8 Unterschenkelamputation

Beim Diabetiker ist eine Unterschenkelamputation im Bereich der Diaphyse ungünstig, da die Tibia dort einen entsprechend dünnen ossären Querschnitt hat und die Muskulatur ebenfalls nur sehr spärlich ausgeprägt ist, somit eine Deckung des Stumpfendes durch Weichteile problematisch ist. Diese Amputationslängen eignen sich eher für Traumaamputationen oder Amputationen bei Tumoren.

Die präferierten Amputationshöhen beim Diabetiker sind entweder die Technik mit einem kurzen Unterschenkelstumpf im Sinne eines sogenannten „Burgess-Stumpfes", oder die Technik des ultrakurzen Unterschenkelstumpfes nach Brückner.

Burgess-Technik: Burgess präferierte die Technik des kurzen Unterschenkelstumpfes mit langem dorsalen Lappen, gerade im Hinblick auf die verbesserte Prothesenversorgbarkeit mit einer modernen Unterschenkelkurzprothese. Die Vorteile der operativen Technik des langen Hinterlappens hatte bereits Verduyn 1695 beschrieben.

Vorgehen: 13–15 cm langer Unterschenkelstumpf, Schnitt über der Vorderseite mit langem Hinterlappen bis zur Achillessehne (wenn möglich), Präparation der Membrana interossea, Darstellen der zwischen Tibia und Fibula gelegenen Gefäße sowie Nerven, Absetzen der Fibula mit nach lateral-proximal ansteigender Schnittlinie, etwa 1 Querfinger oberhalb der Resektionshöhe der Tibia, anschließend Umfahren der Tibia, Resektion der Tibia mit 2/3 planer Resektionsebene für planen Auftritt in der Prothese und 1/3 ventral schlittenkufenförmiger Abrundung, Kürzung der Gefäße knapp oberhalb der knöchernen Resektionsebene, Kürzung des Nervus tibialis etwa 4 QF Minimum über der knöchernen Resektionsebene, Entfernung des Musculus soleus wegen häufig auftretender intramuskulärer Thrombosen sowie zur Volumenreduktion des Stumpfendes, adaptierende Nähte des Musculus gastrocnemius ans ventrale Periost nach Einlegen einer Drainage, unbedingt Kürzung des Nervus soralis (teilweise zwei anatomische Äste!) um Neurome im Lappenvorderbereich zu vermeiden, spannungsfreie ventrale Hautnaht (siehe Abb. 32 a, b im Anhang).

Die Technik nach Brückner eignet sich bei primär auch im proximalen Tibiabereich durchblutungsgefährdeten Stümpfen. Wir verwenden sie aber gern als

Rückzugsmöglichkeit bei Wundheilungsproblemen. Oft ist hierdurch eine Knieexartikulation zu vermeiden.

Bei dieser Technik wird neben dem M. soleus auch die komplette Peronealmuskulatur entfernt, einschließlich der Fibula und auch des lateralen M. gastrocnemius. In situ bleibt lediglich der mediale M. gastrocnemius. Die Stumpflänge sollte bei dieser Technik maximal 9 cm betragen. Versorgungen mit Kurzprothesen sind dennoch möglich. [4]

### 5.5.6 Zusammenfassung

Die Probleme des diabetischen Fußes sind hoch komplex und bedürfen einer interdisziplinär den Patienten betreuenden Therapie. Durch den Einsatz der geschilderten prophylaktischen Maßnahmen ist aller Wahrscheinlichkeit nach die Rate der großen Amputationen beim Diabetiker auf mindestens die Hälfte zu reduzieren. Im Gegensatz zum AVK-Patienten hat der Diabetes-Patient oftmals keine so schlechte periphere Durchblutung, so daß insbesondere Grenzzonenamputationen möglich sind, gerade im Hinblick auf die Tatsache, daß einerseits in einem gewissen zeitlichen Abstand mit einer Amputation auch auf der Gegenseite gerechnet werden muß, andererseits primär hohe Amputationen eine außerordentliche Mehrbelastung des Energiestoffwechsels des Patienten bedeuten und die Rehabilitationsaussichten erheblich verschlechtern. Von daher sollten alle Möglichkeiten sogenannter peripherer Amputationen genutzt werden, bevor große Amputationen durchgeführt werden. Aufgrund einer Gangrän im Zehenbereich durchgeführte Oberschenkelamputationen sind in aller Regel nicht notwendig (!). Um entsprechend erfolgreich diese Patienten behandeln zu können und um den Patienten die bestmöglichen Chancen zu einer erfolgreichen Rehabilitation bieten zu können, muß der operierende Kollege über weite Erfahrung auf dem Gebiet der Amputationschirurgie gerade beim Diabetiker unter Kenntnis des gesamten Spektrums der möglichen Amputationshöhen und Amputationstechniken verfügen. Daneben sollte er über profunde Kenntnisse der Anforderungen der späteren prothesentechnischen Versorgung verfügen.

*Literatur*

[1] Baumgartner, R.: Der diabetische Fuß. Orthopädietechnik 39, 519–525 (1988)
[2] Baumgartner, R.: Die orthopädische Versorgung des Diabetes-Fußes. Med. Orthop. Technik 110, 176–187 (1990).
[3] Baumgartner, R. u. B. Greitemann: Resektion von Mittelfußknochen als Alternative zur Vorfußamputation. Op. Orthop. Traumatol. 6, 119–131 (1994).

[4] Baumgartner, R.: Amputation und Prothesenversorgung der unteren Extremität, 2. Aufl. Enke, Stuttgart 1996.
[5] Bischof, F., C. Meyerhof u. K. Türk: Der diabetische Fuß. Maurer, Geislingen 1996.
[6] Chantelau, E., H. Kleinfeld u. P. Paetow: Das Syndrom des diabetischen Fußes. Neue diagnostische und therapeutische Aspekte. Diabetes und Stoffwechsel 1, 18−23 (1992).
[7] Chantelau, E. u. V. Jung: Qualitätskontrolle und Qualitätssicherung bei der Schuhversorgung des diabetischen Fußes. Rehabilitation 33, 35−38 (1994).
[8] Drescher, H. u. H. H. Wetz: Die Mittelfußknochenresektion zur Therapie des Malum perforans. Med. Orthop. Technik 110, 12−22 (1990).
[9] Flynn, M. D. u. J. E. Tooke: Aetiology of diabetic foot ulceration − a role for the microcirculation? Diabet. Med. 9, 320−329 (1992).
[10] Greitemann, B. Ergebnisse der Mittelfußknochenresektion in der Therapie des diabetischen Malum perforans. Vortrag Süddeutscher Orthopädenkongreß 1993.
[11] Greitemann, B. u. R. Baumgartner: Amputation bei arterieller Durchblutungsstörung. Akt. Chir. 29, 195−199 (1994).
[12] Greitemann, B.: Das diabetische Fußsyndrom. Dt. med. Wschr. 122, 243−244 (1997).
[13] Greitemann, B., G. Grossheger u. R. Baumgartner: Die diabetische Osteoarthropathie des Fußes. Med. Orthop. Technik 115, 295−301 (1995).
[14] Greitemann, B.: Besondere Verantwortung in der Orthopädieschuhtechnik. Orthop. Schuhtechnik 5, 19 (1996).
[15] Greitemann, B.: Extremitätenerhaltende Resektions- und Amputationstechniken. Diabetes Schulungsprofi 3, 34−40 (1997).
[16] Kleinfeld, H.: Der diabetische Fuß − Senkung der Amputationsrate durch spezialisierte, ambulante Versorgung des praegangränösen diabetischen Fußes. Münch. med. Wschr. 133, 711−715 (1991).
[17] Larsson, J., J. Apelquist u. A. Stenström: Decreasing incidence of major amputation in diabetic patients. Diab. Med. 12, 770−776 (1995).
[18] Lo Gerfo, F. W. u. J. D. Coffmann: Vascular and microvascular disease of the foot in diabetes. New Engl. J. Med. 311, 1615−1619 (1984).
[19] Lo Gerfo, F. W., G. W. Gibbons u. F. B. Pomposelli: Trends in the care of the diabetic foot. Archs. Surg. 127, 617−621 (1992).
[20] Mann, R. A.: Surgery of the Foot, 5. Aufl. Mosby, St. Louis 1986.
[21] McDermott, J. E.: The Diabetic Foot. Am. Acad. Orth. Surg. Rosemont 1995.
[22] Reike, H.: Das diabetische Fußsyndrom. SMV-Verlag, Graefeling 1995.
[23] Reinhardt, K.: Der diabetische Fuß. Bücherei des Orthopäden. Enke, Stuttgart 1983.
[24] Stuart, M. J. u. B. F. Morrey: Arthrodesis of the diabetic neuropathic ancle joint. Clin. Orthop. 253, 209−211 (1990)
[25] Trautner, C. u. Mitarb.: Geschätzte Zahl von Amputationen in Deutschland. Diab. Stoffw. 5, 163 (1996).
[26] Rabl, C. u. W. Nyga (Hg.): Orthopädie des Fußes, 7. Aufl. Enke 1994.
[27] Bauer, R. et al. (Hg.): Orthopädische Operationslehre, Bd. 2. Thieme 1995.

# 6. Strukturen der Versorgung

## 6.1 Die Strukturen des Gesundheitssystemes in Deutschland: Möglichkeiten zur abgestuften Versorgung von Patienten mit diabetischem Fuß-Syndrom

A. Greitemeyer

### 6.1.1 Grundprinzipien ambulanter ärztlicher Versorgung

Im Gegensatz zu anderen europäischen Ländern darf in Deutschland nur derjenige Arzt ambulant nach Kassenarztrecht tätig werden, der durch die entsprechenden Instanzen der Selbstverwaltung zugelassen wurde. Für einige sehr spezielle Versorgungsbereiche gibt es die Möglichkeit, über Ermächtigungen auch angestellte Ärzte aus Universitätskliniken bzw. Krankenhäusern an der ambulanten Versorgung zu beteiligen. In anderen EU-Ländern wie Holland, Dänemark und England ist die spezial-ärztliche ambulante Tätigkeit per Gesetz auch in Krankenhäusern möglich. Innerhalb dieser ambulanten Versorgungssysteme kann der Patient bisher beliebig oft den Arzt seiner Wahl aufsuchen und auch beliebig oft wechseln. Lediglich Röntgenärzte/Nuklearmediziner können nur über den Umweg einer Überweisung tätig werden. Ähnliches gilt für alle ermächtigten Ärzte an Krankenhäusern oder Polikliniken. Es besteht bisher eine strikte Trennung von ambulanten und stationären Versorgungsbereichen. Eine Ausnahme macht das Belegarztsystem, das Ärzten ermöglicht, sowohl ambulant als auch stationär tätig zu werden. Zum besseren Verständnis der augenblicklichen Gesundheitsstrukturen ist es sinnvoll, sich kurz mit den historischen Gegebenheiten des Sozialversicherungssystems in Deutschland zu beschäftigen.

Im Jahre 1883 wurde durch Bismarck die gesetzliche Krankenversicherung in Deutschland eingeführt. Dadurch änderte sich das direkte Vertragsverhältnis zwischen Arzt und Patient in eine Dreieckbeziehung Arzt-Patient und Krankenkasse. Das zunächst sehr fortschrittliche System funktionierte zur Zeit wirtschaftlicher Prosperität sehr gut und wurde auch weitgehend angenommen. Nach dem 1. Weltkrieg und mit dem Beginn der verschiedenen Wirtschaftskrisen verschlechterte sich die Situation, vor allem für die in dem Gesundheitssystem tätigen Ärzte und Patienten, da bei einer großen Anzahl verfügbarer Ärzte die Krankenkassen die Vertragsbedingungen vorgeben konnten. Viele Ärzte gerieten zunehmend in eine finanzielle Abhängigkeit der Krankenkassen. In den Nachkriegsjahren kam es zu streikähnlichen Auseinandersetzungen zwischen Ärzten und Krankenkassen, der soziale Friede war erheblich gestört und die Versorgung der Bevölkerung gefährdet. In den Jahren von 1923 an wurde auf der Grundlage von Einzelverträgen der soziale Friede durch die Einrichtung von Ausschüssen, die die Vertragsrichtlinien bestimmten, Richtlinien über Zulassungskriterien und Vertragsinhalte festlegten, wiederhergestellt.

Außerdem wurde damals schon ein Arztregister eingerichtet. Es wurde eine feste Verhältniszahl für die Zulassung von Kassenärzten bestimmt. Die wirtschaftlichen Rezessionen im Jahre 1930 und eine Notverordnung, die die Krankenkassen erneut berechtigte, Einzelverträge mit Ärzten ihrer Wahl abzuschließen, führten erneut zu Arbeitskämpfen. Die Notverordnung des Reichspräsidenten vom 8. 12. 1931 führte zur Ablösung des Einzelvertrags-Systemes durch ein Kollektiv-Vertragssystem und zur Errichtung kassenärztlicher Vereinigungen als Vertragspartner der Krankenkassen. Auf dieser Grundlage hat sich die Versorgungsstruktur in den letzten 60 Jahren etabliert und wird im großen und ganzen heute noch so praktiziert.

Im gegenwärtigen System besteht somit eine Wechselbeziehung zwischen Krankenkasse, Versichertem, Vertragsarzt und kassenärztlicher Vereinigung. Im einzelnen zahlt der Versicherte seinen Beitrag an die Krankenkasse, die Krankenkasse garantiert dem Versicherten einen Sachleistungsanspruch. Zwischen Versichertem und Vertragsarzt besteht eine Wechselbeziehung aus Behandlung und Behandlungsanspruch. Das Beziehungsfeld zwischen Vertragsarzt und der kassenärztlichen Vereinigung wird durch Honorarforderung und Honorarverteilung bestimmt. Die Aufgabe der kassenärztlichen Vereinigung gegenüber den Krankenkassen ist Wahrnehmung des Sicherstellungsauftrages in der ambulanten Versorgung und die Wahrnehmung des gesamten Honoraranspruches für die ambulante Versorgung. Dieses komplizierte Beziehungsfeld der einzelnen Partner wird durch komplizierte Vertragswerke geregelt und den aktuellen Situationen und Änderungen des Gesundheitswesens angepaßt.

Die ambulante Versorgung von Patienten mit diabetischem Fuß-Syndrom wird durch die kassenärztliche Vereinigung gewährleistet und sichergestellt. Gleichzeitig ist die kassenärztliche Vereinigung allerdings auch die Interessenvertretung der ordentlich niedergelassenen Vertragsärzte. Bei der Wahrnehmung der Interessen ihrer Mitglieder treten gelegentlich Konfliktsituationen mit den Krankenkassen auf, die die Interessen ihrer Versicherten wahrnehmen. Das Grundprinzip ambulanter vertragsärztlicher Versorgung richtet sich nach den Standards, ausreichend, zweckmäßig und wirtschaftlich. Es wird bei der Sicherstellung nicht nach maximal, optimal, wünschenswert gefragt. Die Zulassungsinstanzen als Organe der Selbstverwaltung überprüfen, ob die ambulante Versorgung ausreichend, zweckmäßig und wirtschaftlich sichergestellt ist. In den verschiedenen Ausschüssen sitzen sowohl ärztliche Vertreter als auch Krankenkassenvertreter, zusätzlich ist der Berufungausschuß mit einem Juristen, der die Befähigung zum Richteramt nachweisen muß, besetzt. Neben diesem Vertragsarztsystem existiert ein kleiner Markt der Patientenversorgung im privat-ärztlichen Bereich. Der privat-ärztliche Bereich unterliegt nicht der Kontrolle der gesetzlichen Krankenkassen und kassenärztlichen Vereinigung; dieser Bereich unterliegt ärztlicherseits der Kontrolle der Kammergesetze.

Das gesetzliche Vertragssystem in der heutigen Form hat sich im wesentlichem im Jahre 1931 etabliert. Es hat in den letzten Jahrzehnten sowohl die Interessen der Versicherten gewährleistet, die von jeder ökonomischen Beziehung zum Arzt entbunden sind, und die Position der Ärzte gestärkt, die vor dem Jahre 1931 den Krankenkassen weitgehend machtlos gegenüberstanden. Dadurch, daß die Ärzte den Sicherstellungsauftrag für die ambulante Versorgung der Versicherten übernommen haben, haben sie de facto auf ihr Streikrecht verzichtet. Die Krankenkassen als Treuhänder der Versicherten erhalten die Gewähr, daß ihre Versicherten nach den Regeln der ärztlichen Kunst versorgt werden. Erfahrungsgefäß ist für die Konstanz und für die Akzeptanz eines Versorgungssystemes der Einfluß der Honorierung sehr wesentlich. In unserem bisherigen System wird aufgrund von Einzelleistungen, die im einheitlichen Bewertungsmaßstab festgelegt sind, honoriert. Bis zum Erlaß des Gesundheitsstrukturgesetzes von 1993 gab es keine wesentliche Planungsaktivität im ambulanten Bereich; es existierten zwar früher auch schon Vorschriften zur Bedarfsplanung, praktisch hat dies keine Auswirkung auf die Versorgung gehabt. Allein die Nachfrage von seiten der Patienten hatte eine regulierende Wirkung. Eine geplante Funktionsteilung und kooperative Versorgung von hausärztlicher und spezial-ärztlicher Versorgung sieht das Gesundheitsstrukturgesetz vor, aber es hat sich bisher noch nicht etablieren lassen. Unser Weiterbildungssystem weist einen Mangel an Ausbildungskapazitäten für Allgemeinärzte auf. Um aber in Zukunft eine unkomplizierte Kooperation zwischen allgemein-medizinischer und spezial-ärztlicher Versorgung zu gewährleisten, müssen klare Leitlinien, verläßliche Schnittstellendefinitionen und Anreizsysteme implementiert werden. Zusätzlich muß in dieser Versorgungsstruktur die Kooperation zwischen ambulantem und stationärem Sektor verbessert werden. Nachdem ich die rechtlichen und gesundheits- bzw. sozial-politischen Aspekte der ambulanten Versorgung beschrieben habe, möchte ich im folgenden die besondere Problematik der Patienten mit diabetischem Fuß-Syndrom würdigen.

Die Diagnostik und Therapie von Patienten mit diabetischem Fuß-Syndrom findet zum gegenwärtigen Zeitpunkt stationär in Krankenhäusern, ambulant in vertragsärztlichen Praxen von Allgemeinmedizinern, Internisten, Schwerpunkt-Internisten, z. B. Nephrologen und Endokrinologen, Neurologen, Orthopäden und Chirurgen, statt. In dieser Versorgungsstruktur wird davon ausgegangen, daß jeder Arzt, der einen Patienten mit Diabetes mellitus behandelt, das entsprechende Wissen und das entsprechende Können für diese Tätigkeit besitzt. Kurz gesagt, jeder der aufgeführten Ärzte verfügt über die notwendige Struktur- und Prozeßqualität, um zu einer ausreichenden Ergebnisqualität der Versorgung zu kommen. Zusätzlich wurden im Rahmen der bisherigen Versorgungspraxis unter bestimmten Voraussetzungen einige Klinikärzte oder Institutionen ermächtigt, ambulant Patienten mit diabetischem Fuß-Syndrom zu behandeln. Bei der Bewertung und Würdigung der aktuellen Situation ist zunächst zu fragen, entspricht der gesetzliche Rahmen für die Behandlung eines Patienten den Kriterien ausreichend, zweckmäßig und wirtschaftlich. Gelten diese Standards auch für die Betreuung und Behandlung von Patienten mit diabetischem Fuß-Syndrom, oder führt die Anwendung dieser Grundsätze dazu, daß unangemessen viele Amputationen vorgenommen werden? Um diese Frage zu klären, ist man zum gegenwärtigen Zeitpunkt auf Schätzungen angewiesen. Es gibt keine zuverlässige Datensammlung, die klärt, wieviel Amputationen bei Patienten mit diabetischem Fuß-Syndrom wirklich vorgenommen werden. Näherungsannahmen und Schätzungen kommen zu dem Ergebnis, daß gemessen an dem St. Vincente-Standard ein Defizit in der Betreuung von Fußpatienten festzustellen ist. Ein besonderer Mangel liegt darin, die scheinbare einfache Frage, wieviel Amputationen bei Patienten mit diabetischem Fuß-Syndrom in einem bestimmen Versorgungsbereich vorgenommen wurden, nicht zu beantworten ist. Das bedeutet, eine einfache Kontrolle der Ergebnisse ärztlichen Handelns ist nicht möglich. Um allerdings die Effektivität von Gesundheitssystemen und Versorgungssystemen zu überprüfen, muß man sich auf nachvollziehbare Daten des Disease-Management einigen. Für die zukünftige Versorgung von Patienten mit diabetischem Fuß-Syndrom gelten die Standards der Qualitätssicherung. Es ist notwendig, die für diese Patienten erforderliche Struktur-, Prozeß- und Ergebnisqualität zu definieren. Dabei sollte es keine Rolle spielen, ob die Leistung ambulant oder stationär erfolgt. Es sollte auch keinen Unterschied machen, wer die Ergebnisqualität auf dem Sektor der Fußbehandlung verbessert, ob niedergelassener Orthopäde, Chirurg oder eine Fußambulanz. Für die Behandlung eines Patienten mit diabetischem Fuß-Syndrom werden Qualitätsstandards definiert, die von den Ärzten, die diese Patienten behandeln wollen, zu erbringen sind. In der Zukunft wird eine weitere ärztliche Aufgabe darin bestehen, realistische Standards zu definieren und die Ergebnisse zu evaluieren. Vor dem Hintergrund erfolgreich arbeitender Fußambulanzen mit den wesentlichen Elementen haus-, fachärztlicher und berufsübergreifender Kooperationenerscheint es sinnvoll, auf diese Strukturen auch in Zukunft zurückzugreifen, denn die Modellphase haben diese Fußambulanzen erfolgreich bestanden, weil sie nach Qualitätsstandards systematisch gesicherte Therapiekonzepte in der Patientenversorgung angewandt haben und anwenden. Bei der Verbesserung der Versorgung von Diabetes-Patienten ist es sinnvoll, bewährte Institutionen weiterhin zu beteiligen.

*Weiterführende Literatur*

Höhler, H. P.: Einführung in das System der ambulanten ärztlichen Versorgung in der Bundesrepublik Deutschland. KBV, Fortbildung (Sonderheft), Dezember 1995.

Hess, R.: Aufgaben und Organistion ärztlicher Körperschaften und Verbände. KBV, Fortbildung, März 1995.

## 6.2 Inhaltliche und formale Strukturen für eine erfolgreiche Betreuung von Patienten mit diabetischem Fuß-Syndrom

H. Reike

Wie bereits in der Einleitung angedeutet, stellt die Betreuung von Diabetikern mit Fußverletzungen außergewöhnliche Ansprüche an das Versorgungssystem und die Therapeutengemeinschaft. Das folgende Kapitel soll Vorschläge für eine umfassende Struktur mit differenzierten Einrichtungen zur Begleitung dieser Patienten machen sowie die Inhalte der Arbeit auf den verschiedenen Strukturebenen näher darstellen. Besonderer Schwerpunkt wird aufgrund des eigenen Erfahrungshorizontes auf die Tätigkeit der DFS-Ambulanzen und der DFS-Schwerpunktstationen gelegt.

### 6.2.1 Disease Management

Die Minderung der Beeinträchtigung der Lebensqualität und der Lebenserwartung durch eine bestimmte Krankheit (in diesem Fall durch das Syndrom des diabetischen Fußes (DFS)) in einer gegebenen Population (z. B. den Einwohnern der Stadt Dortmund) ist das Ziel von Disease Management. Ein Mittel dazu ist die Vernetzung der an der Patientenbetreuung beteiligten Strukturen (Hausarzt/Diabetes-Schwerpunktpraxis/DFS-Ambulanz/DFS-Schwerpunktstation) mit gezielter Lenkung der Patientenströme nach Art und Schwere einer Fußverletzung. Die Aufgaben der verschiedenen Betreuungsebenen zeigt Tabelle 1.

Ein Patient mit einer Fußverletzung im Stadium I nach Wagner oder ein Risikopatient für eine Fußverletzung (Stadium 0 nach Wagner) würde dann in einer Diabetes-Schwerpunktpraxis oder beim Hausarzt behandelt und nur bei Auftreten von Wundheilungsstörungen oder einer Verschlechterung des Lokalbefundes an eine DFS-Ambulanz überwiesen. Die stationäre Aufnahme auf eine DFS-Schwerpunktstation würde nur im Falle einer weiteren Befundverschlechterung (z. B. im Rahmen einer zunehmenden Infektion) oder gezielt für eine operative Maßnahme (Revaskularisation, plastische Deckung, etc.) veranlaßt. Die Spezial-Ambulanz an der Schnittstelle zwischen ambulantem und stationärem Bereich hätte also u. a. eine Filterfunktion vor einer (kostenintensiven) stationären Behandlung. Dieses Modell entspräche einer vertikalen Vernetzung der beteiligten

**Tabelle 1** Strukturen zur kontinuierlichen Betreuung von Diabetikern mit Fußproblemen

*Fußpflegepraxis*

Zielgruppe:
Risikopatienten für Fußläsion bei DFS
Tätigkeit:
Atraumatisches Entfernen von Hornhaut (Hyperkeratosen, Clavi)
Nagelpflege
Hautpflege
kontinuierliche Kontrolle der Füsse
Schuhberatung
Patientenschulung

*Hausarzt/Diabetes-Schwerpunktpraxis*

Zielgruppe:
Alle Patienten mit Diabetes mellitus
Risiko-Patienten für Fußläsionen
Patienten mit abgeheilter Fußläsion

Tätigkeit:
Primär-/Sekundärprävention
klinische Kontroll-Untersuchung (visuell!) und Diagnostik
apparative Basisuntersuchung (Ultraschall-Doppler, Semmes-Weinstein Monofilament, Stimmgabel-Versuch...)
Schuhkontrolle
ggf. strukturierte lokale Wundbehandlung im Stadium Wagner I

*Diabetes-Fußambulanz*

Zielgruppe:
Diabetiker mit Fußläsionen Wagner I und Wundheilungsstörungen, Wagner II (III)
Patienten mit diabetischer Osteoarthropathie (akuter/chronischer Charcot-Fuß)
Diabetiker mit unklarem Fußbefund zur Beratung des Hausarztes in Diagnose und Therapie

Tätigkeit:
neurologische und angiologische Diagnostik
mikrobiologische Diagnostik (Kultur anlegen)
Interaktion mit anderen Fachabteilungen (Chirurgie, Radiologie)
strukturierte lokale Wundbehandlung, ggf. Erstellen eines Therapieplanes für die hausärztliche Betreuung
Kooperation mit dem Orthopädie-Techniker und dem Orthopädie-Schuhmacher
Einweisung der ambulanten Pflegedienste
Patientenschulung

**Tabelle 1** Strukturen zur kontinuierlichen Betreuung von Diabetikern mit Fußproblemen (Fortsetzung)

*DFS-Schwerpunktstation*

Zielgruppe
Diabetiker mit Fußläsionen und Wundheilungsstörungen ab Schweregrad Wagner II
Diabetiker mit kritischer Beinischämie (CLI)
Diabetiker mit akuter Osteoarthropathie

Tätigkeit:
allgemeine internistische Betreuung sonstiger Begleiterkrankungen (KHK, cerebrale arterielle Verschlußkrankheit, Niereninsuffizienz...)
strukturierte lokale Wundversorgung
nahe-normoglycämische Stoffwechseleinstellung: ICT
angiologische Diagnostik, ggf. Therapie (PTA)
Kooperation mit anderen Fachabteilungen: Chirurgie, Gefäßchirurgie, Radiologie, Mikrobiologie
Kooperation mit dem Orthopädie-Techniker und dem Orthopädie- Schuhmacher
Einweisung der ambulanten Pflegedienste

---

Strukturen. Um die Übergänge zwischen diesen Strukturen flüssig zu gestalten, müssen Leitlinien entwickelt werden. Die Entwicklung und Umsetzung dieser Leitlinien werden durch die Methoden eines umfassenden Qualitätsmanagements unterstützt.

Zusätzlich ist eine kontinuierliche, durch die Behandlungsergebnisse gesteuerte Änderung der Präventions- und Behandlungsprogramme notwendig: *Outcomegesteuerte Modifikation des Versorgungsprozesses.*

Der Zusammenschluß der Leistungsanbieter in einer gemeinsamen Organisation mit einer gemeinsamen Versorgungsstrategie würde es ermöglichen, in direkte und krankheitsbildbezogene Verhandlungen mit den Kostenträgern zu treten, die wiederum durch ein Steuerungssystem ihre Mitglieder bevorzugt an einen solchen Zusammenschluß von Anbietern (*Preferred Providers*) verweisen könnten.

## 6.2.2 Die Diabetes-Fuß-Ambulanz

Die Einrichtung spezialisierter ambulanter Versorgungsstrukturen an stationären Diabeteszentren folgt einer Entwicklung besonders in den USA und Großbritannien, wo die *Diabetic Foot Clinic* maßgeblich zu einer Verbesserung der

**Tabelle 2** Argumente für die Ermächtigung einer Krankenhausambulanz zur Teilnahme an der Versorgung von Patienten mit DFS

1. Das DFS ist eine potentiell lebensgefährliche Erkrankung, die einer aufwendigen spezialisierten Diagnostik und Therapie bedarf: Außergewöhnliche Kenntnisse auf den Gebieten der diabetischen Neuropathie, der diabetischen Mikro- und Makroangiopathie, der lokalen Wundversorgung und der Infektbehandlung sind notwendig.
2. Die Betreuung durch eine spezialisierte DFS-Ambulanz kann die Zahl der hohen Amputationen verringern, die Zahl der stationären Aufnahmen vermindern, durch vorzeitige Entlassungen die Liegezeiten verkürzen.
3. Eine klinische Verschlechterung des Zustandes kann sehr schnell eintreten. Dann ist eine komplikationslose Weiterbetreuung auf einer spezialisierten Einrichtung notwendig.
4. Die DFS-Ambulanz greift in die hausärztliche Betreuung bzw. die Behandlung durch den niedergelassenen Diabetologen weder quantitativ noch qualitativ ein: Durch vorzeitige Entlassung werden sich die Patienten eher dort vorstellen. Die Zahl der Besuche nimmt nicht ab, sondern wegen der verminderten Krankenhausverweildauer zu.
5. Die DFS-Ambulanz ist auch ein Beratungsinstrument für den niedergelassenen Kollegen. Sie ist nur zu einem geringen Teil Behandlungseinrichtung. Den größeren Teil der Aufgaben nimmt die Beratung des Hausarztes/niedergelassenen Diabetologen mit der Erstellung einer Diagnosestruktur und Erarbeitung eines Therapieplanes ein.

Betreuung der Patienten mit DFS bei gleichzeitiger Kostenreduktion durch Verminderung der Zahl der Krankenhausaufenthalte beigetragen hat. Ausgehend von diesen Modellen (King's College Hospital, London, Manchester Royal Infirmary) haben wir ebenfalls eine DFS-Ambulanz aufgebaut, die seit 1992 im Rahmen einer Institutsermächtigung durch die Kassenärztliche Vereinigung an der ambulanten Patientenversorgung beteiligt ist. Krankenhausärzte können mit Zustimmung des Krankenhausträgers an der vertragsärztlichen Versorgung der Versicherten beteiligt werden, solange eine ausreichende ärztliche Versorgung der Versicherten ohne die besonderen Untersuchungs-und Behandlungsmethoden oder -kenntnisse von hierfür geeigneten Krankenhausärzten nicht sichergestellt ist. Die Diskussion mit der Kassenärztlichen Vereinigung gründet sich auf den in Tabelle 2 genannten Argumenten.

Die personelle und räumliche Ausstattung der Dortmunder DFS-Ambulanz bei einem Vollschicht-Betrieb (8 h/Tag) zeigt Tabelle 3.

Die Dauer einer Untersuchung und Behandlung muß im Mittel mit etwa 45–60 Minuten für einen Erstbesuch und mit 20–30 Minuten für jeden Folgebesuch eines jeden Patienten mit DFS veranschlagt werden. Neben einer allgemeinen medizinischen wird eine spezielle diabetologische Anamnese erhoben und dokumentiert (Tabelle 4). Grundsätzlich werden sowohl in der Ambulanz als auch

**Tabelle 3** Personal- und Raumbedarf einer DFS-Ambulanz

1 Behandlungsraum
1 Sekretariat und Archiv
1 Wartezone
1 Diabetologe/in DDG
1 examinierte Krankenschwester
1 Arzthelferin

**Tabelle 4** Diabetologische Anamnese

Diabetesdauer
Erstmanifestation
Erstbehandlung
derzeitige Diabetes-Therapie
Schulung
Anzahl der Ketoazidosen im letzten Jahr
Anzahl der Hypoglykämien im letzten Jahr
diabetesassoziierte Komplikationen (mit Angabe des Stadiums), besonders
makroangiopathisch: caVK, paVK, KHK
mikroangiopathisch: diabetische Retinopathie, diabetische Nephropathie
diabetische Neuropathie

bei der stationären Aufnahme, bei Erst- und Nachfolgeuntersuchungen beide Füße, Unter- und Oberschenkel untersucht. Insbesondere im ambulanten Setting ist es hilfreich die Patienten bereits vorher darauf aufmerksam zu machen, damit eine unpraktische Bekleidung (lange Unterhose, Strumpfhose(n), etc. gemieden werden können. Die basalen Parameter der klinischen und apparativen Untersuchung zeigt Tabelle 5. Das Ausmaß einer Verletzung wird mittels einer modifizierten Stadieneinteilung nach Wagner (Tab. 7) dokumentiert.

Die lokale und ggf. systemische Therapie wird sofort begonnen. Sowohl die Diagnosestruktur (Tab. 6) als auch die erhobenen Befunde und die Therapievorschläge werden in einem Arztbrief dokumentiert und dem Patienten in zwei Ausführungen mitgegeben bzw. noch am gleichen Tag dem Hausarzt zugesandt.

Die Patientenströme verteilen sich wie folgt: 71% der Patienten wurden von den Hausärzten zugewiesen, 23% poststationär nachbetreut und 6% konsiliarisch von anderen Krankenhäusern vorgestellt. Von den behandelten Patienten wurden 23% auf die DFS-Schwerpunktstation eingewiesen, bei 31% war die Verletzung innerhalb von 31 Tagen abgeheilt. Die restlichen Patienten wurden längerfristig betreut (32%) oder brachen die Behandlung ab (14%).

**Tabelle 5** Basisdiagnostik bei DFS

Inspektion
Hautfarbe
Verletzungen
Hautbeschaffenheit
Hautläsionen interdigital
Fußdeformitäten
Hornhaut
prominente Venen

Palpation
Hautkonsistenz
Feuchtigkeit
Fußpulse
Gelenkbeweglichkeit
Polstergewebe zwischen Haut und Knochen

Untersuchung einer Verletzung

Neurologische Basisuntersuchung
Semmes-Weinstein Monofilament
Stimmgabelversuch
Muskeleigenreflexe
Kalt-Warmempfinden
Spitz-Stumpf-Unterscheidung
Digitale Temperaturmessung

Angiologische Basisuntersuchung
Ultraschalldoppler
Oszillographie
Digitale Temperaturmessung

Nativ-Röntgenbild

**Tabelle 6** Diagnosestruktur bei DFS

Diabetisches Fuß-Syndrom bei

1. Grundkrankheit (Neuropathie, paVK, CVI ...)
2. Lokalisation
3. Ausmaß der Verletzung (Stadien 0–5 nach Wagner)
4. Stadium der Wundheilung (1–3)
5. Infektion (ja/nein, limb threatening/non-limb threatening)

Strukturen für eine erfolgreiche Betreuung 197

**Tabelle 7** Einteilung der Läsionen bei diabetischem Fuß-Syndrom
A = paVK, N = Neuropathie, A/N = Mischform, DOAP = diabetische Osteoarthropathie, V = venöse Insuffizienz (CVI), L = Lymphabflußstörung (auch Kombinationen sind möglich)

| Stadium | Läsion | Ätiologie |
|---|---|---|
| 0 | Risikofuß, keine offene Läsion | A,N,A/N,V, DOAP,L, Andere |
| I | oberflächliche Läsion | |
| II | Läsion bis zu Gelenkkapsel, Sehnen oder Knochen | |
| III | Läsion mit Abszedierung, Oseomyelitis, Infektion der Gelenkkapsel | |
| IV | begrenzte Vorfuß- oder Fersennekrose | |
| V | Nekrose des gesamten Fußes | |

## 6.2.3 Die DFS-Schwerpunktstation
### 6.2.3.1 Interdisziplinäre Visiten

Auch in einem diabetologischen Zentrum sollte die Versorgung von Patienten mit Fußverletzungen zentriert auf einer Station erfolgen. Diese Schwerpunktstation ist direkter Ansprechpartner für die anderen an der Betreuung beteiligten Einrichtungen (Hausarzt/Diabetes-Schwerpunktpraxis, vor allem DFS-Ambulanz). Alle Patienten mit ausgedehnten Verletzungen (Abb. 6.2.1) oder problematischem Krankheitsverlauf können gezielt auf diese Station eingewiesen werden und der Einweisende kann von bestimmten Diagnose- und Therapiestandards sowie von einer speziellen Ausbildung der Therapeuten ausgehen. Dabei ist die

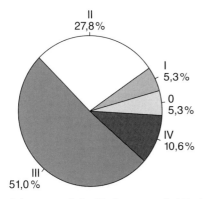

**Abb. 6.2.1** Schweregrad der Verletzungen bei Patienten einer DFS-Schwerpunktstation, N=151, 1.1.1997–31.12.1997, Stadieneinteilung nach Wagner (0–V)

Dignostik und Therapie interdisziplinär, so daß das Krankheitsbild DFS und nicht die professionelle Ausrichtung der Krankenhausabteilung (Innere Medizin, Chirurgie, Orthopädie etc.) im Vordergrund steht. Leider sind solche interdisziplinären Einrichtungen im Sinne von *Wound Care Centers* noch selten. Darum müssen die verschiedenen Berufsgruppen sich im Rahmen von interdisziplinären Visiten bei den Patienten treffen, um mit diesem gemeinsam die Therapiemöglichkeiten zu erörtern, Therapieziele festzulegen und den Krankheitsverlauf zu überwachen. Wir führen solche interdisziplinären Visiten wöchentlich unter Beteiligung der Chirurgen und Internisten, der Orthopädie-Schuhmacher, der Orthopädie-Techniker, der ambulanten Pflegedienste, der Schwestern und Pfleger der Station und in größeren Abständen der Pflegedienstleitung des Krankenhauses durch. Bei Patienten, deren Nachsorge kostenträchtig und problematisch erscheint, bieten teilweise auch die Kostenträger ihre Mithilfe an und informieren sich vor Ort über die Möglichkeiten, den Krankenhausaufenthalt durch schnelle Entscheidungen, z. B. über die Anschaffung von Hilfsmitteln, zu verkürzen.

### 6.2.3.2 Problemzentrierte Visiten

Neben diesen interdisziplinären Visiten werden zusätzlich zweimal pro Woche problemzentrierte Visiten durchgeführt, bei denen die Schwestern und Pfleger der Station zusammen mit den Stationsärzten und dem zuständigen Oberarzt die lokale Wundbehandlung stadienorientiert festlegen sowie die weiteren diagnostischen und therapeutischen Optionen mit dem Patienten besprechen. Damit ist den Schwestern und Pflegern der Station die Möglichkeit gegeben, unter ärztlicher Supervision an der lokalen Therapie teilzunehmen. Außerdem sind sie ebenso wie die Patienten in die diagnostischen und therapeutischen Entscheidungsprozesse eingebunden. Diese Entscheidungen werden ebenfalls subtil dokumentiert, ebenso wie der Heilungsverlauf, der mittels Photodokumentation und schriftlich festgehalten wird.

### 6.2.3.3 Verbandvisite

Die Verbandwechsel erfolgen in der Regel täglich. Ausnahmen sind mit Hydrokolloidauflagen behandelte Verletzungen. Diese werden jeden zweiten Tag neu verbunden. Die Verbandwechsel erfolgen durch die Ärzte und Schwestern bzw. Pfleger der Station. Ein Verbandwagen enthält alle notwendigen Materialien, wird aber aus Hygienegründen nie in das Patientenzimmer gefahren. Die Verbandwechsel erfolgen am Patientenbett. Die notwendigen Materialien werden der anläßlich der letzten Visite erstellten Dokumentation entnommen. Als besonders hilfreich haben sich sogenannte Verbandsets, sterile verpackte Nierenschalen mit Schere, chirurgischer und anatomischer Pinzette, scharfem Löffel sowie großen (10 × 10 cm) und kleinen (5 × 5 cm) Tupfern erwiesen. Zur Standardausrüstung pro Patient gehört auch ein eigener Müllentsorgungsbeutel.

### 6.2.4 Qualitätsmanagement

Zur Grundlage eines effektiven Qualitätsmanagements gehört die Dokumentation der Behandlungsergebnisse und der Prozesse, die zu diesen Behandlungsergenissen geführt haben. Diese Dokumentation könnte mittels eines speziellen Datenerhebungsbogens gelingen (Tab. 8). Um aber national und international

Tabelle 8   Datenerhebungsbogen für Patienten mit DFS

*Erfassungsbogen zur Qualitätssicherung und -optimierung bei Patienten mit DFS*

| | | | | | |
|---|---|---|---|---|---|
| Aufkleber | | Archiv-Nr.: | | | |
| Stat. Aufnahme: | | | | | |
| Entlassung: | | Aufenthalt (in Tagen): | | | |
| Einweisungsdiagnose: | | | | | |
| Einweisung durch: | | Geschlecht: M   W | | | |
|   Hausarzt | | Alter (in Jahren): | | | |
|   Fußambulanz | | Diabeteslaufzeit (Jahre): | | | |
|   Notfallambulanz | | | | | |
|   Konsil | | | | | |
| Diabetestyp: | | Schulung: ja(wer?):   nein: | | | |
| Diabetes-Therapie | | | | | |
| vor der Aufnahme: | CT | ICT | CSII | SH | Met |
| | Ac | | | | |
| Aktuelle Therapie: | CT | ICT | CSII | SH | Met |
| | Ac | | | | |
| HbA1c bei Aufnahme: | | bei Entlassung: | | | |
| Zahl der Läsionen: | | Läsion seit: | | | |
| Auslösende Ursache: | | | | | |
| Fußdeformität: | | | | | |
| Vor-Op.: | | | | | |
| Läsionsart: | | Komplikationen: | | | |
|   A | | Sepsis: | | | |
|   A/N | | tBVT: | | | |
|   N | | sonstige: | | | |
|   V | | | | | |
|   DNOAP/Charcot | | | | | |
|   Sonstige | | | | | |

**Tabelle 8** Datenerhebungsbogen für Patienten mit DFS (Fortsetzung)

*Erfassungsbogen zur Qualitätssicherung und -optimierung bei Patienten mit DFS*

Lokalisation:
   re:        li:
                I    II    III    IV    V
   Zehen:
   MFK
   Vorfuß:             Ferse:           Mittelfuß plantar:    Fußrücken:
   US:
   Sonstige:
Stadium nach Wagner:
   0       I         II         III         IV         V
Angiographie:
Schuhversorgung:
Bei Aufnahme:
Vorgesehene Versorgung:
Verbandschuh      Maßschuh        Sandale        Komfort mit Einlage

Sonstige           Normschuh      Orthese mit Orthesenschuh
Assoziierte Erkrankungen:
Makroagiopathie:
   KHK                          Herzinfarkt
   caVK                       Schlaganfall
   paVK                       Amputation
   Sonstige
Mikroangiopathie:
   Retinopathie (mit Stadium)
   Nephropathie (mit Stadium)
   Neuropathie A     S     M
Ostitis ja:          nein:
Lokale Wundbehandlung im
   Stadium I
   Stadium II
   Stadium III
Keimspektrum
MRSA:    ja:            nein:
Operation:
   Minor, Art:
   Major:    Vorfuß
     US
     OS
Revaskularisation
   Gefäß-Op  PTA     Lokoregionale Lyse      Systemische Lyse

Tabelle 8  Datenerhebungsbogen für Patienten mit DFS (Fortsetzung)

*Erfassungsbogen zur Qualitätssicherung und -optimierung bei Patienten mit DFS*

Ergebnis:  Wundheilungsstadium bei Entlassung:
  Wundheilung ad integrum
  Wundheilung mit erhaltener Funktion
  Wundheilung mit eingeschränkter Funktion
  Keine Heilung, aber gebessert
  verschlechtert         gestorben:
Weiterbetreuung durch:
Hausarzt:
andere Klinik (Verlegung):
Fußambulanz:
Bemerkungen:

die Versorgung zu verbessern, wäre zunächst eine einheitliche Klassifikation mittels spezieller ICD (*International Classification of Diseases*)-Codes notwendig.

## 6.2.5 Behandlungsergebnisse und Rezidive

Die Rezidivrate steigt naturgemäß mit zunehmender Beobachtungsdauer an, bis sie nach einer variablen Zeitspanne nahezu 100% erreicht. Auffällig ist die große Variation in der Rezidivrate bei vergleichbarem Beobachtungszeitraum, z. T. sogar für verschiedene Kollektive der gleichen Autoren (Tab. 9). Am ehesten spielen dabei die verschiedenen Anteile der unterschiedlichen Grundkrankheiten (paVK, PNP...) mit ihren unterschiedlichen Prognosen in den Kollektiven eine Rolle. Um den Einfluß von Interventionen bei Patienten mit DFS beurteilen

Tabelle 9  Rezidivrate von Fußläsionen bei Patienten mit dem Syndrom des diabetischen Fußes, verschiedene Autoren

| Patientenzahl | Untersuchungszeitraum (Mittel) in Monaten | Rezidivrate (in %) |
| --- | --- | --- |
| 121 | 3 | 35,7 |
| 55 | 16 | 21,8 |
| 41 | 25 | 58 |
| 51 | 20 | 15 |
| 51 | 40 | 66,6 |
| 43 | 12 | 49 |
| 46 | 25 | 37,5 |

zu können, sollten diese daher immer durch die jeweilige Verteilung der Grundkrankheiten charakterisiert werden.

Die Behandlungsergebnisse einer DFS-Schwerpunktstation im Rahmen einer über Jahre durch das outcome (gemessen an der Zahl der Major-Amputationen) gesteuerten Modifikation des Versorgungsprozesses zeigt Abbildung 6.2.2. Dabei umfaßt die Gruppe A 42 konsekutive Patienten der Jahre 1991/1992, Gruppe B 243 Patienten des Jahres 1996.

Von den Verletzungen der 243 Patienten der Gruppe B waren zum Zeitpunkt der Entlassung aus der stationären Behandlung 131 (53,9%) geheilt, 90 (37%) gebessert, 18 (7,4%) hatten sich verschlechtert. 4 (1,7%) Patienten waren verstorben.

Diese Behandlungsergebnisse wurden bei 147 (60,5%) der Patienten ohne chirurgische Intervention, bei 44 (18,1%) nach revaskularisierenden Maßnahmen (Gefäß-Operation oder PTA), bei 80 (32,9%) Patienten nach Minor-Operationen und bei 16 (6,6%) Patienten nach Major-Amputationen erreicht.

Von den 42 Patienten der Gruppe A verstarben 4 (9,5%). Ohne chirurgische Intervention konnten 16 (38,1%) Patienten entlassen werden. Eine Minor-Operation wurde bei 15 (35,7%) Patienten, eine Major-Amputation bei 10 (23,8%) Patienten durchgeführt.

Die Major-Amputationen konnten also in weniger als 5 Jahren von 23,8 auf 6,6%, d. h. um 72% reduziert werden.

Operative Eingriffe (Major- und Minor-) waren in Gruppe A bei 59%, in Gruppe B bei 39,5% der Patienten notwendig. Dabei verschob sich der Anteil der Minor-Operationen von 64,3% (Gruppe A) nach 84,4% (Gruppe B). Ins-

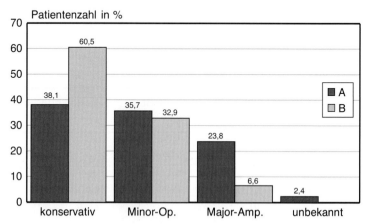

**Abb. 6.2.2** Behandlungsergebnisse bei zwei Patientengruppen einer DFS-Schwerpunktstation (A = Gruppe A, B = Gruppe B, Angaben in %), Abkürzungen vgl. Abb. 6.2.4

gesamt findet sich also bei deutlich gesenkter Operationsrate ein gestiegener Anteil von Minor-Eingriffen (Abb. 6.2.3).

Die Behandlungsergebnisse im Längsschnitt über mehrere Jahre zeigt Abbildung 6.2.4.

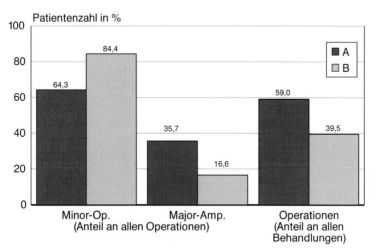

**Abb. 6.2.3** Anteil der operativen chirurgischen Eingriffe (außer Gefäß-Operationen) an den Therapiemaßnahmen insgesamt sowie Verhältnis der Major- und Minor-Eingriffe zueinander. A = Gruppe A, B = Gruppe B, Angaben in %), Abkürzungen vgl. Abb. 6.2.4

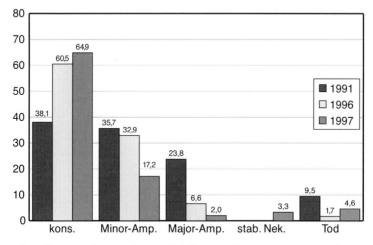

**Abb. 6.2.4** Behandlungsergebnisse einer DFS-Schwerpunktstation im Längsschnitt (in %) kons.=konservativ behandelt ohne chirurgische Intervention, Minor-Amp.=Minor-Amputation, Minor-Op.=Minor-Amputation, Major-Amp.=Major-Amputation, stab. Nek.=stabile Nekrose

*Weiterführende Literatur*

Harkless, L., K. Higgins: Evaluation of the diabetic foot and leg. In: R. Frykberg (Hrsg.): The high risk foot in diabetes mellitus. Churchill Livingstone (1991) 61–78.

Jeffcoate, W., R. Macfarlane, E. Fletcher: The description and classification of diabetic foot lesions. Diab. Med. 10 (1993) 676–679.

Mayfield, J., T. Strand, R. Toya Al: A call for specific codes for diabetic foot and eye care. Diab Med 18 (1995) 418–421.

# Anhang

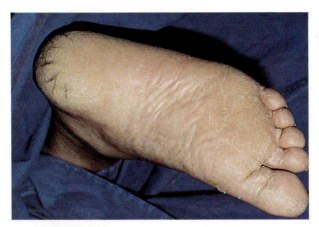

**Abb. 1** Typischer Fuß bei autonomer Neuropathie: der Fuß ist rosig (Hyperperfusion durch Eröffnung aller a.-v.-Shunts), trocken (Verlust der Schweißsekretion), zeigt Rißbildungen (mangelnde Geschmeidigkeit durch Trockenheit) und Hyperkeratosen.

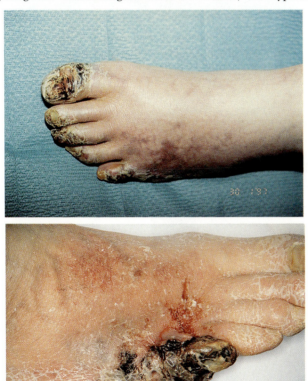

**Abb. 2a, b** Akrale gangränöse Läsionen bei Patienten mit DFS angiopathischer *(2a)* und neuroischämischer *(2b)* Genese.

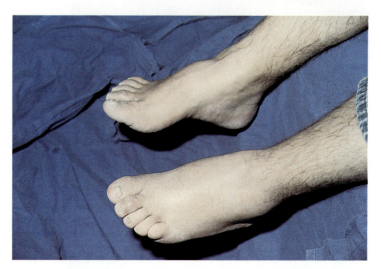

**Abb. 3** Akutes Stadium einer Diabetischen Osteoarthropathie (linker Fuß). Klinische Zeichen: Schwellung und Überwärmung sowie diffuser, akut aufgetretener Schmerz. Rechter Fuß: Zeichen der autonomen Neuropathie (prominente, prall gefüllte Fußrückenvenen, trockene, rissige Haut).

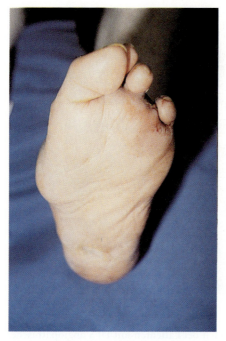

**Abb. 4** Beginnende Charcot-Deformität (Levin II-III).

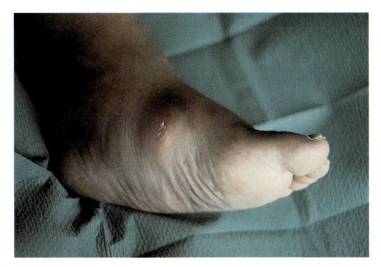

**Abb. 5**  Charcot-Fuß mit „Rocker-Bottom-Deformität".

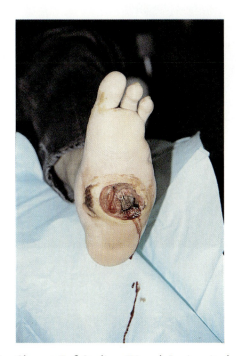

**Abb. 6**  Charcot-Fuß Stadium IV nach Levin mit plantarer Läsion Wagner 3.

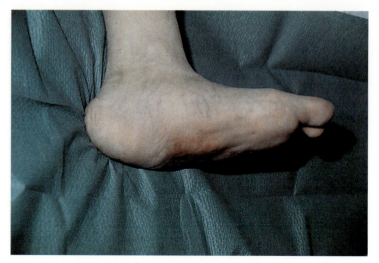

**Abb. 7** Entlassungsbefund des Fußes aus Abb. 6 nach interdisziplinärer Therapie: Druckentlastung, Infektbehandlung, Operation elektiv.

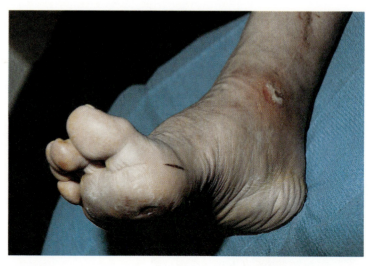

**Abb. 8** Druckläsionen durch *total-contact cast*.

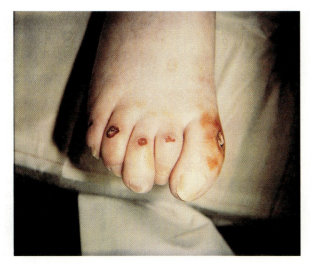

**Abb. 9**  Multiple Zehenläsionen durch zu enges Schuhwerk.

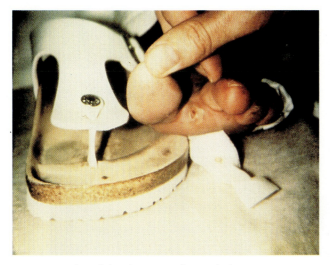

**Abb. 10**  Läsion interdigital durch „Gesundheitsschuhe".

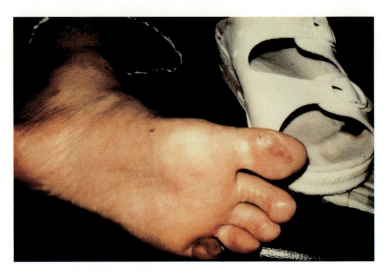

**Abb. 11**  Läsionen durch Zehengriffwülste im Fußbett.

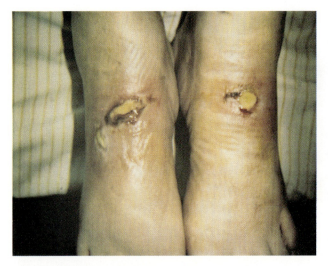

**Abb. 12**  Infizierte Hautläsion durch Riemchenschuhe.

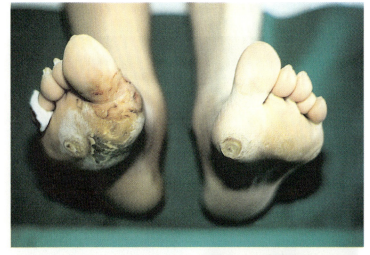

Abb. 13

**Abb. 13, 14, 15** Diabetisches Fuß-Syndrom bei Neuropathie. Füße warm, rosig. Haut trocken, Hyperkeratosen über MFK I und V li sowie I und II re. Fußdeformation mit Hyperextension der Zehen im Grundgelenk. Multiple unbemerkte Läsionen im Bereich der Unterschenkel bds. nach Minor-Traumata als Ausdruck der sensorischen Neuropathie. Blase unter der Hyperkeratose über MFK I re mit aszendierender Weichteilinfektion bis zum Knie.

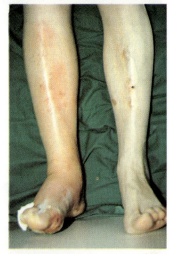

Abb. 14

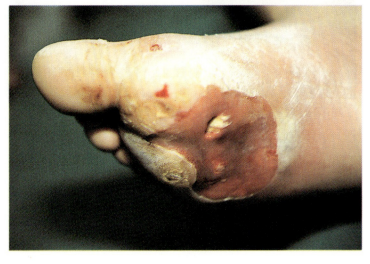

Abb. 15

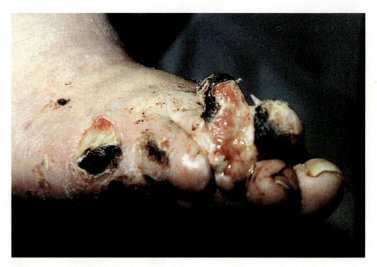

**Abb. 16** Nekrotisierende Infektion (DFS bei Neuropathie mit diabetischer Osteoarthropathie), Wagner 3–4/N.

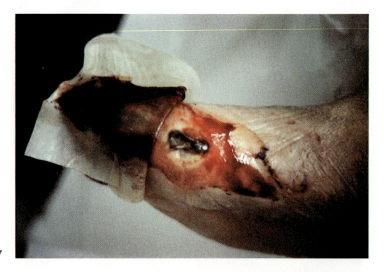

**Abb. 17**

**Abb. 17–21:** Druckbedingte Läsion über der Basis D I re medial. DFS bei Neuropathie, Wagner 3, Stadium I der Wundheilung. Lokale Wundbehandlung nicht stadienorientiert (Abb. 17), (Okklusiv-Verband bei infizierter Wunde), mit der Folge einer zunehmenden Infektion auch des Knochens (Abb. 18). Interdisziplinäres Vorgehen mit zunächst konservativer Therapie der Weichteilinfektion, danach operative Resektion des infizierten Knochens (Abb. 19) und primärem Wundverschluß (Abb. 20). Zustand nach 1 Jahr (Abb. 21).

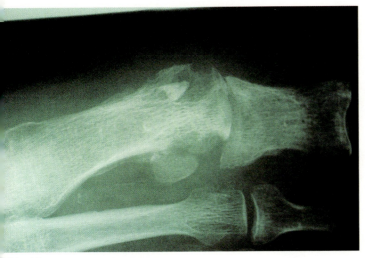

Abb. 18

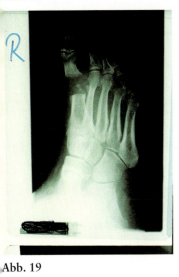

Abb. 19

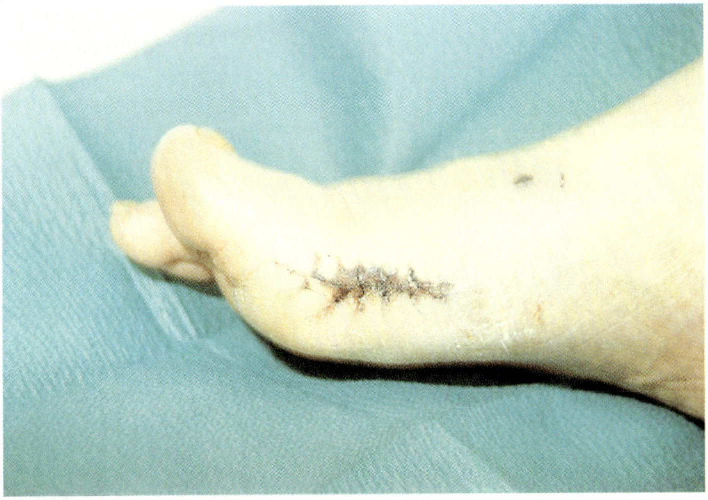

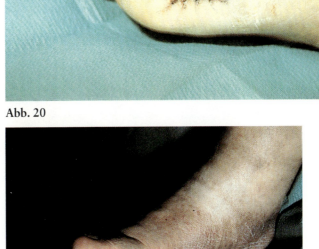

Abb. 20

Abb. 21

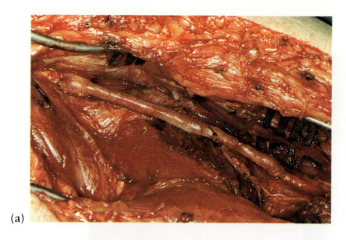

(a)

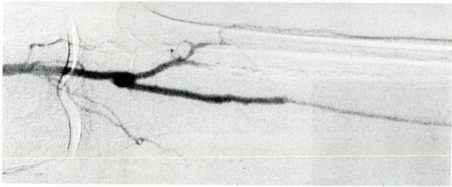

(b)

**Abb. 22a + b**  Kurzer popliteofibularer Bypass, Operationssitus und postoperative Angiographie.

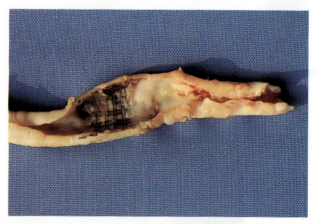

**Abb. 23**  Endarteriektomiepräparat der Beckenarterie. Ein früher eingebrachter Stent ist von Neointima überwachsen (zur Darstellung partiell entfernt).

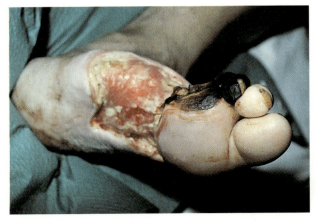

**Abb. 24** Stadium 1 der Wundheilung
Freiliegende Mittelfußknochen IV und V und Plantaraponeurose sowie Strecksehnenapparat D 3, trockene Nekrosen, ausgeprägte Infektion (Knochen und umgebende Weichteile), beginnende ischämische Nekrose D 5. Feuchte Wundbehandlung über in die Wunde eingelegte Katheter.

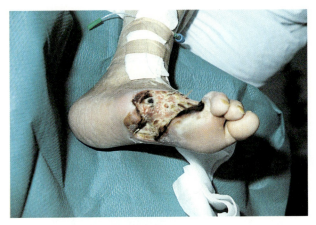

**Abb. 25** Beginnendes Stadium II der Wundheilung
Zunehmende Granulation: rotes, körniges, gut durchblutetes Gewebe neben weiterhin bestehenden Nekrosen und infizierten Arealen.

**Abbildungen 24–28**
Patient mit DFS bei paVK und Neuropathie. Z.n. traumatischer Minimalläsion D1 mit anschließender Infektion. Z.n. externer großzügiger Nekrosektomie, dann Aufnahme auf die DFS-Schwerpunktstation. Infektbehandlung, Einleitung einer operativen Revaskularisation, strukturierte lokale Wundbehandlung, plastische Deckung. Behandlungsergebnis: volle Mobilisation für 6 Monate mittels Unterschenkel-Gießharzorthese und Orthesenschuh, danach mittels Maßschuh.

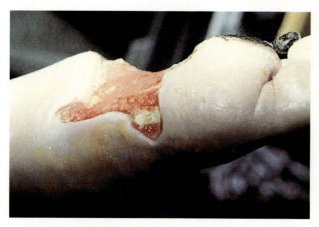

**Abb. 26** Stadium II der Wundheilung
Granulationsgewebe. Keine Infektion mehr. D 3 nekrotisch. Indikation zur Hauttransplantation und zur Resektion von D 3.

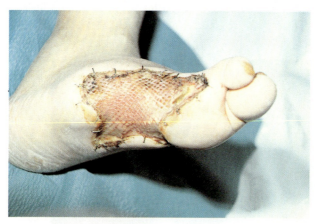

**Abb. 27** Z.n. Hauttransplantation (mesh graft).

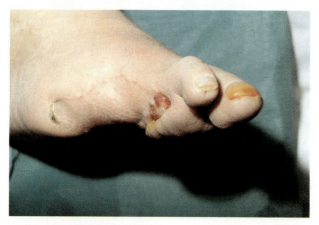

**Abb. 28** Stadium III der Wundheilung
Wunde fast komplett von Epithel bedeckt, zunehmende Kontraktion.

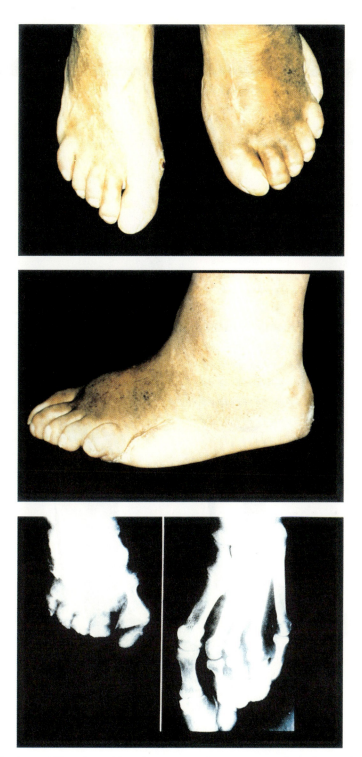

**Abb. 29 a, b, c** Klinisches Bild nach MFK-Resektion, röntgenologisches Bild nach MFK-Resektion

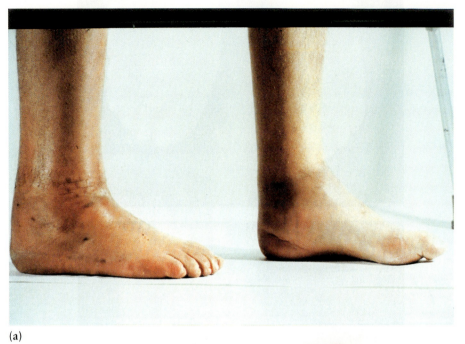

(a)

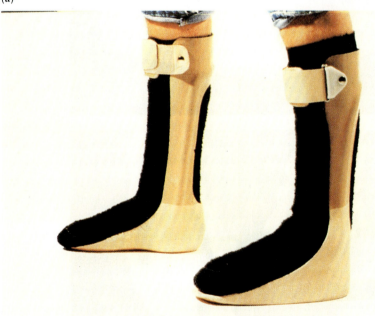

(b)

**Abb. 30a, b** Klinisches Bild nach Talusresektion mit Orthesenversorgung

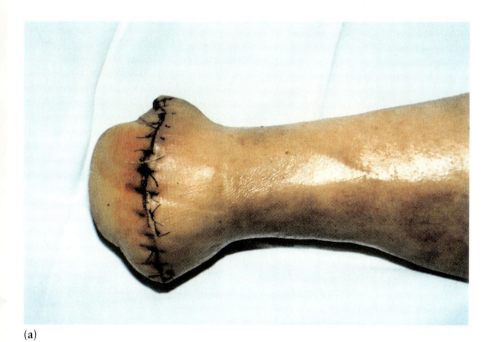

**Abb. 31a, b** Klinisches Bild nach Syme-Amputation kurz nach Op. (a) und 3 Wochen postoperativ (b) mit Schrumpfen der Weichteile

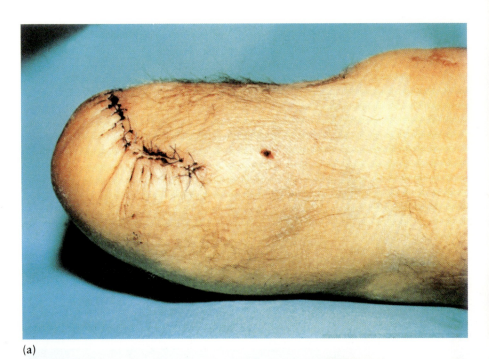

(a)

(b)

**Abb. 32a, b** Unterschenkelamputation klinisch/röntgenologisch